伤寒腹诊
伤寒药证
伤寒方证

宋玉山 著

U0200065

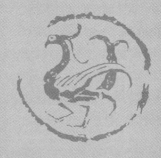

学苑出版社

图书在版编目（CIP）数据

伤寒腹诊　伤寒药证　伤寒方证 / 宋玉山著.

北京：学苑出版社，2025.1. -- ISBN 978 - 7 - 5077

- 7042 - 1

Ⅰ . R222. 29

中国国家版本馆 CIP 数据核字第 2024LF2237 号

责任编辑：黄小龙
出版发行：学苑出版社
社　　　址：北京市丰台区南方庄 2 号院 1 号楼
邮政编码：100079
网　　　址：www. book001. com
电子邮箱：xueyuanpress@163. com
联系电话：010 - 67601101（营销部）、010 - 67603091（总编室）
印　刷　厂：北京兰星球彩色印刷有限公司
开本尺寸：880 mm × 1230 mm　1/32
印　　　张：13. 375
字　　　数：312 千字
版　　　次：2025 年 1 月第 1 版
印　　　次：2025 年 1 月第 1 次印刷
定　　　价：88. 00 元

自序

　　中医药学是数千年来我国广大劳动人民与疾病斗争的经验总结，是人类文明发展长河中的一颗璀璨明珠，是我国对世界健康事业的重要贡献。历史上中华民族命运多舛，干旱、洪水、地震、瘟疫、战乱等灾难时有发生，但仍生生不息、繁衍至今，并且保持相当的人口规模，中医药功不可没。

　　然而近现代以来，随着西医学的兴起，中医逐渐衰落。尤其在民国时期，中医药备受打压，陷入存废之争，险遭取缔。新中国成立后，中医药受到重视和支持。国家制定了中西医并重的政策，将中医药与西医药置于同等重要的地位。进入新世纪国家进一步加大对中医药的支持力度，相继颁布实施了《中医药发展战略规划纲要（2016—2030年）》《中医药法》等相关法律、政策文件，为中医药事业未来一段时期的发展指明方向，并提供法律保障。中医药迎来前所未有的发展机遇。但是中医药学目前在继承、发展、创新等诸多方面仍存在不足。

　　首先，当前中医整体疗效不高，好的中医师凤毛麟角。疗效是医学存在的根本，如果一种医学疗效不佳，不能有效解除患者病痛，那么这种医学终将被淘汰。中医在治疗外感热病、慢性阻塞性肺病、自主神经功能紊乱、消化道溃疡、慢性肾病、冠状动脉粥样硬化性心脏病等疾病方面，相较西医，仍有其独特优势，只是目前医术过硬，疗效可靠的中医师相对较少，不能有效服务于患者群体。

其次，中医药后继乏人。任何一项事业的发展，均离不开人才，中医药也不例外。每年从中医类院校毕业的本科生、研究生数以万计，这些学生是中医药赖以发展的后备力量，虽然人数可观，但最终从事医生这一职业，进入医院工作的并不多。学生在住院医师规范化培训期间，接触的大多是西医内容。毕业后进入医院，首先在病房工作，从住院医师做起。当前国内各级中医院，住院病人的检查、诊断、治疗均以西医为主，中医充当配角，住院医师在中医方面的造诣很难得到提高。而且医院分科较细，很难从整体上深入研究中医药，以致很多医生从医数年，不能有效运用中医药诊治患者，长此以往，前景堪忧。

再次，中医药学本身也存在一些问题。长期以来，中医学的主要指导理论一直是古代朴素的哲学理论，包括阴阳、五行等学说。这些理论的优点是整体观，不仅把人体看成一个整体，而且把人与大自然看成一个整体。这虽然有利于辩证地看问题，但在微观层面存在不足。解剖学是医学的基础。在中国古代，解剖学起源较早，《黄帝内经》中就有相关记载，但由于封建礼教的制约，严重阻碍了解剖学的发展。清代医家王清任经亲自观察尸体内脏，著成了《医林改错》，纠正了前人对人体解剖的部分错误认识，但以今天的水准来看，其内容显得较为粗糙。由于对人体解剖认识的不足，造成了中医学对人体组织、器官功能的认识需借助哲学从宏观角度进行概括。在此之上产生的生理、病理、诊断等也是宏观的、笼统的。因此中医学在理论上好像条理分明，但在临床上操作性不强，难做定论，疗效难以保证。

《周易·系辞上》："形而上者谓之道，形而下者谓之器。"中医理论植根于中国传统哲学，中医理论的基石在于"阴阳学说""五行学说"等。这些学说可以称之为道，也就是"形而上"，用来指导医疗实践是对的，但在实际运用中，中医药学往往严重"哲学化"，中医药领域中，"形而上"与"形而下"并没有很好的分离，这里的分离并不是说中医理论与临床实践彻底分开，互不影响。中医的理论应该作为一种指导，或者说思辨方式，但在具体操作层面，应该引入现代科技，使之规范化、科学化，增强其可操作性和可重复性，也可以用战略和战术的关系加以解释。比如战争年代，毛泽东主席提出"农村包围城市"。"农村包围城市"这是战略构想，也是当时的指导原则，可以称之为"形而上"。具体的操作层面，比如武器弹药的制造，士兵的训练，以及每一个局部战争的打法，这些只靠"农村包围城市"是无法解决的，这就涉及"形而下"。"形而下"这一问题没有很好地解决，也是目前中医学裹足不前的因素之一。

中医理论的模糊，造成了思辨方式的多样性，有八纲、六经、脏腑、卫气营血、三焦等多种辨证方法。临床上究竟哪种辨证方法好，难做定论，因为无论哪种，都有其局限性。实际操作中，医生往往根据自己的习惯，有所侧重。不同的医生，会用不同的辨证方法，这就造成理、法、方、药的不规范，缺乏统一性，影响疗效。指导理论的模糊，也使得中医药在实践中重复性较差。首先，体现在医生的临床工作中，同样的病，昨天能治好，今天治不好；同样的方，今天用得很顺手，明天又疗效不佳，总是难以胸有成竹。其次，体现在传承上。有许多名老中医医术很高，但他们的学生或弟子水平与之相差甚远。当然，学生的天资和努力也是影响因素，但理论上不规范、说不清，缺乏客观标准，不易掌握和操作，也是一个重要原因。所以，同样的病，老师能治好，学生治不好，在继承过程中水平下降了。再次，后世部分医家和学者相对保守，始终各自为政，不利于中医学的交流、发展和提高。中医在其漫长发展过程中，有许多先进的经验，好的诊疗方法，逐渐失传，这对中医的发展非常不利。诚如《伤寒论》序中所言"各承家技，始终顺旧"。

余立志于中医药学，各家著作多有涉猎，独推崇《伤寒论》。《伤寒论》出自《伤寒杂病论》。《伤寒杂病论》被历代医家奉为经典，是中医药学的奠基之作。此书由东汉张仲景所著，距今约一千八百余年，文字虽简，但其意深奥，研习不易。后世将其分为两部分即《伤寒论》和《金匮要略》，《伤寒论》是一座丰碑，后世虽名医辈出，但能望仲景项背者寥寥；各家著述颇丰，医书当以千计，然鲜有达《伤寒论》水准者。

余初始行医，临证处方，不得要领，疗效不佳。后余拜师于中医"三部六病"学说创始人刘绍武先生亲传弟子"三晋名医"康守义，学习"三部六病"学说及腹诊之术，医术得以精进，对《伤寒论》也有了较为全面的认识。出师至今已逾十载，略有心得，著此书以记之。书中论述了《伤寒论》的成书背景、辨证体系、药物剂量、合病、并病等，并对腹诊进行了一定程度的探讨。腹诊起源于我国，由于封建礼教的制约，秦汉以后几至失传，近代受众多医家重视，临床多有应用，有逐步复兴之势。行医过程中，余深刻认识到腹诊在诊断、用药、组方、疾病预后等方面的重要作用，也认识到腹诊对于研究、学习、应用《伤寒论》以及对中医药标准化、规范化的重要意义。腹诊简单、直观，易于掌握，初学者可短期内用于临床。此书以腹证、药证、方证为主线，对《伤寒论》和《金匮要略》中的一些方剂、条文进行阐释，以期为中医学之振兴，略尽绵薄之力。

　　《伤寒论》乃皇皇巨著，余自知才疏学浅，书中观点难免存在错误，望各位前辈及同仁不吝斧正。此书撰写历时五年，付梓之际再次感谢恩师的教诲。同时感谢赵广明院长、李承业名中医工作室以及科室相关人员给予的大力支持。感谢王宏若、郑云丽、李盼飞、王芝英等所提的宝贵意见。

宋玉山

2024 年 7 月

目

录

第一章 《伤寒论》基础知识

第一节 《伤寒论》成书背景

医学的产生是人类同疾病斗争的结果。《伤寒论》成书于东汉末年，当时战乱频仍，瘟疫流行，导致人口锐减。正如张仲景在序文中说："余宗族素多，向余二百。建安纪年以来，犹未十稔，其死亡者，三分有二，伤寒十居其七。"从中可以看出，张仲景族人约两百人，建安纪年以来，不到十年，死亡约三分之二，其中因伤寒而死者约十分之七。同时代曹植在《说疫气》中记载"建安二十二年，疠气流行，家家有僵尸之痛，室室有号泣之哀，或阖门而殪，或覆族而丧"，印证了东汉末年瘟疫肆虐。有的学者质疑《伤寒论》序文非张仲景所写，而是后世医家代书，但东汉末年瘟疫频发，这点是确凿无疑的。大量的患者为当时的医生提供了实践机会。在病死者中，有未经治疗而死的，也有因治疗不当而死的，所以《伤寒论》序文中不无感慨地说："赍百年之寿命，持至贵之重器，委付凡医，恣其所措。"张仲景在临床上也大量地纠正了一些错误的治疗。例如，《伤寒论》原文第 15 条："太阳病，下之后，其气上冲者，可与桂枝汤，方用前法。若不上冲者，不得与之。"这里的"下"就是错误的。再如第16条："太阳病三日，已发汗，若吐、若下、若温针，仍不解者，此为坏病，桂枝不中与之也，观其脉证，知犯何逆，随证治之。桂枝本为解肌，若其人脉浮紧，发热汗不出者，不可与之也。常需识此，勿令误也。"此条指出，前三日的治疗都是错误的，发汗不解又吐，吐不解又下，下不解又温针，最后治成坏病。当然张仲景自己也有经验和教训。正是在总结前人经验，并结合自己临床探索的基础上，张仲景著成《伤寒论》一书。

第二节 《伤寒论》书名

《伤寒论》这部著作的名称，历来争论颇多。首先看《伤寒论》的历史简述。《伤寒论》成书于中国1800余年前的东汉，由医圣张仲景所著。张仲景，约生卒于公元150—219年，南郡涅阳（今河南邓州）人。张仲景生平记载，最早见于唐《名医录》："南阳人，名机，仲景乃其字也。举孝廉，官至长沙太守。始受术于同郡张伯祖。时人言，识用精微过其师。所论著，其言精而奥，其法简而详，非浅闻寡见者所能及。"《伤寒论》成书后，正值东汉末年，战乱四起，社会动荡，加之当时文字书写，多以竹简或木简为材料，保存、传抄较为困难，以至原书散落，几至失传。晋代太医令王叔和（公元210—280年），收集整理仲景著作，使之得以存世。其后历代沿革，资料散失，直至宋代由林亿等校正，由宋初国家刊行，《伤寒论》得以广为流传，引起后世医学界高度重视。

《伤寒论》的作者是张仲景，按常理书名当是张仲景所起。但是《汉书·艺文志》并未记载《伤寒论》书名，《后汉书》亦无记载。由此推测，仲景在世时并未用《伤寒论》这一书名。皇甫谧（公元215—282年），西晋医学家、史学家，在其所著《针灸甲乙经》序中，提及"近代太医令王叔和撰次仲景，选论甚精，指事可施用。"从"撰次仲景"，可知《伤寒论》这一书名很可能是王叔和整理仲景遗论后所起。《针灸甲乙经》序中还提及"仲景论广伊尹汤液，为数十卷，用之多验。"《汤液》即《汤液经》，相传乃商朝伊尹所著。如同《黄帝内经》借黄帝之名，《神农本草经》借神农之名，《汤液经》也是借伊尹之名。《汤液经》真正的作者无从知晓，或许是众多医家经验集成。《汉书·艺文志·方伎略》记载"《汤液经法》三十二卷"，由此可知汉代之前既有此书。张仲景很可能是在《汤液经法》的基础上，结合自己的临床实践，写的《伤寒论》。

关于《伤寒论》这部书的真实名称，有的医家认为《伤寒卒病论》较为合适。其一，繁体字的卒和杂，字形相近；其二，《伤寒论》六病多为急症，起病急，病程短。例如，原文第23条："太阳病，得之八九日，如疟状，发热恶寒，热多寒少，其人不呕，清便欲自可，一日二三度发。脉微缓者，为欲愈也；脉微而恶寒者，此阴阳俱虚，不可更发汗、更下、更吐也；面色反有热色者，未欲解也，以其不能得小汗出，身必痒，宜桂枝麻黄各半汤。"原文第74条："中风发热，六七日不解而烦，有表里证，渴欲饮水，水入则吐者，名曰水逆，五苓散主之。"这两条条文提到"八九日""六七日"，述其起病较急，变化快，其时间多为七日或七日的倍数，类似的条文还有很多。因为起病急，变化快，称之为卒病，是可以理解的，但是伤寒本身就是卒病，因此《伤寒卒病论》这一书名显得冗缀。当然仲景的原著并不叫《伤寒论》，其具体名称有待进一步考证。

第三节 《伤寒论》用药剂量

研读和运用《伤寒论》，不可避免的涉及方剂的组成和药物的剂量。药物的剂量关乎疗效，也关乎药材的合理应用。处方中药物的剂量不足往往会影响疗效，药物剂量过大，会造成不必要的浪费，而且药物相应的副作用有可能对患者造成不利影响。《伤寒论》成书于汉代，其所用方剂的剂量，应是汉代的剂量。李时珍《本草纲目》认为："古今异制，古之一两，今用一钱可也。"这一观点对后世影响较大，但此观点缺乏考证。《伤寒论》中常用的计量单位有铢、两、斤、合、升、尺等。了解这些计量单位，并与今制换算，就必须知道当时的度量衡。度量衡，分别指长度、容量、重量。

《伤寒论》中的重量单位，以两为多，因此确定汉代两与现代计量单位的换算，对研究《伤寒论》至关重要。《汉书·律历志》云："权者，铢、两、斤、钧、石也，所以称物平施，知轻重也。本起黄钟之重，一龠容千二百黍，重十二铢，两之为两，二十四铢为两，十六两为斤，三十斤为钧，四钧为石。"国家计量总局编《中国古代度量衡图集》中"汉光和大司农铜权"，被认为是推算汉制的重要标准。此权铸于光和二年（公元 179 年），按 12 斤权计算，权重 2996 克，约 3000克。由此可知，东汉 1 斤约合现代 250 克，1 两约合现代15.625 克。这一结论较为符合《伤寒论》原文主旨。例如桂枝汤，其方药组成为：桂枝三两，去皮　芍药三两　甘草二两，炙　生姜三两，切　大枣十二枚，擘。此处大枣十二枚，大概重约 40 ~ 50 克左右。方名桂枝汤，桂枝当是主药，此方如果按一两为一钱，则桂枝为 10 克左右，桂枝、芍药、甘草、生姜四者剂量之和不及大枣，这显然与方名不符。如果按一两15.625 克，则桂枝为 45 克左右，与大枣近似。同样在桂枝加附子汤中，原方组成：桂枝三两，去皮　芍药三两　甘草二两，炙　生姜三两，切　大枣十二枚，擘　附子一枚，炮，去皮，破八片。此方较桂枝汤仅多一味附子。以实物测之，附子大者一枚重约 20 ~ 30 克，中者一枚约 15 克左右。桂枝加附子汤中既有附子又有大枣，两种实物的用量，既可以相互佐证，又可以在此基础上进一步推测方中其他药物，尤其是桂枝的用量。方中附子用量为 15 ~ 30 克，如果按一两为一钱，则附子明显重于桂枝。如果按一两 15 克左右，则此方用量比例较为合理。由此可以推断，方中附子用量约一至二两，大枣约三两。

　　《伤寒论》麻黄升麻汤中记载"升麻一两二分"，汉代度量衡单位中并无"分"，晋代起在铢与两之间增加了分，六铢为一分，四分为一两，由此可知，此处的"分"可能为后世所加。另外《伤寒论》中的三物白散其方药组成为"桔梗三分，巴豆一分，贝母三分"，此处的分，应该是指药物的比例。

　　《伤寒论》中的容量单位有合、升、斗等。容量单位的具体数值，涉及药物的煎煮、用药剂量以及药物的服用。例如《伤寒论》原文第 12 条，桂枝汤后载"上五味，㕮咀三味，以水七升，微火煮取三升，去滓，适寒温，服一升。"这里提到了药物的煎煮和服用。原文第 33 条葛根加半夏汤方"葛根四两　麻黄三两，去节　甘草二两，炙　芍药二两　桂枝二两，去皮　生姜二两，切　半夏半升，洗　大枣十二枚，擘。"此处的"半夏半升"指药物用量。《汉书·律历志》载"十合为升，十升为斗。"现藏于南京博物馆的东汉"永平大司农铜合"容量约为 20 毫升。由此可知，《伤寒论》中一升约为 200 毫升。

《伤寒论》中的度量单位有，分、寸、尺等。《汉书·律历志》载"度者，分寸尺丈引也，所以度长短也。"国家计量总局编的《中国古代度量衡图集》对出土汉尺进行测量，汉一尺约 230 毫米，一寸约 23 毫米。《伤寒论》原文第 247 条，麻子仁丸"麻子仁二升　芍药半斤　枳实半斤　大黄一斤（去皮）　厚朴一尺（炙，去皮）　杏仁一升（去皮尖，熬，别做脂）。"方中厚朴用量为一尺，此处一尺，当为一斤。厚朴在此方中仅有长度，未言及宽、厚，有失严谨，且《伤寒论》诸方中有厚朴者十余首，仅此方与厚朴大黄汤，以尺为记，由此可推论，一尺或为一斤。

《伤寒论》中还有一些特殊的剂量描述，如原文第 393 条枳实栀子豉汤"枳实三枚　栀子十四个，擘　豉一升，绵裹。"方中栀子用量为十四个，实物测之约 15 克左右。另外在《伤寒论》药物的服用方面，除汤剂外还涉及丸、散等，如原文 383 条乌梅丸方，其后制作及用法、用量中记载"丸如梧桐子大。先食饮服十丸，日三服，稍加至二十丸"。此处"丸如梧桐子大"，用于描述药物剂量，以便服用。原文第 71 条，五苓散方，其后制作及用法、用量中记载"上五味，捣为散，以白饮和服方寸匕，日三服"。此处的"方寸匕"，应当是当时抄药的药匙，其实物有待考证，"方寸"示其大小、容积。

《伤寒论》方剂用药也有一些估计量，如原文第 397 条，竹叶石膏汤方"竹叶二把 石膏一斤 半夏半升，洗 麦门冬一升，去心 人参二两 甘草二两，炙 粳米半升。"此方中竹叶用量为二把，实测竹叶二把约 30 克左右。还有原文第 38 条，大青龙汤方"麻黄六两，去节 桂枝二两，去皮 甘草二两，炙 杏仁四十枚，去皮尖 生姜三两，切 大枣十枚，擘 石膏如鸡子大，碎。"方中石膏用量为鸡子大，实物测之，鸡子大石膏约 40 克。

研究《伤寒论》诸方用药剂量，必须同临床实践相结合。《伤寒论》成书至今近两千年，几经传抄、整理，书中错漏在所难免。科学、客观分析《伤寒论》用药剂量很有必要。有的学者提出《伤寒论》的不传之秘，在于药物的剂量，认为仲景时代，药物的剂量远大于现代，所以很多学者将现代中医疗效不高归罪于药物剂量不足，这种观点有些片面和武断。本人在临床上运用《伤寒论》方剂时，药物剂量一般为《伤寒论》原方剂量三分之一至一半，煎煮方法也有别于《伤寒论》记载。以桂枝汤为例，以一两 15 克记，则原方为，桂枝 45 克 白芍 45 克 炙甘草 30 克 生姜 45 克 大枣 12 枚。其煎服方法为"上五味，咬咀三味，以水七升，微火煮取三升，去滓，适寒温，服一升。"也就是此方，只煎一次，以一升 200 毫升计算，一次所煎药液约 600 毫升，每次服用 200 毫升。本人用此方，成人用量为，桂枝 15 克 白芍 15 克 炙甘草 10 克 生姜 15 克 大枣 5 枚，用量为原方三分之一。煎煮时，提前将药物先用凉水浸泡约两小时，而后武火烧开，文火慢煎，从药液沸腾开始计算，半小时将药液倒出，而后换凉水续煎，沸腾约四十分钟后，将药液倒出。两次所煎药液混匀，总量约600毫升，分三次服用，每次约200毫升。临床验证桂枝汤用此药量，以及相应煎服方法，同样可以取效。现代研究表明，药物第一煎和第二煎，煎出率是不同的。《伤寒论》原文众多方剂，只煎一次，未免造成浪费。药物煎煮两次，所煎药液混匀分服，有利于药物的充分利用，提高疗效。本人在运用《伤寒论》中的其他方剂时，也采用此种剂量及煎服方法。《伤寒论》中的一些方剂为丸剂或散剂，临床上也可换为汤剂，其效不减。

以上药物剂量换算余皆以实物测之，因药物本身产地、品质等因素影响而略有差异，仅供参考。其中枳实存在争议。例如《伤寒论》原文103条大柴胡汤方"柴胡半斤　黄芩三两　芍药三两　半夏半斤，洗　生姜五两，切　枳实四枚，炙　大枣十二枚，擘　大黄二两。"此方中枳实用量为四枚，以实物测之，枳实四枚约10克左右，与方中其他药物不成比例。因此有的学者认为此处的枳实应为枳壳。本人在临床用含有枳实的方剂时，为验证枳实与枳壳的功效是否相同，曾用枳壳代替枳实，就功效而言，两者并无明显差别，当然这一结论，有待进一步验证。

当下中医界学术流派众多，各学派用药习惯存在不同，药物剂量差别很大。这种现象看似学术争鸣，但也从侧面反映出，中医学目前不规范、不统一，许多方面有待完善。中医学的规范和统一必须以临床实践为基础。

《伤寒论》计量单位与现代计量单位的换算

1 石 =4 钧　1 钧 =30 斤　1 斤 =16 两　1 两 =15.625 克

1 两 = 24 铢　1 铢 = 0.65 克

1 合 = 20 毫升　1 龠 = 10 毫升

半夏 1 升重约 120 克　五味子 1 升重约 110 克　蜀椒 1 升重约 50 克　吴茱萸 1 升重约 85 克　葶苈子 1 升重约 150 克

1 方寸匕草木类药末重约 1 ~ 1.5 克　1 方寸匕金石类药末重约 2 ~ 3 克

附子大者 1 枚重约 20 ~ 30 克　附子中者 1 枚重约 15 克

杏仁大者 10 枚重约 4 克　栀子 10 枚重约 10 克

瓜蒌 1 枚重约 46 克　枳壳 1 枚重约 15 克

石膏鸡蛋大重约 40 克

第四节　《伤寒论》辨证体系

《伤寒论》与《黄帝内经》《难经》《神农本草经》，并称为中医四大经典，历代医家推崇备至，研究者众多。《伤寒论》是我国第一部理、法、方、药比较完善的医学专著，总结了汉代以前的医学成就和广大医药工作者同疾病斗争的丰富经验，既是中医学术理论的升华，又是中医临床医学的创造性发展。

目前研究《伤寒论》以六经辨证为主流，以六经的循行和传变，来解释《伤寒论》。六经指足太阳膀胱经、足少阳胆经、足阳明胃经、足太阴脾经、足少阴肾经、足厥阴肝经。然而六经辨证有很大的局限性。

首先《伤寒论》原文中并未明言太阳、阳明、少阳、太阴、少阴、厥阴为经络。《伤寒论》六病，每病均有提纲。六病提纲分别是，原文第 1 条："太阳之为病，脉浮，头项强痛而恶寒。"第 180 条："阳明之为病，胃家实是也。"第 263 条："少阳之为病，口苦，咽干，目眩也。"第 273 条："太阴之为病，腹满而吐，食不下，自利益甚，时腹自痛，若下之，必胸下结硬。"第 281 条："少阴之为病，脉微细，但欲寐也。"第 326 条："厥阴之为病，消渴，气上撞心，心中疼热，饥而不欲食，食则吐蛔，下之利不止。"此六条条文中，并未提及经络。同时厥阴病提纲中，所描述症状，为消化系统所有，与足厥阴肝经并无关联。

其次，人体的经络并不仅仅是六经，比如阳维脉、阴维脉、阳跷脉、阴跷脉、冲脉、带脉等，还有最重要的任、督二脉，这些经络均有循行部位。而且这些经络的循行部位，也会出现病痛，但《伤寒论》通篇对其他经络并未言及。

再次《伤寒论》中的六病并未说手足。后世医家多认为，以足经统手经，这种提法难免牵强。手的生理功能是足无法取代的，同样手的病理和足的病理也不能等同。

最后从《伤寒论》篇幅看，六病之后，又有"辨霍乱病脉证并治"和"辨阴阳易差后劳复病脉证并治"两篇。如果《伤寒论》采用的是六经辨证，那么霍乱和阴阳易，也可以归属六病，无须单列。

《伤寒论》从问世至今，约一千八百余年，在中医学中的地位，无可替代。众多医家对《伤寒论》进行研究，论著颇丰，然千载而下，并无明显突破。研究《伤寒论》的辨证方法，必须另辟蹊径。

首先看一下《伤寒论》原文"太阳病脉证并治"，看此题目时，自然会有疑问，即《伤寒论》中有无月亮病。表面看《伤寒论》中没有月亮病，但实际上是有的。在我国古代，月亮称之为太阴，"太阴病脉证并治"，就是"月亮病脉证并治"。说到太阳和月亮，自然会想到时间。这符合我国古代农业社会的特点。所以研究《伤寒论》，时间概念是必不可少的。《伤寒论》中，对时间最明显的表述就是六病欲解时。研究《伤寒论》当从六病欲解时着手。

《伤寒论》六病欲解时，分别是指：太阳病欲解时，从巳至未上；阳明病欲解时，从申至戌上；少阳病欲解时，从寅至辰上；太阴病欲解时，从亥至丑上；少阴病欲解时，从子至寅上；厥阴病欲解时，从丑至卯上。《伤寒论》采用的是天干计时。上述六病欲解时，换成现代时间，太阳病欲解时（9 点—15 点），阳明病欲解时（15 点—21 点），少阳病脉欲解时（3 点—9 点），太阴病欲解时（21 点—凌晨 3 点），少阴病欲解时（23 点—5 点），厥阴病欲解时（凌晨 1 点—7 点）。关于《伤寒论》六病欲解时的含义，历代医家有不同的认识。有的医家认为此非仲景原文，乃后世加入；有的医家认为欲解时就是欲愈时，即疾病转愈的时间，众说纷纭，莫衷一是。认识六病欲解时的含义，首先要弄清《伤寒论》六病是如何定义的。

《素问·热论》云："今夫热病者，皆伤寒之类也。"又云："人之伤于寒也，则为病热。"《千金方》引《小品》云"伤寒雅士之辞，天行瘟疫，田舍间号耳。"由此可见伤寒是古人对一切外感热病的总称。《伤寒论》是外感热病的专著。《伤寒论》六病都有发热，发热应该是六病的必有症状，而六病提纲中并无发热二字，这是《伤寒论》的写作特点之一即省笔。比如太阳病提纲，原文第 1 条"太阳之为病，脉浮，头项强痛而恶寒"，就省略了发热二字，其他五病也是如此。但仅凭发热不足以解释《伤寒论》的诸多原文，也不足以定义六病。

从《伤寒论》目录看，辨太阳病脉证并治，辨阳明病脉证并治，辨少阳病脉证并治，辨太阴病脉证并治，辨少阴病脉证并治，辨厥阴病脉证并治，这六篇内容占据主要篇幅。以太阳病为例，仅从字面含义理解，太阳病脉症并治，应该是论述单一疾病的。但从内容看，包含了部位、性质、症状不同的众多疾病。如原文第 38 条："太阳病，脉浮紧，发热恶寒，身疼痛，不汗出而烦躁者，大青龙汤主之。若脉微弱，汗出恶风者，不可服之。服之则厥逆，筋惕肉瞤，此为逆也。"原文第 95 条："太阳病，发热汗出者，此为荣弱卫强，欲救邪风者，宜桂枝汤。"此二条都论述表部病变，但病性截然相反，症状也不同。又如原文第 31 条："太阳病，项背强几几，无汗，恶风，葛根汤主之。"第 125 条："太阳病，身黄，脉沉结，少腹硬，小便不利者，为无血也；小便自利，其人如狂者，血症谛也，抵挡汤主之。"此二条同为太阳病，但病位、病性、症状皆不相同。由此可见，太阳病并非某种单一疾病，而是某类疾病的总称，其他五病也是如此。

《伤寒论》六病如何归类，原文已有揭示，第 3 条："太阳病，或已发热，或未发热，必恶寒体痛，呕逆，脉阴阳俱紧者，名为伤寒。"师叔臧东来认为此处"已"当为"巳"，是时间概念，即太阳病或巳时发热或未时发热，这与太阳病欲解时，从巳至未上，是一致的。也就是说在巳时到未时这一时间段内发热或发热加重的疾病，都可以称为太阳病。以此类推，申时至戌时发热或者发热加重的疾病称为阳明病；寅时至辰时发热或者发热加重的疾病称为少阳病；亥时至丑时发热或者发热加重的疾病称为太阴病；子时至寅时发热或者发热加重的疾病称为少阴病；丑时至卯时发热或者发热加重的疾病称为厥阴病。由此可见《伤寒论》六病是以时间为纲领归类疾病的。巳至未上，申至戌上，寅至辰上，亥至丑上，子至寅上，丑至卯上，分别称为太阳时，阳明时，少阳时，太阴时，少阴时，厥阴时。

《伤寒论》六病，每一病都有一个提纲，例如太阳病提纲"太阳之为病，脉浮，头项强痛而恶寒。"这一提纲并不是用来定义太阳病的，而是描述太阳病中比较多见或者典型的一种疾病。理解这一提纲，需要明确《伤寒论》的空间概念以及疾病性质。

原文第 148 条："伤寒五六日，头汗出，微恶寒，手足冷，心下满，口不欲食，大便硬，脉细者，此为阳微结，必有表复有里也。脉沉，亦在里也。汗出为阳微，假令纯阴结，不得复有外证，悉入在里，此为半在里半在外也。脉虽沉紧不得为少阴病，所以然者，阴不得有汗。今头汗出，故知非少阴也，可与小柴胡汤，设不了了者，得屎而解。"此条提到了表、里、半表半里。以上论述结合"三部六病"学说，可对三部进行简要概括。表部：以肺为中心，与空气接触的部位；里部：从口腔到肛门，以胃为中心；半表半里部：表部、里部之间的部分，以心脏为中心。明确了人体空间的划分，结合时间、空间、病性，太阳病提纲可以解释为，太阳时发热或发热加重，病位在表部，病性属实热，病时、病位、病性一致的疾病。太阳病篇其他条文，均以此提纲为参照进行论述，其他五病也是如此。这里强调一点，厥阴病提纲即典型的厥阴病，应当是，病时在厥阴时，病位在半表半里和里部，病性为寒热错杂。

明确了六病的含义，再看六病欲解时。有些医家认为六病欲解时就是疾病转愈的时间，这种观点与临床实际不符。例如，原文第12条桂枝汤方下载"若一服汗出病差，停后服，不必尽剂"，临床上患者服用桂枝汤后，一到两小时便会出汗，如果方药对症，汗出后则病愈。病愈时间为汗出后，并不一定是太阳时。这看似与六病欲解时矛盾，其实是统一的。《伤寒论》许多条文记录，如方药不对症，虽经治疗，患者出现汗出、呕吐、泻下的症状，但其病不解。例如，原文第82条："太阳病，发汗，汗出不解，其人仍发热，心下悸，头眩，身𣊻动，振振欲擗地者，真武汤主之。"病人汗出，其病不解，可见服药后出现的症状，不是判断六病是否治愈的标准。通过此条文可以看出，发汗后，太阳时其人仍发热，太阳病不解，由此可知太阳时既是太阳病的定义时即在太阳时发热或发热加重，又是太阳病是否治愈的判断时，两者是统一的。如经治疗后，下一个太阳时依然发热或者发热加重，那么太阳病未解；如果下一个太阳时不发热，则太阳病欲解；如果别的时段出现发热或者发热加重，则称为传变，其他五病亦然。由此可知，六病欲解时都是判断六病是否已愈的必要条件。《伤寒论》六病的诊断标准与治愈标准是统一的，六病时与六病欲解时，两者是疾病发展、变化过程中，不同阶段的相同时段。

这里需要说明一点，《伤寒论》中有些疾病发热并不明显，而是以某些症状为突出表现，比如腹痛、呕吐、咳嗽，这些症状出现或加重，也具有一定的时间规律，也适用《伤寒论》六病。如原文第279条："本太阳病，医反下之，因而腹满时痛者，属太阴也，桂枝加芍药汤主之；大实痛者，桂枝加大黄汤主之。"此条临床上发热并不明显，以腹痛为突出症状，腹痛多出现于太阴时或于太阴时加重，治愈标准也可按六病欲解时。另外《伤寒论》中还有些疾病有一定自限性，不用药物干预，也会自愈，这同样适用于六病欲解时。《伤寒论》六病无论自愈还是治愈，六病欲解时都是判断六病是否已愈的必要条件。

通过以上论述，可以得出结论：《伤寒论》是以时间为提纲，同时参以空间、疾病性质，归类和定义疾病的，并在此基础之上，辨证施治，处方用药。《伤寒论》辨证体系是病位、病时、病性的统一。

第五节 《伤寒论》合病与并病

在《伤寒论》中，有一些条文涉及合病与并病。以六经注解《伤寒论》，太阳、阳明、少阳均指经络而言，合病就是二条或三条经络同时受邪，而出现相应症状。前文已经论述，《伤寒论》并非六经辨证，文中太阳、阳明、少阳均指时间。第33条："太阳与阳明合病，不下利，但呕者，葛根加半夏汤主之。"太阳病指太阳时出现症状或症状加重的疾病；阳明病指阳明时出现症状或症状加重的疾病。合病首先是时间相合，例如，原文第32条："太阳与阳明合病者，必自下利，葛根汤主之。"此条文论及太阳与阳明合病。太阳与阳明合病，首先是太阳时与阳明时相合，且此处条文可能存在省笔，即省略发热，结合临床实际，此条文可以理解为太阳和阳明时段内出现发热伴下利，或者发热伴下利加重，也可单以下利为主症。同样，第172条："太阳与少阳合病，自下利者，与黄芩汤；若呕者，黄芩加半夏生姜汤主之。"此条文前半部分可以理解为太阳和阳明时段内，出现发热伴下利，或者发热伴下利加重；后半部分可以理解为太阳和阳明时段内，出现发热伴呕吐，或者发热伴呕吐加重；也可以单以下利或者呕吐为主症。《伤寒论》中有两阳合病，也有三阳合病。例如，第 129 条："三阳合病，腹满身重，难以转侧，口不仁面垢，谵语遗尿。发汗则谵语，下之则额上生汗，手足逆冷。若自汗出者，白虎汤主之。"此条文主要论述三阳合病，主症应当是发热，即于少阳、太阳、阳明三个时间段，出现发热或者发热加重。在临床上三阳合病并不仅仅局限于发热，如咳嗽、头痛等均可出现三阳合病。

《伤寒论》中的并病见于第 48 条："二阳并病，太阳初得病时，发其汗，汗先出不彻，因转属阳明，续自微汗出，不恶寒。若太阳病证不罢者，不可下，下之为逆，如此可小发汗。设面色缘缘正赤者，阳气怫郁在表，当解之熏之。若发汗不彻，不足言，阳气怫郁不得越，当汗不汗，其人躁烦，不知痛处，乍在腹中，乍在四肢，按之不可得，其人短气，但坐，以汗出不彻故也，更发汗则愈。何以知汗出不彻？以脉涩故知也。"探讨并病的含义，依旧回归《伤寒论》关于六病的定义。太阳与阳明均指时间而言。时间是研究《伤寒论》的首要前提。太阳与阳明并病，是指在太阳和阳明时段内，一主症并未消失继而又出现另一症状，两者并非同步而是依次关系。

合病与并病是《伤寒论》六病的衍生情况，在临床上常可见到。合病与并病的相同之处在于，定义的基本条件之一都是时间。不同之处在于，合病其症状多为同步，并病其症状多为依次出现。判断合病与并病是否治愈，其标准与六病相类似。合病与并病概念的提出，对临床有一定指导意义，使

《伤寒论》的辨证体系更加完善。

第六节　《伤寒论》中的瞑眩现象

瞑眩是指服药后产生的与药物作用看似不相关的、预料之外的反应。《说文》"瞑，翕目也"，也就是闭上眼睛之意。眩在《说文》中释义"目无常主也"，即眼睛昏花，视物摇晃不定。另外需要说明，疾病在自愈过程中也会出现瞑眩现象。瞑眩指头昏目眩，眼睛睁不开。《尚书·说命篇上》"若药不瞑眩，厥疾弗瘳"，此处的"瞑眩"是指服药后机体产生的一些反应，如恶心、呕吐、头晕等。这些反应与药物的副作用不同，是疾病向愈的表现。瞑眩现象或者瞑眩反应，在临床上经常遇到，《伤寒论》中也有记载。如原文174条桂枝附子去桂加白术汤，其后附文"初一服，其人身如痹，半日许复服之，三服都尽，其人如冒状，勿怪，此以附子、术，并走皮内，逐水气未得除，故使之耳。""身如痹""如冒状"，即是瞑眩反应。认识瞑眩现象，并区分其与药物副作用的不同，有重要意义。

并不是每个患者都会出现瞑眩现象，这与患者体质，所患疾病种类，有一定关系。临床上处理瞑眩现象得当与否，往往决定治疗的成败。有的医生遇到瞑眩现象，特别是处方中含有作用较为剧烈或者毒副作用较大的药物时，误认为是药不对症或者药物中毒，于是更改治疗方案或者放弃施治。也有一些患者，由于医生未事先说明，遇到瞑眩现象，内心恐惧，而拒绝接受进一步治疗，这些都会导致治疗失败。瞑眩现象有以下特点：（1）症状出现较为突然，持续时间较短，多为一过性，也可反复发作。（2）往往在症状缓解过程中出现。（3）患者身体并无明显虚弱表现，瞑眩过后，病势趋于好转。本人曾治疗一咳嗽患者，处方麻杏甘石汤，当晚服药，服药后咳嗽加剧，整夜无法入眠，咳痰甚多，翌日脱然而愈。还治疗一男性患者，年逾六旬，左侧小腿湿疹，服药数剂症状缓解，继续服药过程中，瘙痒突然加剧，皮损明显，饮食、环境与平时无异，原方未动，继续服药数剂，基本痊愈。瞑眩现象在颈椎病的治疗过程中常会遇到。颈椎病的患者多有头晕，有的患者在治疗过程中头晕症状改善，服药期间有偶尔会有加重的情况，有的患者甚至反复出现多次，而后症状消失。

试举一例，温某某，男，38岁，2015年10月，因腰椎间盘突出，致腰痛，右下肢疼痛伴运动不利，服用本人所开汤药一月余，症状基本消失。2016年1月14日，因颈部疼痛伴右侧胁肋部疼痛就诊，予其汤药5剂，处方：

葛根50g　防风10g　羌活10g　柴胡12g　枳实20g　白芍15g　干姜15g　白术12g　茯苓15g　生龙骨30g　生牡蛎30g　制附子9g（先煎）　独活10g　桃仁20g　丹皮15g　吴茱萸7g　桂枝20g　人参5g　黄芪25g　川楝子12g　厚朴10g　炙甘草10g

患者服药三剂后症状缓解，继服剩余两剂突然出现头晕。复诊时原方基本未变，继服五剂诸症基本消失。这些都是瞑眩现象，是治疗过程中的正常反应。此外有些疾病自愈过程中也会出现瞑眩现象，如《伤寒论》原文第47条："太阳病，脉浮紧，发热，身无汗，自衄者愈。"原文第278条："伤寒脉浮而缓，手足自温者，系在太阴。太阴当发身黄，若小便自利者不能发黄；至七八日，虽暴烦下利，日十余行，必自止，以脾家实，腐秽当去故也。"　"自衄"　"暴烦下利"都是瞑眩现象，是疾病转愈的表现。深刻认识、准确把握、正确处理瞑眩现象，需要医生多年经验的积累，更需要提前和患者进行良好的沟通。

第七节　《伤寒论》中常见的自觉症状

临床上医者诊疗过程中，问诊是非常重要的，一些诊断信息的获取，必须依靠问诊，其他三诊无法替代。问诊所获取的信息多为患者的自觉症状。在《伤寒论》中，自觉症状占有很重要的位置。自觉症状对于用药，对于疾病的诊断和鉴别有重要意义。例如，《伤寒论》原文第76条："发汗后，水药不得入口为逆，若更发汗，必吐下不止。发汗吐下后，虚烦不得眠，若剧者，必反复颠倒，心中懊恼，栀子豉汤主之；若少气者，栀子甘草豉汤主之；若呕者，栀子生姜豉汤主之。"此处的"心中懊恼"就是自觉症状，需问诊获取。同样，原文第164条："心下痞，按之濡，其脉关上浮者，大黄黄连泻心汤主之。"此处的"心下痞"，也是自觉症状。对患者进行问诊时要语气平和，详细全面，同时避免使用诱导性语言。比如问患者是否口干，应当问"口渴不渴"，而不应当问"是不是觉得口渴"，后者就是诱导性语言，容易误导患者，使患者不能客观表述，从而使医者得出错误的诊断。问诊时要注意患者隐私的保护。有的患者就诊时多有亲戚或者朋友陪同，患者的个人隐私有时不愿意让亲戚或朋友知道，问诊时可单独让患者留在诊室，其他人可以在外等候。问诊时也要注意语言的差异，如笔者所在地区，一些患者说"心烦"，真实的意思是恶心、想吐，而并不是通常意义上的心烦。问诊必须有的放矢，每个问题的提出都要有意义，或有利于诊断、鉴别诊断，或有利于遣方用药。问诊时要注意细节，比如问患者口渴与否，患者回答口渴，此时要进一步询问，口渴是否想喝水，能否喝下去；还要询问是否口腔里发粘，不清利，有干涩的感觉；更进一步询问是否有咽干，总想喝水润润咽喉。这些自觉症状非常相似，其所对应的临床意义却大相径庭，问诊时当仔细询问。

1. 恶寒

恶寒是指患者自觉怕冷，需多加衣被，也指温度降低时患者明显不能耐受。恶寒可分为全身恶寒和局部恶寒。全身恶寒多见于外感热病，常常恶寒与发热并见，此种恶寒患者多加衣被，甚至近火取暖，亦不能缓解。局部恶寒则表现较为多样。如背恶寒，患者后背怕冷，甚者自觉背部如有冰块；手足恶寒，患者手足怕冷，不能耐受低温，多见于女性；腹部恶寒，指患者腹部怕冷，以中腹部怕冷多见，患者平素喜衣物遮盖中腹部。局部恶寒还可表现为患者怕寒凉食物，饮食寒凉则出现腹痛、腹泻等不适症状。《伤寒论》原文第 38 条："太阳中风，脉浮紧，发热恶寒，身疼痛，不汗出而烦躁者，大青龙汤主之。若脉微弱，汗出恶风者，不可服之，服之则厥逆，筋惕肉瞤，此为逆也。"此处的恶寒，为周身恶寒，得衣被不能缓解，与发热并见。原文第 169 条："伤寒无大热，口燥渴，心烦，背微恶寒者，白虎加人参汤主之。"此处的"背微恶寒"，则为局部恶寒。

2. 恶风

恶风是指患者遇风觉冷，避风则缓解。恶风甚者，空气的轻微流动，也可引起不适。如有的患者，身旁有人快速经过，亦会引起冷感。恶风也分为周身恶风和局部恶风。《伤寒论》原文第13条："太阳病，头痛，发热，汗出，恶风，桂枝汤主之。"此处的恶风为周身恶风。局部恶风可见于颈部、手足关节、腰部等。如有的患者颈部恶风，常将领口竖起或者系围巾，以避风。恶风与恶寒两者不同，恶风指患者对空气的流动较为敏感。恶寒多指患者自觉怕冷，也指患者对温度变化较为敏感。

3. 寒热往来

寒热往来指患者先出现恶寒，而后恶寒停止，出现发热，恶寒时不发热，发热时不恶寒，如此往复交替，称之为寒热往来。寒热往来在临床上非常常见，发热时可伴汗出，也可无汗。发热时患者体温可以升高，也可以仅是患者自觉发热，体温并无明显变化。《伤寒论》原文第96条："伤寒五六日中风，往来寒热，胸胁苦满，默默不欲饮食，心烦喜呕，或胸中烦而不呕，或渴，或腹中痛，或胁下硬满，或心下悸，小便不利，或不渴，身有微热，或咳者，小柴胡汤主之。"原文第266条："本太阳病不解，转入少阳者，胁下硬硬，干呕不能食，往来寒热，尚未吐下，脉沉紧者，与小柴胡汤。"此二条中的"往来寒热"，即是寒热往来。

4. 恶热

恶热与恶寒相反，简而言之指患者怕热。主要由以下几种情形。其一，为患者发热，体温升高，欲去衣被，喜清凉环境。这种情况多见于外感热病。例如，《伤寒论》原文第221条："阳明病，脉浮而紧，咽燥口苦，腹满而喘，发热汗出，

不恶寒，反恶热，身重。若发汗则燥，心愦愦，反谵语。若加温针，必怵惕，烦躁不得眠。若下之则胃中空虚，客气动膈，心中懊忄농，舌上苔者，栀子豉汤主之。"其二，患者体温正常，较常人怕热。这种情况常和患者体质有关，当然某些疾病也可见到此种情况。其三，患者局部恶热。例如，《金匮要略·妇人产后病脉证并治》："千金三物黄芩汤，治妇人在草蓐，自发露得风，四肢苦烦热，头痛者，与小柴胡汤；头不痛，但烦者，此汤主之。"此处的"四肢苦烦热"为局部恶热。

5. 口渴

口渴是指口中干燥。口渴是临床上的常见症状。口渴分为以下几种情况。其一，渴欲饮水，饮不解渴，小便正常。《伤寒论》原文第170条："伤寒，脉浮，发热无汗，其表不解，不可与白虎汤；渴欲饮水，无表证者，白虎加人参汤主之。"其二，口渴饮水较多，伴小便不利。原文第71条："太阳病，发汗后，大汗出，胃中干，烦躁不得眠，欲得饮水者，少少与饮之，令胃气和则愈。若脉浮，小便不利，微热消渴者，五苓散主之。"其三，口渴而不欲饮水。此种情况患者体内多有瘀血。《伤寒论》原文第202条："阳明病，口燥，但欲漱水不欲咽者，此必衄。"《金匮要略·惊悸吐衄下血胸满瘀血病脉证治》："病人胸满，唇痿舌青，口燥，但欲漱水不欲咽，无寒热，脉微大来迟，腹不满，其人言我满，为有瘀血。"

6. 口苦

口苦指患者自觉口中有苦味。口苦以晨起多见，患者往往自述清晨起床时感觉口苦。口苦甚者，自觉口中如含苦胆，痛苦难耐。《伤寒论》原文第 263 条："少阳之为病，口苦，咽干，目眩也。"此处的"口苦"，即是患者自觉口中苦味。口苦多见于热证、实证，对用药有一定的指导意义。

7. 咽干

咽干指患者自觉咽喉部位干燥，喜饮水润之。咽干易与口渴相混淆，临床上要详细问诊。口渴指整个口腔干燥，而咽干仅仅指咽喉部位。《伤寒论》原文第 263 条："少阳之为病，口苦，咽干，目眩也。"此处的"咽干"，即指患者自觉咽喉部位干燥。

8. 口黏

口黏是指患者自觉口中黏腻，唾液不清利，舌头干涩。《伤寒论》中并未提及这一症状，但在原文中有部分条文的"口渴"，实际上指的就是口黏。口渴与口黏，患者自身感觉不同，两者在问诊时容易混淆。口黏突出一个黏字，患者自觉口中黏腻，与口渴的口中干燥不同。临床上口渴与口黏可以各自单独存在，也可以并存。《伤寒论》原文第 96 条，小柴胡汤"若渴，去半夏，加人参合前成四两半，栝楼根四两。"此处条文中的"渴"即为口黏。

9. 心中懊憹

心中懊憹指患者自觉胸骨部位烦躁、愤怒。《伤寒论》中的"心中"，多指胸骨部位，面积约患者自身一纵掌。心中懊憹与心烦不同，两者临床意义也不同。心中懊憹，部位在胸骨，患者自觉该部位有愤怒感。心烦只是患者觉得心里麻烦，无具体部位可言。心中懊憹可以持续存在，也可以在一天当中某个时间段较为明显。《伤寒论》原文第 221 条："阳明病，脉浮而紧，咽燥口苦，腹满而喘，发热汗出，不恶寒，反恶热，身重。若发汗则躁，心愦愦，反谵语；若加温针，必怵惕烦躁不得眠；若下之，则胃中空虚，客气动膈，心中懊侬，舌上胎者，栀子豉汤主之。"此处的"心中懊侬"，即指患者自觉胸骨部位有愤怒感。

10. 心下痞

心下痞是指患者自觉心下部位，似胀非胀，闷闷不舒，如有物堵塞，多见于剑突下和上脘部位。《伤寒论》原文第 154 条："心下痞，按之濡，其脉关上浮者，大黄黄连泻心汤主之。"原文第 155 条："心下痞，而复恶寒汗出者，附子泻心汤主之。"此二条原文提及的"心下痞"，即是自觉症状。心下痞需要与上腹胀满相鉴别。上腹部胀满指患者自觉上腹部憋胀，而心下痞则是患者自觉心下部位如有物堵塞。

11. 吐酸

吐酸指患者胃中酸水随呕吐或嗳气上泛。吐酸多与烧心并见。临床上患有吐酸的患者，如大量饮水或喝汤，往往会加重吐酸。《伤寒论》原文第 243 条："食谷欲呕，属阳明也，吴茱萸汤主之。得汤反剧者，属上焦也。"此处的"得汤反剧"，即是指患者饮水或喝汤后，胃部不适症状，如呕吐、吐酸、胃痛等，会进一步加重。这是由于胃酸较水的密度低，饮水后胃酸上浮，距离贲门更近，所以症状会加重。

12. 烧心

烧心是指患者自觉胃脘部位有灼热感。临床上烧心与吐酸往往并见。有的患者烧心，不仅仅局限于胃脘部位，而是向上引起胸骨部位烧灼感或者疼痛。有烧心的患者，晨起时，多有口渴。《伤寒论》原文第 326 条："厥阴之为病，消渴，气上撞心，心中疼热，饥而不欲食，食则吐蛔。"此条文中的"心中疼热"，即是指烧心，同时伴有胸骨部位的疼痛。

13. 小便不利

小便不利是指排尿异常。在临床上小便不利，分为以下几种情况。其一，排尿困难，小便时不通畅，需用力方可排出；其二，小便次数减少或增多；其三，尿量可较平时增加或减少；其四，指小便淋漓不尽；其五，尿线变细，或尿分叉；其六，小便时伴有烧灼感或者疼痛。以上六种情况，可单独出现，也可多种同时出现。《伤寒论》原文第 71 条："太阳病，发汗后，大汗出，胃中干，烦躁不得眠，欲得饮水者，少少与饮之，令胃气和则愈。若脉浮，小便不利，微热消渴者，五苓散主之。"原文 223 条："若脉浮发热，渴欲饮水，小便不利者，猪苓汤主之。"此二条中的"小便不利"，即是指小便次数和尿量的变化。

14. 大便黏

大便黏是指患者大便后，其坐便内大便，不容易被水冲净。这种情况，问诊时，仅适合部分患者。有的患者由于居住环境所限，并不使用坐便，无从观测。对于不方便观测的患者，需要询问患者排便后，肛门是否容易擦拭干净。如便质黏腻，不易擦拭，则此种情况也可归属大便黏。大便黏是大便性状发生了改变，可以反映机体的一些变化，对于用药有参考价值。大便黏在《伤寒论》中无明确记载，但临床常见，对《伤寒论》部分方剂的运用有参考价值，故录于此。

15. 胸中痞

胸中痞是指胸骨部位，自觉似胀非胀，闷闷不舒，如有物阻塞，与心下痞的感觉相似，但部位不同。胸中痞临床上也较为常见，医者往往忽略。胸中痞易与胸满相混淆，胸满指胸骨部位憋胀，多伴有喘息，患者常自述深吸气会缓解；而胸中痞，患者多在嗳气或矢气后缓解。

16. 胸满

胸满是指胸骨部位憋胀。《伤寒论》原文第 21 条："太阳病，下之后，脉促胸满者，桂枝去芍药汤主之。"原文第 36 条："太阳与阳明合病，喘而胸满者，不可下，宜麻黄汤。"此二条中的"胸满"，皆指胸骨部位憋胀感。前者多因心动过速，后者多因气道痉挛。

17. 脐上痞

脐上痞指剑突和脐连线中点即中脘部位，有痞塞感，同心下痞的感觉类似，但是部位不同。临床上脐上痞较为常见。《伤寒论》原文第 161 条："伤寒发汗，若吐若下，解后，心下痞硬，噫气不除者，旋覆代赭汤主之。"此条文所述病位，依余经验当集中于中脘或胸中，主要表现为似胀非胀，闷闷不舒，位于中脘者即为脐上痞。

第八节 《伤寒论》相关的
部分脉诊和望诊

1. 脉诊

脉诊又称切脉、诊脉、持脉等，为历代医家所推崇。脉诊是中国古代中医学诊疗经验的总结，可谓源远流长。脉诊在《伤寒论》中占有重要地位，从其篇目可以知晓。例如太阳篇题目"太阳病脉证并治"，此处的"脉"即指脉象。《伤寒论》原文第 1 条："太阳之为病，脉浮，头项强痛而恶寒。"条文论及太阳病的脉象。类似条文在《伤寒论》中还有很多。余此处主要论述鱼际脉，此脉象在《伤寒论》中并无明确记载，但对研究《伤寒论》处方、用药，有重要意义，故录于此。

鱼际脉又称上鱼际脉、溢脉。切脉时凡寸口脉超过腕横纹，甚至直达大鱼际者，称之为鱼际脉。鱼际脉以右手多见，也可独见于左手，也可两手均见。《难经·三难》记载："脉有太过有不及，有阴阳相乘，有覆有溢，有关有格，何谓也？然关之前者，阳之动也，脉当见九分而浮；过者，法曰太过；减者，法曰不及，遂上鱼为溢，为外关内格，此阴乘之脉也。"此处的"上鱼为溢"即指鱼际脉。判断鱼际脉，见其一侧即可。上鱼际脉脉诊方法：医者无名指、中指指尖，分别按压尺部和关部，食指指尖则沿桡动脉方向，紧切腕横纹，如食指指尖触及脉搏，则为鱼际脉。

鱼际脉依据脉搏搏动力度，分为两种情况。一种是鱼际脉搏动无力，称之为鱼际脉弱。另一种是鱼际脉搏动有力，此种情况直接称为鱼际脉。临床上经常会遇到，有的患者鱼际脉，一侧有力，一侧无力，这种情况当采用有力一侧。另外还有一种较为特殊的情况，鱼际脉时而有力，时而无力，这种情况可视为涩脉与鱼际脉的复合脉。涩脉指脉往来艰涩，如轻刀刮竹。《素问·脉要精微论》："上盛则气高，下盛则气胀，代则气衰，细则气少，涩则心痛。"由文中"涩则心痛"可知，涩脉与心脏疾患有密切关系。刘绍武先生对涩脉的理解和运用也是受此启发。经过多年的探索与总结，刘绍武先生将涩脉的脉象，归结为"三不等"，即切脉时脉搏快慢不等、大小不等、有力无力不等。临床上见此"三不等"脉象即可定为涩脉。鱼际脉和石膏的应用有一定联系。

2. 望诊

望诊排在望、闻、问、切四诊之首，可见望诊的重要性。节选自《韩非子·喻老》的《扁鹊见蔡桓公》，文中描述了扁鹊对蔡桓公的望诊，虽有夸张之嫌，但从中可以看出，中医望诊在临床上的应用。望诊的内容十分丰富，望面色、望舌、望五官、望前后二阴、望排出物等，各家论说颇多，此处不再赘述，仅论及本人研究《伤寒论》时，略有心得的几项常用望诊内容。

（1）肌肤不荣

肌肤不荣是指患者皮肤缺乏应有光泽。肌肤不荣多见于体质虚弱或者久病、重病的患者，也可见于各种类型的皮肤病。临床上判断肌肤不荣，只需看其皮肤是否缺乏应有光泽。肌肤不荣依据部位不同，可分为面部、手足、胸部、腹部等。

（2）肌肤甲错

肌肤甲错是指皮肤粗糙、干燥，甚者如鱼鳞，常伴有脱屑。《金匮要略·疮痈肠痈浸淫病脉证并治》："肠痈之为病，其身甲错，腹皮急，按之濡，如肿状，腹无积聚，身无热，脉数，此为腹内有痈脓，薏苡附子败酱散主之。"此处的"其身甲错"，即指皮肤粗糙、干燥，甚者皲裂。临床上肌肤甲错，多见于手足、小腿、腹部等。

（3）舌苔黄腻

舌苔黄腻是指舌苔色黄而粘腻，颗粒致密。有此舌苔，除常见食欲不振、腹胀、小便不利外，女性多有白带异常；男性则多有阴囊潮湿等问题。

第二章 《伤寒论》腹诊

第一节 腹诊起源

　　腹诊起源于中国，是中国古代先人对自身以及疾病探索过程中的经验总结。腹诊的产生有其历史背景，在科技并不发达的古代，没有先进的检查设备，诊治疾病只能通过医者望、闻、问、切进行判断。腹诊属于四诊中的切诊范畴，是疾病斗争的需要，体现了秦汉以及秦汉之前古人的智慧。早在古代医学经典《黄帝内经》《难经》中就有相关记载。

　　腹诊不仅用来描述疾病的症状，而且用来诊断和鉴别疾病以及判断疾病预后。《素问·腹中论》记载："帝曰：病有少腹盛，上下左右皆有根，此为何病，可治不？岐伯曰：病名曰伏梁。"其中"上下左右皆有根"是通过腹诊所得的诊疗信息，用于对"伏梁"这一疾病的诊断。《灵枢·水胀篇》记载："水始起也，目窠上微肿，如新卧起之状，其颈脉动，时咳，阴股间寒，足胫肿，腹乃大，其水已成矣。以手按其腹，随手而起，如裹水之状，此其候也。""肠覃何如？岐伯曰：寒气客于肠外，与卫气相搏，气不得荣，因有所系，癖而内着，恶气乃起，瘜肉乃生。其始生也，大如鸡卵，稍以益大，至其呈，如怀子之状，久者离岁，按之则坚，推之则移，月事以时下，此其候也。"详细描述水胀与肠覃各自症状，以及鉴别方法。《难经·十六难》："假令得心脉，其外证，面赤，口干，喜笑；其内证，脐上有动气，按之牢若痛。"这里所述"脐上有动气，按之牢若痛"是非常明确的腹证，必须经腹诊获取，这是其他诊法无法取代的。《内经》《难经》之后，腹诊在汉代取得长足发展。将腹诊运用于临床，指导用方、用药，首推《伤寒论》。《伤寒论》是中医腹诊的奠基之作，也是大成之作，书中的众多条文，均涉及腹诊。

《伤寒论》中桂枝汤、小柴胡汤为千古名方，两者的运用皆有赖腹诊。例如，原文第 15 条："太阳病下之后，其气上冲者，可与桂枝汤，方用前法。若不上冲者，不可与之。"这里所说的"其气上冲"，是一个自觉症状，更是他觉症状。"气上冲"主要指腹主动脉搏动亢进，通过腹诊很容易诊得。"气上冲"也是所有桂枝类方剂的必有症状。如桂枝甘草汤、葛根汤、桂枝加厚朴杏子汤、麻黄汤、五苓散等，均有"气上冲"。原文第 96 条："伤寒五六日中风，往来寒热，胸胁苦满，嘿嘿不欲饮食，心烦喜呕，或胸中烦而不呕，或渴，或腹中痛，或胁下痞硬，或心下悸，小便不利，或不渴，身有微热，或咳者，小柴胡汤主之。"第 101 条："伤寒中风，有柴胡证，但见一证便是，不必悉具。凡柴胡汤病证而下之，若柴胡证不罢者，复与柴胡汤，必蒸蒸而振，却复发热汗出而解。"以上两条原文相互印证，条文中的"胸胁苦满"同样既是自觉症状，更是他觉症状。"胸胁苦满"主要指胸胁部位腹诊时有抵抗感。文中的"但见一证便是"，这"一证"指的就是胸胁苦满。所有柴胡剂均有"胸胁苦满"，只是程度不同而已。如大柴胡汤、柴胡加龙骨牡蛎汤、柴胡桂枝干姜汤、四逆散、柴胡桂枝汤等。《伤寒论》其他条文也是如此。再如，原文第 138 条："小结胸病，正在心下，按之则痛，脉浮滑者，小陷胸汤主之。"此条文论述小结胸病的证治。脉浮滑，好多情况下都可以见到，但在此处，确定小结胸病，必须通过腹诊。小结胸病，腹诊时心下部位略硬而有抵抗感，且按压时疼痛明显，常常应手而痛，间不容发，这种病症叫作小结胸病，治疗用小陷胸汤。此处的脉浮滑，并非必有症状，而是小结胸病时，较为常见而已。《伤寒论》从某种程度上讲，腹诊重于脉诊，甚至可以说，无腹诊，不伤寒。腹诊贯穿《伤寒论》始终，是研究《伤寒论》不可或缺的一把钥匙。仲景之后，由于中国传统文化的影响，腹诊濒于失传。后世医家，虽不乏研究者，然成果有限。1776 年俞根初所著《通俗伤寒论》，首次提出腹诊这一概念，并对腹诊进行了有益的探索。

近现代以来，腹诊日益受到重视，众多医家对腹诊进行了一系列富有成效的研究。提及腹诊，日本汉方医，有一定贡献。日本汉方医，源自中国，唐代时传入日本。有记载日本首倡腹诊者是竹田定加（1573—1614 年），号阳山，著有《诊腹精要》。亦有记载日本汉方医腹诊，乃五云子首倡，五云子（1588—1660 年），姓王，字宁宇，号紫竹道人，乃中国明朝福建人，后加入日本籍，著有《五云子腹诊法》《五云子腹候治》等。日本汉方腹诊究竟何人首倡，至今未有定论。在日本江户时代，汉方腹诊取得长足发展，人才辈出，学术争鸣，在其长期发展过程中，逐渐形成三大主要流派：难经派、伤寒派、折衷派。难经派腹诊源于《难经》、《内经》中的相关篇章。伤寒派腹诊源于《伤寒论》。折衷派腹诊则综合借鉴伤寒派和难经派的学术观点。三派腹诊各具特色，各有所长。三派之中以伤寒派流传最广，占据主导地位。其代表人物有后藤艮山、吉益东洞、稻叶克文礼、和久田寅叔虎等，代表作分别为《艮山腹诊图说》《五诊九候图》《腹证奇览》《腹证奇览翼》等。

第二节　腹部分区

腹部区域的划分，是腹诊的基本条件，对腹诊的规范化、标准化、统一化，有重要意义。关于腹部分区，历来医家有不同观点。腹部区域的划分，当以解剖部位为依据，以临床实践为准绳。现代医学的腹部划分，采用九分法。余运用《伤寒论》时所用腹诊的分区，也采用九分法，然两者存在差别。余经过多年实践，认为腹诊分区，应该采用"三掌两线"。"三掌"指患者用自己的手掌，五指并拢手掌横置，大拇指上缘切剑突，手掌下缘画一横线，取名上横线。依次手掌大拇指切上横线，手掌横置，手掌下缘画一横线，取名下横线。上下横线将腹部分为上、中、下三个区域，上横线与两侧肋弓所围区域称为上腹部，宽度约为患者自身一横掌。上、下两横线之间为中腹部，宽度亦约患者自身一横掌。下横线与耻骨联合上缘所围区域，为下腹部，宽度约为患者自身一横掌。"两线"指两侧腹直肌外缘，分别称为左侧线和右侧线。两线纵向与两横线相交，将腹部划分为九个区域。上横线与左右两侧线及左右肋弓围成的两侧区域为胸胁外侧，中间区域为胸胁内侧和心下。中腹部被两横线及两侧线分为三个区域，当脐部位为中腹部，左右各为左侧腹、右侧腹。下腹部被两侧线分割为三个区域，脐下正中为少腹部，也称小腹，左右为左少腹、右少腹。如图所示：

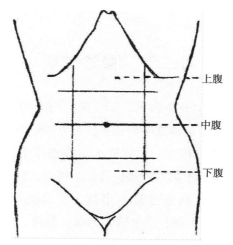

图 2 - 1　上腹中腹下腹

《伤寒论》原文中的一些解剖部位的描述较为笼统，例如原文第 106 条："太阳病不解，热结膀胱，其人如狂，血自下，下者愈。其外不解者，尚未可攻，当先解其外，外解已，但少腹急结者，乃可攻之，宜桃核承气汤。"此处的"膀胱"，并非指现代解剖学意义上的膀胱，而是泛指下腹部。此处的"少腹"，经临床验证当为左、右少腹，以左侧居多。《伤寒论》中的胸，部位较为广泛，例如原文第 138 条："小结胸病，正在心下，按之则痛，脉浮滑者，小陷胸汤主之。"既名结胸，说明是胸部病变，"正在心下"说明胸的部位包括心下。又如原文第 36 条："太阳与阳明合病，喘而胸满者，不可下，宜麻黄汤。"此处的胸，依据临床验证，当为两乳之间的部位。由此可知《伤寒论》所说的胸，范围大于现代解剖部位。了解和掌握这些不同之处，对研究和运用《伤寒论》，具有重要意义。笔者所论之胸即为两乳之间部位，约患者自身一纵掌。

第三节　腹诊范畴

传统中医诊法分为四种，望、闻、问、切。切主要指切脉，也就是脉诊。腹诊从字面意思，可以理解为，通过对腹部的检查，获取诊疗信息。在临床上，检查并不仅仅局限于腹部，还包括胸部、头部、颈部、背部、腰部、四肢等，只是腹部所占比例较多，内容也最为丰富，所以统称腹诊。例如，《伤寒论》原文第 1 条："太阳之为病，脉浮，头项强痛而恶寒。"此处的"头项强"，既是自觉症状，也是他觉症状。触诊患者头项部位，会感觉到局部肌肉僵硬，这是对头部和颈部的检查。原文第 318 条："少阴病，四逆，其人或咳，或悸，或小便不利，或腹中痛，或泄利下重者，四逆散主之。"条文中"少阴病，四逆"，此处的"四逆"既可是患者自觉手足冷，也可是医者触诊时感知患者手足温度偏低，这是对四肢的检查。腹诊分为狭义腹诊和广义腹诊。狭义腹诊，检查部位为腹部，检查方法主要为触诊，以手感为依据。广义腹诊检查部位除腹部外，还包括胸、头、腰、背等，检查方法有望、闻、问、切，通过四诊合参，多渠道获取诊疗信息。此处特别强调，随着科学技术的发展，腹诊也可借助一些器具，比如常用的听诊器、腹诊仪等。望诊主要检查局部皮肤的色泽；闻主要包括患者自身的发音，如肠鸣音、腹部叩诊音，以及患者身体的气味如口气、汗味等；问诊包括检查时，询问患者按压部位是否有疼痛，疼痛性质等；切诊主要指医生用手部接触患者，获取诊疗信息，其手法包括，触、按、压、循、叩等。《伤寒论》所用为广义腹诊。

第四节　腹诊要求

1. 诊室空气清新，适度通风，光线充足，最好是自然光线。

2. 温度适宜，20 摄氏度左右。

3. 施术者应立于患者右侧。

4. 如给异性患者检查，患者最好由其家属陪同。如无家属，则可由医院的护士陪同。

5. 检查之前，告知患者，征得患者同意。

6. 嘱患者先排去小便，以免紧张，影响检查。

7. 诊床高度适宜，以便施术者进行操作。

8. 诊床上铺医用床单，配枕头。

9. 患者应充分暴露受检部位。

10. 患者平卧诊床之上，双腿伸直，两臂自然放于身体两侧，头部枕于枕头之上，鼻尖与胸部齐平。

11. 检查患者前后，以及对不同患者进行检查时，医者要按照手卫生标准清洗双手。

第五节　腹诊方法

广义腹诊包括望、闻、问、切，四种诊法。这里主要谈切诊。切诊主要的手法有触、按、压、循、叩等。触法主要指用指尖或手掌接触患者受检部位，感知局部皮肤的温度，出汗等情况；按法指施术者并拢左手或右手的食指、中指、无名指，对患者受检部位进行按压，行按法时，为增加力度，可将一手置于另一手背部，共同用力；压法指施术者用手掌对施术部位进行按压，同样为了增加力度，两掌可以叠加；循法指用手掌或手指，轻触受检部位，并沿一定方向滑行；叩法指施术者用手指叩击受检者体表，通过声音、震动，获取诊疗信息。叩法分为直接叩诊和间接叩诊。直接叩诊指并拢食指、中指、无名指，三指的掌面，轻轻叩击受检部位。间接叩诊参考西医诊法，医者以左手中指紧贴于患者受检部位，其余四指略微抬起，勿与患者体表接触，以右手中指指端垂直叩击左手中指第二指节。每一检查部位当连续叩击两到三次，用力当均匀，如首次叩诊不能明确，可将上述步骤重复。腹诊各种手法针对不同，不可相互替代，但可以联合运用，比如探查腹部"水泛波"，尤其是升结肠部位的"水泛波"，就需要多种手法相互配合。

第六节　腹诊与其他诊法的关系

望、闻、问、切四诊，是中医诊法的主要内容，四者不能相互代替，各有侧重，目的不同。临床上必须四诊合参，否则信息不全面，容易误诊、误治，影响疗效。这里主要谈一下腹诊和脉诊的关系。腹诊和脉诊，都归属于切诊，两者可以相互印证，也可以适当取舍。临床上有的时候要依据腹诊，脉诊居次要位置；而有时又以脉诊为主，腹诊为辅。比如《伤寒论》

原文第 42 条："太阳病，外证未解，脉浮弱者，当以汗解，宜桂枝汤。"原文第 234 条："阳明病，脉迟，汗出多，微恶寒者，表未解也，可发汗，宜桂枝汤。"这两条原文，都在论述桂枝汤。第 42 条是太阳病，脉浮弱，第 234 条是阳明病，脉迟。病不同，脉象也不同，但在治疗上均采用桂枝汤。由此可知，这里的脉诊只是作为参考。临床上桂枝汤的运用，主要着眼点在于腹诊，只要腹诊时，患者腹主动脉搏动亢进，腹直肌痉挛，当脐部位压痛，即可运用桂枝汤加减。原文第 301 条："少阴病，始得之，反发热，脉沉者，麻黄细辛附子汤主之。"此条文即是脉诊与腹诊相互佐证。原文第 333 条："伤寒脉迟六七日，而反与黄芩汤彻其热，脉迟为寒，今与黄芩汤复除其热，腹中应冷，当不能食，今反能食者，此名除中，必死。"此条文的脉诊，具有非常重要的意义。脉迟时，即便患者有热像，用药时也要谨慎。临床上遇到脉迟的患者，要慎用苦寒之药，必要时应该舍证从脉。

第三章 《伤寒论》腹证

第一节 证的含义

在临床上，证是非常复杂的，是运动的、发展的、变化的，但就其性质而言，只有寒、热、虚、实四个证。然而传统中医学，对证的表述较为模糊，临床上较难把握。如认识一般的热证就是口渴、面赤、舌红、脉数、小便黄赤。那么热证为什么会出现这些症状，热证的本质是什么，并无明确论述。另外关于虚、实的定义，传统中医遵循"邪气盛则实，精气夺则虚"，这种提法较为笼统，不便于理解。"三部六病"学说认为，证是三部与气血这一基本矛盾被破坏后，三部气血有所偏逆，形成的运动的、发展的、变化的病理生理状态。"三部六病"学说对证的性质进行高度概括，认为热证就是机能兴奋，温度升高；寒证就是机能抑制，温度降低；虚证就是组织松弛，功能降低；实证就是物质多余，障碍代谢。这一观点简单明了，有很强的可操作性。寒、热、虚、实是宏观方面，是整体体现，在辨证施治方面有指导作用。之所以称之为宏观，以热证为例，有些情况用生石膏，有些用滑石，有些用黄连等等，彼此不能替代。可见热证细分有很多类型。其他三证也是如此。

此外从字面理解，证还有证据、依据、指征之意。例如，《伤寒论》原文第34条："太阳病，桂枝证，医反下之，利遂不止，脉促者，表未解也；喘而汗出者，葛根黄芩黄连汤主之。"条文中的"桂枝证"，指患者所具备的桂枝汤的应用指征即桂枝汤的方证。再如，原文103条："太阳病，过经十余日，反二三下之。后四五日，柴胡证仍在者，先与小柴胡；呕不止，心下急，郁郁微烦者，为未解也。与大柴胡汤，下之则愈。"条文中的"柴胡证"，指柴胡汤的应用指征即柴胡汤的方证。另外，原文第138条："小结胸病，正在心下，按之则痛，脉浮滑者，小陷胸汤主之。"条文中"正在心下，按之则痛"，为小陷胸汤的应用指征之一，需通过腹诊获取，为腹证。

第二节　腹证的含义

腹证是通过腹诊获取的患者异于正常的，有诊疗价值的体征。在中国古代，当时的人们并没有先进的诊疗设备和科学仪器，认识疾病只能从生病后人体的变化进行探索。古代先贤通过腹诊将患病人体与正常人体进行对比，获知某些变化，并且将这些变化上升到对疾病诊断、鉴别诊断、预后以及指导组方、用药的层次，如此便是腹证的产生过程。认识和掌握腹证，必须对人体正常状态有较为全面的了解，比如正常的腹力、腹直肌紧张程度、腹主动脉搏动力度、腹部温度等，所谓知常达变。

　　腹证的内容非常丰富，在《伤寒论》中有较为详细和直观的记载。例如，《伤寒论》原文第 99 条："伤寒四五日，身热恶风，颈项强，胁下满，手足温而渴者，小柴胡汤主之。"以及第 266 条："本太阳病不解，转入少阳者，胁下硬满，干呕不能食，往来寒热，尚未吐下，脉沉紧者，小柴胡汤主之。"以上两条原文中的"胁下满"和"胁下硬满"均为腹证。同样原文第 106 条："太阳病不解，热结膀胱，其人如狂，血自下，下者愈。其外不解者，尚未可攻，当先解其外；外解已，但少腹急结者，乃可攻之，宜桃核承气汤。"条文中的"少腹急结"；以及第 163 条："太阳病，外证未除，而数下之，遂协热而利，利下不止，心下痞硬，表里不解者，桂枝人参汤主之。"条文中的"心下痞硬"也均为腹证。另外在《金匮要略》中有关腹证的描述也有很多。《金匮要略·水气病脉证并治》："气分，心下坚，大如盘，边如旋杯，水饮所作，桂枝去芍药加麻黄附子细辛汤主之。"其中"心下坚，大如盘，边如旋杯"即为腹证。《金匮要略·血痹虚劳病脉证并治》中："虚劳腰痛，少腹拘急，小便不利者，八味肾气丸主之。"条文的"少腹拘急"亦是腹证。类似条文还有很多，认识、掌握腹证，对研究《伤寒论》和《金匮要略》有重要意义，对临床运用其所记载的方剂有指导作用。

　　腹证较为客观，相较于脉象的模糊和抽象，腹证则较为明确，易于掌握，有很好的重复性和可操作性，有利于医者快速提高医术。《伤寒论》的学习和研究离不开腹证，《伤寒论》成书至今将近两千年，目前人类所患疾病与古代相比存在很大不同。但古代的方剂用在今天依然有很好的疗效，其中很重要的原因在于腹证的稳定性。虽然时代不同，疾病不同，但是在今天的患者身上依然可以见到众多《伤寒论》所记载的腹证。《伤寒论》处方、用药很大程度上基于腹证，因此古代的方剂依然适用于当代。当然《伤寒论》中所述的有些腹证，目前并不能准确掌握其诊疗意义，有待进一步研究。腹证不仅仅局限于《伤寒论》所记载，后世医家经过探索、总结，进一步充实、丰富腹证，使腹证更好地应用于诊疗，服务于临床。

腹证可能有一定的遗传性。临床上可见到一些患者与父母、兄弟姐妹、子女存在相同或相类似的腹证。这一现象值得研究，为某些具有遗传特点的疾病，提供有价值的诊疗方案。当然这只是小范围观测，腹证是否确实有遗传性，需进一步探索。

第三节　部分常见腹证

1. 腹主动脉搏动亢进

腹主动脉搏动亢进简称腹动亢进。腹诊方法：医者右手手

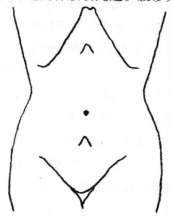

图 3-1　腹动亢进

掌于患者腹中线垂直，掌心正应腹中线，左手掌覆与右手掌背部，两手掌同时用力向下按压。上腹部按压时，掌心对准中脘部位；中腹部按压时，掌心对准脐部；下腹部按压时，掌心对准左、右髂总动脉。按压时医者明显感觉到患者动脉搏动，甚者手掌亦随之震动，称之为腹主动脉搏动亢进，简称腹动亢进。上、中、下三部，以中腹部较为常见，上腹部次之。下腹部腹动亢进，主要指腹主动脉的分支左、右髂总动脉搏动亢进。患者形体胖瘦不同，诊断时略有差别。身体消瘦的患者，轻压震手，即可诊断为腹动亢进。身体偏胖，腹壁肥厚的患者，中等力度按压，震动手掌者，可诊断为腹动亢进。临床上腹动亢进在身体消瘦的患者中较为常见。有的患者按压腹中线时腹主动脉搏动并不明显，而于左侧腹直肌外缘附近搏动较为显著。所以医者按压时如腹中线腹主动脉搏动不明显时，当进一步向左侧按压。上、中、下三部的腹动亢进，临床意义是有差别的。为了便于区分和简略文字，此书中如无特殊标注，腹动亢进为中腹部腹主动脉搏动亢进。《伤寒论》原文第 15 条："太阳病下之后，其气上冲者，可与桂枝汤，方用前法。若不上冲者，不得与之。"此处的上冲以他觉为主，同时也是自觉症状。患者有时会自我感觉有气从中腹部或下腹部向上腹部及胸部上冲，甚至冲至喉咽部位。也可由上腹部上冲至胸部或者喉咽部位，时发时止。以他觉而论，此处腹诊时可诊得腹动亢进这一腹证。自觉与他觉的区别在于，自觉并不是恒定存在的，而他觉较为长久。同样，《伤寒论》原文第 117 条："烧针令其汗，针处被寒，核起而赤者，必发奔豚。气从少腹上冲心者，灸其核上各一壮，与桂枝加桂汤，更加桂枝二两也。"条文中的"奔豚"既是病名也是患者自觉症状。"豚"有的学者认为是小猪的意思，奔豚就是快速奔跑的小猪。也有的学者认为是江豚，取其水中上越之意。笔者认为，奔豚这一词语的解释，重点应该在奔上。奔即是对此类症状的形象描述。就此条原文而言，文中所述"奔豚"，当有腹动亢进这一腹证。

2. 腹直肌痉挛

腹直肌起自耻骨联合和耻骨嵴，向上止于胸骨剑突和肋弓，上宽下窄。腹直肌痉挛指腹直肌出现挛缩，较正常状态强直，甚者如按木板。腹诊方法：双掌叠加按压，于腹中线垂直，先右手掌心正应腹中线，从上而下依次按压上腹部、中腹部、下腹部。然后两手分列于两侧腹直肌，手指方向于腹直肌平行，各自并拢食指、中指、无名指、小指，以四指指尖和指腹，按压两侧腹直肌，以区分两侧腹直肌，哪侧抵抗较强。为论述简练，下文并拢四指，均为食指、中指、无名指、小指并拢。腹直肌痉挛的诊断，要因人而异，身体消瘦的人容易诊

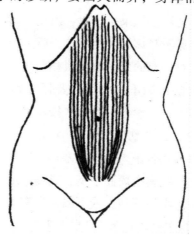

图 3－2　腹直肌痉挛

得。身体较胖，腹部脂肪较多的，不易诊得。体格强壮，肌肉发达的患者，因其本身腹直肌较为强直，腹诊时需仔细鉴别。另外腹直肌痉挛分为全腹直肌痉挛和单纯下腹部腹直肌痉挛。下腹部腹直肌左右各一，无论单侧或双侧呈现痉挛状态，都可称之为下腹部腹直肌痉挛，又称少腹拘急。此腹证多见于八味地黄丸证。

3. 胸胁苦满

胸胁是指两侧肋弓下缘附近区域。苦满是指胸胁部位在按压时有抵抗感，甚则伴有疼痛。此处的苦满也可以是患者自觉两侧胸胁部位憋闷不适，在临床上当以他觉为主。腹诊方法：并拢右手四指，左手相应四指压于右手之上。右手指尖与患者腹壁呈三十度角，沿肋弓方向，于胸胁处垂直腹壁按压。由肋弓起始端，依次移向末端，先左侧肋弓，后右侧肋弓，也可单靠右手进行。按压时如有抵抗感，同时患者自身感觉伴或不伴疼痛，则为胸胁苦满。如果按压时，出现空落感，则无胸胁苦满。胸胁苦满多见于身体偏胖的患者，腹上角多呈钝角。诊断胸胁苦满需要注意，有的患者腹直肌痉挛比较严重，整个腹壁呈板状，此时胸胁苦满不易诊得，要仔细鉴别。对于胸廓畸形，如肋外翻的患者，诊查时要多次按压，仔细体会。胸胁苦满因其程度不同，在《伤寒论》中存在不同的描述。如原文第 96 条："伤寒五六日中风，往来寒热，胸胁苦满，嘿嘿不欲饮食，心烦喜呕，或胸中烦而不呕，或渴，或腹中痛，或胁下痞硬，或心下悸，小便不利，或不渴，身有微热，或咳者，小柴胡汤主之。"原文第 226 条："本太阳病不解，转入少阳者，胁下硬满，干呕不能食，往来寒热，尚未吐下，脉沉紧者，与小柴胡汤。"原文第 147 条："伤寒五六日，已发汗而复下之，胸胁满微结，小便不利，渴而不呕，但头汗出，往来寒热，心烦者，此为未解也，柴胡桂枝干姜汤主之。"这三条原文，对胸胁苦满均有提及，只是程度不同，"胁下硬满""胸胁苦满""胸胁满微结"，三者均指胸胁苦满，其区别在于腹诊时胸胁部位抵抗感不同。"胁下硬满"抵抗感较强；"胸胁满微结"则较弱，如不仔细诊查，往往容易漏诊。《伤寒论》中关于胸胁苦满，还有其他描述，但诊断方法不变。胸胁苦满多见于右侧，也可单见于左侧，或者两侧均有，临床上只要有一侧存在胸胁苦满，即可诊断。

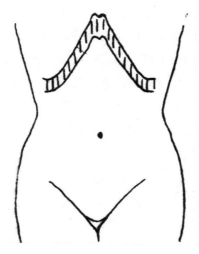

图 3-3　胸胁苦满

4. 心下痞硬

心下痞硬是指心下部位，按压时有抵抗感，抵抗处略有隆起，多位于上脘及其附近部位。《伤寒论》中的心下，多指两侧腹直肌外缘、上横线及肋弓所围区域。腹诊方法：两手按压法，右手并拢四指，左手相应四指按右手之上，右手指尖与腹壁呈三十度角，按压心下及上脘部位。如有抵抗，且有局部隆起，如按瓜皮，深压时并无坚实感，范围局限，直径约5厘米左右，则为心下痞硬。按压时有的患者局部组织会有下陷，心下痞硬的轮廓随之显现。有的患者不必按压，目测即可见心下痞硬的轮廓。《伤寒论》原文第167条："伤寒汗出，解之后，胃中不和，心下痞硬，干噫食臭，胁下有水气，腹中雷鸣，下利者，生姜泻心汤主之。"原文第161条："伤寒发汗，若吐若下，解后，心下痞硬，噫气不除者，旋覆代赭汤主之。"此二条均有心下痞硬，然两者略有差别。第167条中的心下痞硬，自觉与他觉同时存在。所谓自觉指的是心下痞，心下痞是患者自觉心下部位似胀非胀，闷闷不舒，如有物堵塞，多见于剑突下和上脘部位。他觉是指按压时略有隆起，且有抵抗感。此处的心下痞硬，当分开来看，应为心下痞且硬。第161条中的心下痞硬则为他觉症状。为了规范、统一，心下痞硬一律指他觉症状。

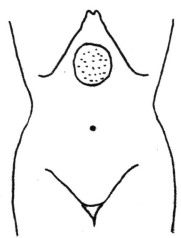

图 3－4　心下痞硬

5. 悸

悸有心下悸、脐下悸。悸的含义历代医家多有争论。就《伤寒论》而言，悸有两种含义。一种是自觉，即心中悸动，不能自主，可由自身心动引起，也可由外界刺激而引起。《说文解字》中释义悸"心动也"。例如，原文177条："伤寒，脉结代，心动悸，炙甘草汤主之。"此处的悸，为自觉症状。另一种则既是自觉又是他觉。他觉是指，心下或脐下皮肤，可触及轻微搏动感。例如，原文第82条："太阳病发汗，汗出不解，其人仍发热，心下悸，头眩，身瞤动，振振欲擗地者，真武汤主之。"此处的悸，既是自觉症状又他觉症状。自觉是指，患者自觉心下部位跳动；他觉是指自觉症状消失后于心下部位可触及轻微搏动感。这种心下或脐下皮肤可触及的轻微搏动感称之为悸。为了统一、规范，悸一律指他觉症状。腹诊方

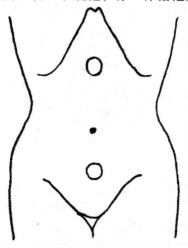

图 3－5　悸

法：右手四指并拢，指尖与腹壁呈三十度角，轻压中脘或关元部位，触及轻微搏动感，搏动范围约核桃切面大小，则为悸。中脘部位的悸，为心下悸；关元部位的悸，为脐下悸。诊断悸需要注意悸和腹主动脉搏动的区别。悸和腹动亢进的检查部位有相同的地方，但两者内涵是有区别的。悸的腹诊，从古代一些文学著作的描述可以领悟。《诗经·卫风》："容兮遂兮，垂带悸兮。"此处的悸，指垂带来回摆动，有飘逸空灵之感。由此可推，悸当是无力的、空虚的。悸的搏动略较腹主动脉搏动快，力度轻微而有空虚感。腹主动脉搏动则力度大，较为坚实，范围也大。简而言之悸为肌肉的跳动，动指腹主动脉搏动。临床上悸与腹动亢进往往同时存在，腹诊时要仔细鉴别。

6. 心下满

心下满是指心下部位在按压时，如有物填满，整体较硬，甚者如按木版。腹诊方法：并拢右手四指，左手相应四指压于右手之上。右手指尖与患者腹壁呈三十度角。也可单靠右手进

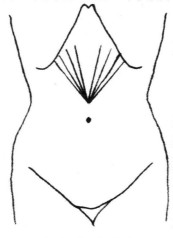

图 3-6　心下满

行。先由患者右侧胸胁部位逐步向剑突处按压，而后再由剑突处逐步向左侧胸胁按压，然后由剑突向下脘部位按压，所按压部位整体较硬，形似扇面或倒三角，其顶点位于腹中线上，则为心下满。临床上有心下满的患者常有腹痛、吐酸等症状，女性患者常有痛经。心下满较心下痞硬范围大，心下痞硬有隆起感，心下满则较为平整，心下满可以合并心下痞硬。心下满的部位也包括胸胁。心下满与胸胁苦满两者存在不同。胸胁苦满腹诊时，胸胁处往往有抵抗感，而心下满则胸胁部位与剑突下、中脘等处，处同一平面，且按压时较硬，心下满可与胸胁苦满同时存在。心下满与心下急也存在不同，心下急指整个心下部位隆起，且按压时抵抗感强，较为坚实，按压时常有疼痛，而心下满并无隆起。

7. 心下硬

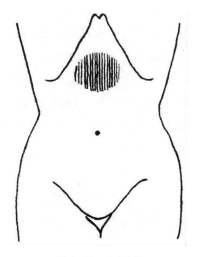

图 3 - 7　心下硬

心下硬是指心下中脘部位坚实，按压时抵抗感较强，伴或不伴疼痛。心下硬的范围较为局限，仅限于心下中脘部位。腹诊方法：并拢右手四指，左手相应四指压与右手之上，右手指尖与患者腹壁呈三十度角，两手同时用力按压患者中脘部位。也可单靠右手进行。如按压时，触及中脘部位坚实，抵抗感强，有时可伴有压痛，则为心下硬。《伤寒论》原文第251条："得病二三日，脉弱，无太阳柴胡证，烦躁，心下硬，至四五日，虽能食，以小承气汤，少少与，微和之，令小安；至六日，与承气汤一升。若不大便六七日，小便少者，虽不受食，但初头硬，后必溏，未定成硬，攻之必溏；须小便利，屎定硬，乃可攻之，宜大承气汤。"此条文中所述之"心下硬"即为心下中脘部位坚实，按压时抵抗感强。心下硬当与心下痞硬相鉴别。心下痞硬为上脘部位略有隆起，轻微有抵抗感，深压时并无坚实感。而心下硬则中脘部位并无明显隆起，深压时坚实而抵抗感较强，同时可伴有疼痛。有心下硬这一腹证的患者，多有便秘、大便黏、舌苔黄等症状。心下硬在腹诊时，容易遗漏，造成组方不完善，影响疗效，故在腹诊时，按一定顺序和步骤，不可漏诊。另外肝脏、胰腺等部位肿瘤的患者，也可触及心下部位坚实，有抵抗感，此时应考虑肿瘤的占位效应，不可完全等同于心下硬。

8. 心下急

心下急指心下部位隆起、坚实，按压多伴有疼痛，有些患者会觉上腹部憋胀，甚者胀痛。心下急的范围较心下痞硬广，延及两侧胸胁部位。腹诊方法：双掌按压，右手并拢四指，左手相应四指压于右手之上。右手指尖与患者腹壁呈三十度角。先由患者右侧胸胁部位逐步向剑突处按压，而后再由剑突处逐

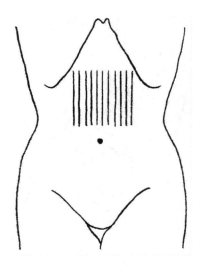

图 3 - 8　心下急

步向左侧胸胁按压，然后由剑突向下脘部位按压，整个上腹部
较为坚实，且隆起，按压时多伴有疼痛，疼痛部位于中脘处多
见。《伤寒论》原文第 103 条："太阳病，过经十余日，反二
三下之，后四五日柴胡证仍在者，先与小柴胡汤。呕不止，心
下急，郁郁微烦者，为未解也，与大柴胡汤，下之则愈。"此
处的心下急，就是指心下部位隆起，坚实。原文第 165 条：
"伤寒发热，汗出不解，心中痞硬，呕吐而下利者，大柴胡汤
主之。"此处的心中痞硬当为心下急。心下急多见于身体偏胖
的患者，诊断时易与大、小结胸相混淆。大结胸范围较心下急
广，常累及整个腹部，伴有疼痛，且疼痛较为剧烈。心下急本
身疼痛并不明显，按压时疼痛可见于中脘部位，也可无明显疼
痛。心下急即便有疼痛，其性质多为胀痛，与大结胸不同。小
结胸部位局限，多位于上脘、中脘，略有隆起，约网球大小，

按压时疼痛。心下急可以合并小结胸，腹诊时需仔细辨别。

9. 心下旋盘

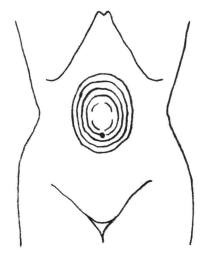

图 3-9　心下旋盘

心下旋盘指上腹部至脐下，腹诊时可触及盘状物。腹诊方法：单手按压。医者右手并拢四指，掌尖与腹壁呈三十度角，从心下至脐下依次按压可触及直径约 10 厘米的类圆形盘状物即为心下旋盘。《金匮要略·水气病脉证并治》："气分，心下坚，大如盘，边如旋杯，水饮所作，桂枝去芍药加麻黄细辛附子汤主之。"此条文所述即为心下旋盘。腹诊时有心下旋盘的患者，腹底往往较硬，抵抗力强，此种腹证处方时，不可盲目用攻下之药。另外，《金匮要略》中提及："心下坚，大如盘，边如旋盘，水饮所作，枳术汤主之。"此条文亦提及心下旋盘。余临床应用桂枝去芍药加麻黄细辛附子汤较多，有此方证的患者多有心下旋盘。对于枳术汤，余单独应用此方较少，仍需临床验证。此外需要注意，心下旋盘的位置在心下。部分患者可触及以肚脐为中心的盘状物，形似锅盖，按压坚实，抵抗力强，其临床意义是否与心下旋盘相同有待进一步验证。

10. 心下坚块

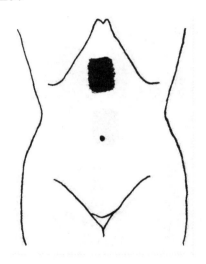

图 3 - 10　心下坚块

心下坚块指上腹部中脘、下脘部位腹诊时可触及块状物。腹诊方法：单手按压。医者右手并拢四指，掌尖与腹壁呈三十度角，从剑突下至脐依次按压，可触及长约 5~7 厘米，宽约 3~5 厘米，呈纵向分布的类长方形块状物。部分患者可伴有压痛。此种腹证多见于承气汤证。诊查心下坚块时需要注意患者的个体差异。有的患者轻压腹壁即可诊得，而有的患者腹壁松弛柔软，需要适度深压方可诊得。还有一些患者腹壁较为坚实，需要双手按压。诊查心下坚块时需要同上腹部的肿瘤相鉴别，如胃癌、肝癌等，必要时借助现代医学手段，进一步明确。临床上部分患者，中脘和下脘部位可触及横向分布的坚块，此种坚块的诊疗意义是否与纵向坚块相同，有待进一步研究。为了论述的统一性，文中所述心下坚块皆为纵向。

11. 中腹部坚块

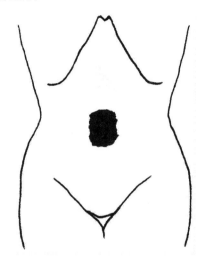

图 3-11　中腹部坚块

中腹部坚块指中腹部当脐部位可触及纵行块状物。腹诊方法：同心下坚块，可行单手按压。医者并拢右手四指，掌尖与腹壁呈三十度角，从下脘至脐，然后至关元依次按压，可触及长约 5~7 厘米，宽约 3~5 厘米，呈纵向分布的类长方形块状物，其形状同心下坚块类似。同样部分患者可伴有压痛。中腹部坚块诊查时需要同腹直肌痉挛相鉴别。单纯腹直肌痉挛，轻度按压时也可于肚脐附近触及类似心下坚块的块状物，但深压时抵抗感并不强。心下坚块与腹直肌痉挛的鉴别同此。

12. 颈项强、背强、腰强

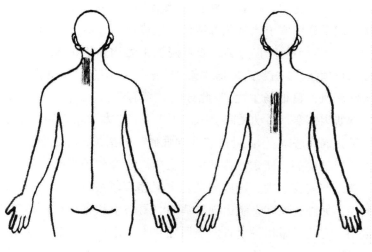

颈项强　　　　　　　　　　背强

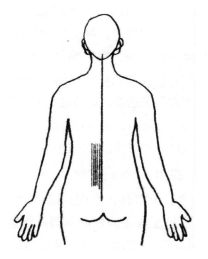

腰强

图 3 - 12　颈项痛、背强、腰强

颈项强是指斜方肌、胸锁乳突肌等肌肉出现痉挛，使颈部疼痛，活动受限。检查方法：使患者端坐，医者位于其后方，医者双手分别置于患者颈部两侧，适度按压，对比两侧肌肉张力。一侧较另一侧张力高，或者两侧张力均高于正常，即可诊断为颈项强。《伤寒论》原文第31条："太阳病，项背强几几，无汗恶风，葛根汤主之。"此处的"项背强几几"，即指颈部、背部肌肉痉挛，活动受限。原文第1条："太阳之为病，脉浮，头项强痛而恶寒。"此处的"头项强痛"即指颈背部肌肉痉挛较甚，出现疼痛，使颈、背部活动受限。诊查颈项强时，需要与一些颈部病变鉴别。比如胸锁乳突肌痉挛较甚时，外观似颈部肿瘤。另外胸锁乳突肌出现疼痛时，易与甲状腺部位的疼痛相混淆，必要时做相关检查。颈项强并不一定伴有疼痛和活动受限，有时会出现其他症状，如手麻、头晕等。胸椎和腰椎两侧的肌肉也会出现痉挛，分别称为背强、腰强。检查方法与颈项强略有不同。检查背强和腰强，可使患者俯卧，目测胸椎和腰椎两侧高度，如果一侧偏高，即可确定。再者使患者直立，医者两手分别沿胸椎、腰椎两侧对比按压，如一侧肌肉张力高于另一侧，或者两侧均高于正常，即可确定。现代社会患有颈椎、腰椎等方面疾病的患者众多，医者检查时如发现颈项强、背强、腰强，可建议患者进行影像学检查，进一步明确诊断。

13. 水泛波、振水音

水泛波是指中、上腹部，在腹诊时可触及液体波动的感觉。腹诊方法：水泛波依据部位的不同，腹诊方法也有差别。中腹部水泛波多位于升结肠处，腹诊时采用双手按压，左手压于右手之上，右侧手掌掌托压于升结肠处，手掌垂直于腹中线。双手之间协同向下，向掌托方向按压，如感到手掌及掌托部位，有液体波动感，即为水泛波。上腹部水泛波，多位于中脘、下脘部位，腹诊时右手四指并拢，指尖与腹壁呈三十度角，由浅入深快速按压中脘、下脘部位，指尖触及液体波动感，即为水泛波。

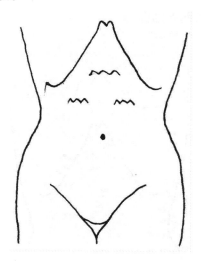

图 3 - 13　水泛波、振水音

振水音是指中、上腹部，在腹诊时可听到气、液冲撞的声音。腹诊方法：依据腹诊部位不同，腹诊方法亦不相同。上腹部振水音可采用震荡法，右手大拇指紧切右侧肋弓，快速上下震动，使上腹部随之起伏，如果听及气、液冲撞的声音，则为振水音。上腹部的振水音，也可以借助听诊器，听诊时将听诊头置于中脘、下脘腹壁，用手快速按压听诊头，如听及气、液冲撞的声音，则为振水音。听诊中腹部的振水音时，将听诊头置于升结肠处，将听诊头向斜上方按压，如听及气、液冲撞的声音，则为振水音。

无论水泛波还是振水音，其诊查意义是相同的。水泛波的腹诊，尤其是中腹部水泛波的腹诊不易掌握，腹诊时要一次成功，二次腹诊时往往水液散开，不易诊得。听诊法比较灵敏，本人在临床上多采用听诊法。医者可依据个人习惯采用不同的腹诊方法，也可两者结合。

14. 膻中动

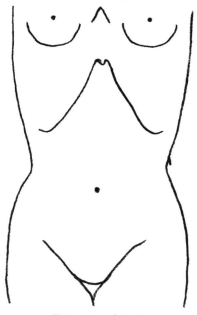

图 3-14 膻中动

膻中动是指在膻中穴或其上下可触及搏动感，范围如核桃切面大小。腹诊方法：医者右手四指并拢，手掌方向与腹中线一致，指尖与腹壁呈三十度角，按压膻中穴，或者膻中穴上、下区域，如触及搏动感，即为膻中动。诊查膻中动时，医者可以闭上双眼，仔细体会，这样可以消除患者的紧张情绪，也有利于更准确地诊断。无膻中动的患者，医者用力按压其腹部时，往往可以诊得膻中动。这提示膻中动的出现和腹腔、胸腔内动脉压力升高有关。《伤寒论》原文第 303 条："少阴病，得之二三日以上，心中烦，不得卧，黄连阿胶汤主之。"此处的"心中烦"既是自觉症状，同时也是他觉症状。他觉指的就是膻中动。如果仅有"心中烦"的自觉症状，而无他觉，则不可用黄连阿胶汤。临床上有些患者并无"心中烦"的自觉症状，仅仅睡眠不好，如有膻中动，则可试用本方。有膻中动的患者，往往会有晨起口渴、烧心、失眠、口腔溃疡等症状和疾病。膻中动，之所以称之为动，是指其搏动有力，与心脏搏动一致。

15. 膻中压痛

膻中压痛是指按压膻中穴或其上、下部位时，出现疼痛，疼痛可放射至背部。腹诊方法：医者用掌托部位，按压患者膻中穴，手掌与腹中线垂直。按压时患者感觉被按压部位疼痛，甚者放射至背部，即为膻中压痛。有时疼痛较为剧烈，按压时患者急欲推开医者手掌，以缓解疼痛。膻中压痛并不仅仅局限于膻中穴。膻中穴上、下部位，乳房等处，也可出现压痛，其临床意义与膻中压痛相同。诊查膻中压痛时，患者要充分暴露受检部位，去除胸前饰品。医者动作要缓慢，由轻到重，逐步加力，以免动作粗暴，给患者带来不适感。

16. 少腹急结

少腹急结指左或右侧下腹部，腹诊时可触及条索状物，质硬，按压疼痛。腹诊方法：医者并拢右手四指，左手覆右手之上，双手与腹中线垂直，按压双侧下腹部，如触及坚硬条索状物，且按压时引起疼痛，称之为少腹急结。少腹急结多见于左

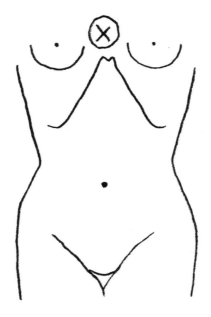

图 3 – 15　膻中压痛

侧。《伤寒论》原文第 106 条："太阳病不解，热结膀胱，其人如狂，血自下，下者愈。其外不解者，尚未可攻，当先解其外；外解已，但少腹急结者，乃可攻之，宜桃核承气汤。"此处的膀胱并非解剖意义上的膀胱，而是特指下腹部。此条文中的少腹急结即是，下腹部腹诊时触及坚硬条索状物，约手指粗细，并且按压时疼痛，多见于左下腹。条索状物可以与下横线平行，也可与之垂直，也可于左下腹斜行，倾斜角度与髂前上棘类似。少腹急结可引起多种症状和疾病，如腹痛、月经不调、记忆力减退、脱发等，甚至一些精神类疾病。《伤寒论》中所涉及的"结"，多有疼痛，其疼痛可以是自发，也可以是腹诊时出现。如大结胸即是自发疼痛，小结胸是按压时疼痛。

原文第 147 条中的"胸胁满微结"，也是腹诊时出现疼痛。

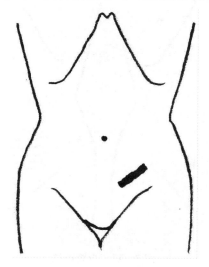

图 3 –16　少腹急结

17. 少腹条纹

少腹条纹是指腹诊时于下腹部可触及数条宽约 2 ~ 3 毫米，横行或纵行，长短不一的条纹。腹诊方法：医者并拢右手四指，手掌与脐水平线平行，食指切脐水平线，三指指尖略用力，按压下腹部，由患者左侧髂前上棘处向右侧髂前上棘滑行。滑行至右侧髂前上棘后，依次下移，再从左侧滑行至右侧，直至无名指与耻骨联合上缘水平线相切。如在滑行过程中，触及横行或纵行，宽约 2 ~ 3 毫米，长短不一的条纹，称之为少腹条纹。此种形态的条纹，在某些患者的上腹部也可见到，但此种情况较为少见，其临床意义是否与少腹条纹相同，有待进一步验证。

18. 腹部鼓音

腹部鼓音是指上、中、下腹部叩诊时出现明显鼓音，鼓音

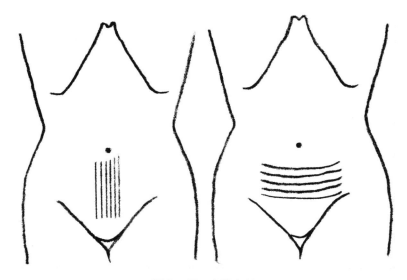

图 3 - 17　少腹条纹

可见于其中之一或之二，也可全腹部出现明显鼓音。腹诊方法：采用间接叩诊法，医者以左手中指紧贴于患者受检部位，其余四指略微抬起，勿与患者体表接触，以右手中指指端垂直叩击左手中指第二指节。叩击要灵活而富有弹性，不要将右手中指停留在左手中指指背上。每一部位均应连续叩诊两到三次，用力均匀。叩诊时左手应与腹中线垂直，由左到右逐步移动。上腹部沿中脘水平线移动，中腹部沿肚脐水平线移动，下腹部沿关元水平线移动。正常腹部叩诊时多呈鼓音，上腹部有胃泡鼓音区，如果上腹部鼓音区扩大，称为上腹部鼓音。中、下腹部鼓音明显增强时，称为中腹部鼓音或下腹部鼓音。如某一部位检查时，鼓音是否明显不易判定，可重复进行上述检查。检查时应嘱患者先排去小便，以免影响判断。检查上腹部时应询问患者何时进食或饮水，以判断鼓音是否和食物或饮水有关。

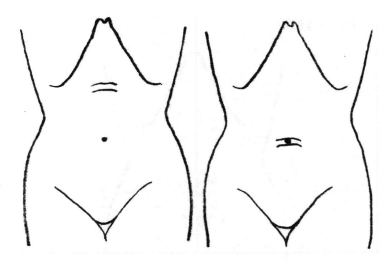

上腹部鼓音　　　　　　　　　　中腹部鼓音

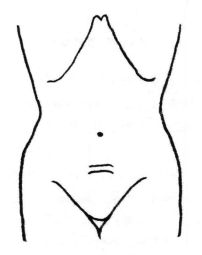

下腹部鼓音

图 3 - 18　腹部鼓音

19. 少腹颗粒

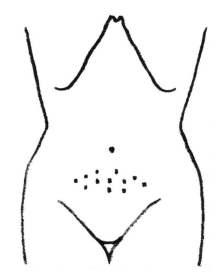

图 3－19　少腹颗粒

　　少腹颗粒是指在腹诊时于患者下腹部，可触及如绿豆大小的颗粒，多呈数个散在分布，按压偶有疼痛。腹诊方法：采用双手按压，右手在下，并拢右手四指，左手覆右手之上，右手指尖与患者腹壁呈三十度角。先检查右侧下腹部，紧切脐水平线上缘，由腹中线处前后捻压，并向外逐步移动至右侧髂前上棘。检查右侧下腹部时，则从左侧髂前上棘处，前后捻压，并逐步向腹中线靠近。下腹部捻压时，触及绿豆大小的颗粒，有时可伴有疼痛，称之为少腹颗粒。也可行单手按压，顺序同双手按压。少腹颗粒以左侧多见。此种形态的颗粒也可见于某些患者的上腹部，但较为少见，临床意义是否与少腹颗粒相同，有待进一步验证。

20. 少腹不仁

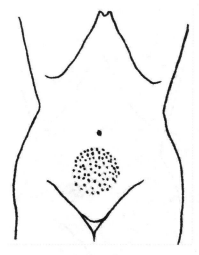

图 3-20 少腹不仁

少腹不仁是指下腹部腹中线沿线部位，按压时局部组织松软无抵抗，且受检部位皮肤感觉往往弱于其他部位。不仁指感觉减弱或消失。少腹不仁这一腹证见于《金匮要略·中风历节病脉证并治》："崔氏八味丸，治脚气上入，少腹不仁。"腹诊方法：双手按压法，右手四指并拢，指尖与患者腹壁垂直，手掌方向与腹中线垂直，左手覆于右手之上，双手指尖同时用力，按压患者下腹部腹中线沿线部位。如此反复由脐下向耻骨联合上缘逐次按压。如局部组织松软，无抵抗感或者抵抗感很轻微，很容易触及腹底，如按棉花，则为少腹不仁。患者有少腹不仁时，腹诊按压下腹部腹中线部位皮肤，再换腹部其他部位，用同等力度按压，则此部位皮肤感觉弱于其他部位。少腹不仁可见于下腹部正中或稍靠近肚脐部位，也可见于靠近耻骨联合部位，也有患者整个下腹部均呈现不仁状态。少腹不仁多见于老年患者和多次孕产的妇女。

21. 少腹癥块

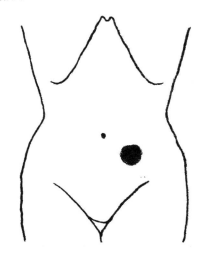

图 3 – 21　少腹癥块

少腹癥块是指下腹部脐水平线下两横指与腹直肌外侧缘交界部位可触及局限性肿块，多如鸡蛋大小，边缘光滑，按压疼痛。腹诊方法：双手按压，右手四指并拢，指尖与患者腹壁呈三十度角，手掌方向与腹中线垂直，左手覆于右手之上，双手指尖同时用力，先按压患者右下腹脐水平线下两横指与腹直肌外侧缘交界部位，手掌切与脐水平线平行，前后循按，如触及鸡蛋大肿块，边缘光滑，按压疼痛，则为少腹癥块。左下腹亦然。少腹癥块，以左下腹居多，男女均可见到。有此腹证的女性多见痛经、月经不调、崩漏、不孕、子宫肌瘤等。《金匮要略·妇人妊娠病脉证并治》："妇人宿有癥病，经断未及三月，而得漏下不止，胎动在脐上者，为癥痼害。妊娠六月动者，前三月经水利时，胎也。下血者，后断之月，衃也。所以血不止者，其癥不去故也，当下其癥，桂枝茯苓丸主之。"此处的癥即为少腹癥块。

22. 少腹硬满

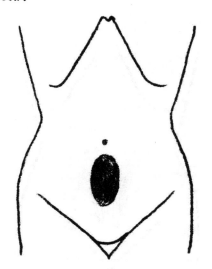

图 3 – 22　少腹硬满

少腹硬满指下腹部脐水平线以下部位，膨隆坚实，按压时可伴有疼痛。腹诊方法：双手按压，并拢右手四指，指尖与腹壁呈三十度角，左手覆于右手之上，双手同时用力，由患者下腹右侧逐次移向左侧，而后双手下移再由右侧移向左侧，直如此反复，直至下腹诊查完毕，如触及下腹部坚实膨隆，按压时可伴疼痛，则为少腹硬满。少腹硬满这一腹证见于《伤寒论》原文第 124 条："太阳病六七日，表证仍在，脉微而沉，反不结胸，其人发狂者，以热在下焦，少腹当硬满，小便自利者，下血乃愈。所以然者，以太阳随经，瘀热在里故也，抵当汤主之。"临床遇到此种腹证时，需要同少腹癥块鉴别。少腹癥块范围位置局限，而少腹硬满范围较广，涉及整个下腹部。另外此种腹证还需区分其形成缘由，如果患者小便正常，则考虑由瘀血形成；如小便不利，排尿困难，则排除瘀血因素。

23. 少腹拘急

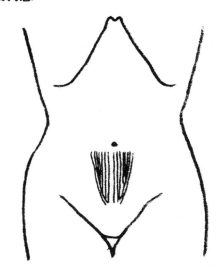

图 3-23　少腹拘急

少腹拘急是指腹直肌下腹部段，单侧或双侧呈现痉挛状态。腹诊方法：与上文所述腹直肌痉挛之腹诊方法相同。少腹拘急虽属于腹直肌痉挛，但临床意义与全腹直肌或上腹部腹直肌痉挛不同，故单列于此。此腹证见于《金匮要略·血痹虚劳病脉证并治》："虚劳腰痛，少腹拘急，小便不利者，八味肾气丸主之。"少腹拘急临床常见，但易在诊查时忽略，故腹诊时需按一定顺序和步骤，切不可遗漏。

24. 腹寒

腹寒是指按压患者腹部时，感觉患者腹部温度降低。依据腹寒的部位，分为上腹寒，中腹寒，下腹寒。腹诊方法：单手按压，医者用右手手掌依次按压患者上、中、下腹部，按压时用力中等，手掌与腹中线垂直，上腹部按压中脘部位，中腹部按压肚脐，下腹部按压关元。按压时做短暂停留，如掌心感觉患者腹部温度较低，或者感觉患者腹中凉气直透掌心，则为腹寒。检查时按压患者腹部要中等力度，腹壁略有下陷即可。按压时约停留十秒左右。特别当遇到发热的患者，手掌停留时间要适度延长，仔细感觉。

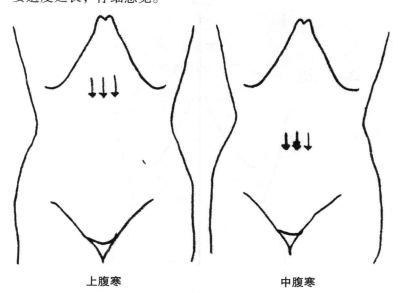

上腹寒　　　　　　　　中腹寒

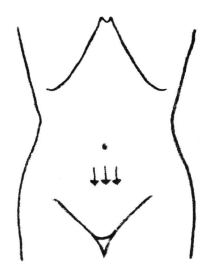

下腹寒

图 3 - 24　腹寒

25. 正中芯

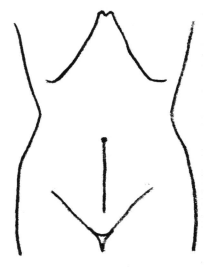

图 3 - 25　正中芯

正中芯是指捻按腹中线时，可触及铅笔芯样物，质地较韧。中、上腹部正中芯由剑突至脐，下腹部正中芯由脐至耻骨联合。腹诊方法：双手腹诊，右手四指并拢，指尖与腹壁呈三十度角，手掌与腹中线垂直，左手相应三指压于右手之上，双手同时用力，沿与腹中线垂直方向，来回捻按，如触及质韧铅笔芯样物，则为正中芯。下腹部正中芯多伴有少腹不仁。

26. 少腹旁芯

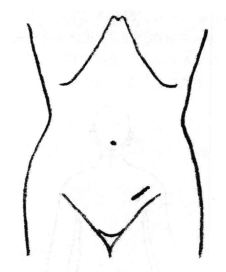

图 3 - 26　少腹旁芯

少腹旁芯指患者髂骨部位可触及铅笔样条索状物，长约3～5厘米，多有触痛。腹诊方法：单手腹诊。医者右手拇指置于患者右下腹距离右侧髂骨约一指宽的距离，与髂骨平行，先向腹内下压2厘米左右，而后向髂骨捻动，可触及铅笔粗细的条索状物，可伴有触痛。少腹旁芯也可见于左侧或者双侧均有，但以左侧较为多见。

27. 手臂外侧皮肤粟粒感

手臂外侧皮肤粟粒感指轻抚手臂外侧皮肤可触及粟粒感。诊查方法：采用循法，左手将患者左侧上肢抬起，右手四指并拢，指腹沿患者手臂外侧由腕关节背部向肘关节方向轻抚，如感知粟粒样隆起，则为手臂外侧皮肤粟粒感。《伤寒论》原文第141条："病在阳，应以汗解之，反以冷水潠之，若灌之，其热被劫不得去，弥更益烦，肉上粟起，意欲饮水，反不渴者，服文蛤散；若不差者，服五苓散；寒实结胸，无热证者，与三物小陷胸汤，白散亦可服。"此处条文中的"肉上粟起"与手臂外侧皮肤粟粒感类似，范围更广，前者目测即可获知，后者需要诊查，当然后者较重时也可通过目测获取。

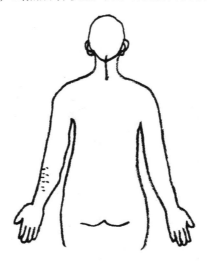

图 3 - 27　手臂外侧皮肤粟粒感

28. 腹部皮肤湿黏

腹部皮肤湿黏指整个腹部或部分腹部皮肤腹诊时有粘腻感，甚至粘涩碍手。腹诊方法：此种腹证有两种检查方法。一则，右手置于患者腹部，手掌向腹内轻度按压，手掌皮肤与患者皮肤紧密接触，持续约三十秒，抬起手掌时有较为明显的粘连感。二则，右手置于患者腹部，拇指略抬起，其余四指并拢，指腹与患者腹部皮肤接触，沿腹直肌由上而下轻抚，也可从左到右轻抚，而后逐次下移，可感知患者皮肤粘涩碍手如按糖纸。以上两种情况均可称之为腹部皮肤湿黏。《金匮要略·水气病脉证并治第十四》："皮水为病，四肢肿，水气在皮肤中，四肢聂聂动者，防己茯苓汤主之。"条文中的"水气在皮肤中"即为腹部皮肤湿黏。

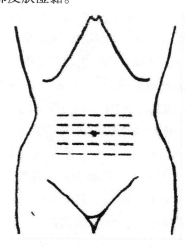

图 3-28　腹部皮肤湿黏

第四章 《伤寒论》药证

第一节 药证的含义

药证是指中医用药依据或者指证。药证与四诊是紧密联系的，在某种程度上，中医的四诊就是为药证服务的。药证来自古代先贤的临床实践；是千百年来广大民众与疾病斗争的经验总结。药证是方证的基础，临床上只有掌握好药证，才能精准组方，才能真正做到辨证施治。《伤寒论》首开药证先河，如原文第34条："太阳病，桂枝证，医反下之，利遂不止，脉促者，表未解也，喘而汗出者，葛根黄芩黄连汤主之。"此处的桂枝证就是指桂枝的药证。同样，原文第101条："伤寒中风，有柴胡证，但见一证便是，不必悉具。凡柴胡汤病证而下之，若柴胡证不罢者，复与柴胡汤，必蒸蒸而振，却复发热，汗出热解。"此处的柴胡证就是指柴胡的药证。另外，《伤寒论》中一些方剂的加减，也是药证的直接体现。例如，原文第98条小柴胡汤方其后记载"上七味，以水一斗二升，煮取六升，去滓，再煎取三升，温服一升，日三服。若胸中烦而不呕者，去半夏、人参，加栝蒌实一枚；若渴，去半夏，加人参合前成四两半，栝楼根四两；若腹中痛者，去黄芩，加芍药三两；若胁下痞硬，去大枣，加牡蛎四两；若心下悸、小便不利者，去黄芩，加茯苓四两；若不渴，外有微热者，去人参，加桂枝三两，温覆微汗愈；若咳者，去人参、大枣、生姜，加五味子半升、干姜二两"。此处的加减就是依据药证来进行的，有是证用是药，无是证则不用是药。"若腹中痛，去黄芩，加芍药三两"，就是黄芩的药证消失，出现芍药的药证。

药证的特点是客观、明确。例如柴胡证就是指胸胁苦满，桂枝证就是指腹动亢进。胸胁苦满和腹动亢进，都是非常明确的指证，通过腹诊即可诊得。药证是变化的，《伤寒论》中众多方剂的加减，就是药证的变化。另外就患者本身而言，身体的变化药证也会随之变化。例如柴胡证，柴胡证多见于身体偏胖的患者，当患者身体由胖变瘦时柴胡证往往消失。同样身体较瘦的患者，体重增加后，往往可出现柴胡证。有些药证在一定时间内较为稳定，例如桂枝证的腹动亢进。在临床上，腹动亢进非常常见，患者服药病愈后，腹动亢进在一定时间内依然存在，此种情况与患者体质有关。目前的中药种类数以万计，理论上每种药物都应该有其药证，但是目前较为成熟的依然是《伤寒论》的药证。《伤寒论》所载药物种类并不多，但其方剂可以应对众多疾病，这是因为《伤寒论》所载药物的药证非常丰富。《伤寒论》从成书至今，近两千年，在其漫长历史中，疾病种类发生了很大变化，气候、环境等都与两千年前有很大差异，但是《伤寒论》的方药仍然适用当今的众多疾病，这是因为当今许多疾病的药证仍然符合《伤寒论》所载方药。例如神经性头痛、过敏性紫癜、糖尿病肾病、前列腺炎等，这些疾病的药证并未出《伤寒论》范畴，用《伤寒论》的方剂治疗可以取得较好的疗效。

药证是不断充实和发展的。迄今为止《伤寒论》中药物的药证并未完全掌握，还有很多存疑或者不确定的地方。深入研究《伤寒论》的药证，不仅是对药证的丰富，也对临床有重大意义。除《伤寒论》所载药物外，还有数以万计的其他中药。这些药物中也有很多有良好的疗效，掌握这些药物的药证，是对《伤寒论》药证的补充和丰富。例如后世名方藿香正气散、桑菊饮、龙胆泻肝汤等，这些方剂应用很广，疗效很好，方中一些药物的药证值得研究。另外应用现代药理学的方法，研究传统中药，发现一些药物新的作用，这些也是对药证的丰富。这里强调药证，并非是对方证的忽略，药证是方证的基础，只有掌握好药证，才能深刻领悟和运用方证。

以下所载药证，有先辈经验，也有本人发现，皆验之临床。先注药物的性味；其次是药物的药证；再次，对药物药证的简单论述，以方便读者理解和应用。每种药物的药证后均加"等"字，表示所论药证为药物的主要应用指征而非全部或唯一应用指征。

第二节　部分药物的药证

1. 桂枝

性味：辛、甘，温。

药证：腹动亢进等。

常用剂量：10～30g。

桂枝是《伤寒论》中最为常用和非常关键的药物。《伤寒论》中含有桂枝的方剂四十余首，如桂枝汤、桂枝新加汤、柴胡桂枝汤等。掌握桂枝的药证，对研究和应用《伤寒论》非常重要。桂枝的作用历代医家均有阐释，大概归纳为发汗解肌，温经通脉，助阳化气，散寒止痛等。这种对桂枝作用的描述，有很大的局限性，较为笼统，操作性不强，不易掌握，故不能称之为药证。比如其中的"发汗解肌"这一功效，具有发汗解肌作用的药物有很多，葛根也具有发汗解肌的功效，显然两者是不能相互替代的。桂枝的药证应当从《伤寒论》原文中探究。

《伤寒论》中含有桂枝的最简单的处方，当属桂枝甘草汤。原文第64条："发汗过多，其人叉手自冒心，心下悸，欲得按者，桂枝甘草汤主之。"《伤寒论》中包含桂枝的处方，大多用于治疗悸。例如，原文第65条："发汗后，其人脐下悸者，欲作奔豚，茯苓桂枝甘草大枣汤主之。"第102条："伤寒二三日，心中悸而烦者，小建中汤主之。"第177条："伤寒，脉结代，心动悸，炙甘草汤主之。"这些条文均提到悸，处方中均用到桂枝，可见桂枝与悸的关系较为密切。但有些含有桂枝的处方，并未提及悸。例如原文第12条："太阳中风，阳浮而阴弱，阳浮者，热自发；阴弱者，汗自出。啬啬恶寒，淅淅恶风，翕翕发热，鼻鸣干呕者，桂枝汤主之。"还有，原文第117条："烧针令其汗，针处被寒，核起而赤者，必发奔豚。气从少腹上冲心者，灸其核上各一壮，与桂枝加桂汤，更加桂二两也。"此方中桂枝用量较大，主要治疗奔豚。上述条文中有"悸"，有"气从少腹上冲心"，还有别的条文中的"气上冲"等等。"悸"和"气上冲"，都是自觉症状。通过众多医家的实践和验证，出现"悸"和"气上冲"这些自觉症状时，患者往往伴有腹主动脉搏动亢进，即腹动亢进。由此可以得出结论，桂枝的药证为腹动亢进。含有桂枝的处方，应用指征之一就是腹动亢进。

在临床上诊治疾病，遇到腹动亢进，组方时可选用桂枝。例如，原文第 21 条："太阳病，下之后，脉促，胸满者，桂枝去芍药汤主之。"此条所描述的症状为脉促，胸部憋闷，究其原因为太阳病治疗不当，用药后引起心动过速。此类患者临床常见，并非全由误治，也可患者自发，只要诊得腹动亢进，组方时即可选用桂枝。

临床上也有一些情况，有腹动亢进，但组方时不用桂枝。例如有的患者有腹动亢进，治疗时则用葛根黄芩黄连汤，真武汤等等。这就涉及疾病的主要矛盾和次要矛盾，初学者不易掌握，需多临床、多实践。初学者遇到此种情况时，要仔细辨证，深入思考，切不可简单合方，这样才可以开阔眼界，提高医术。

关于桂枝的药证，有的学者认为也可采用颈动脉搏动亢进。本人临床多用腹动亢进，对于颈动脉搏动亢进研究较少。只要临床获得验证，对患者有益，即可采用，切不可存门户之见。

2. 白芍

性味：酸、苦、甘，微寒。

药证：腹直肌痉挛等。

常用剂量：10～30g。

《伤寒论》中的芍药为白芍，书中用芍药者三十余方，如芍药甘草汤、桂枝加芍药汤、黄芩汤、黄连阿胶汤等。如原文 129 条："伤寒脉浮，自汗出，小便数，心烦，微恶寒，脚挛急，反与桂枝欲攻其表，此误也。得之便厥，咽中干，烦躁，吐逆者，作甘草干姜汤与之，以复其阳；若厥愈足温者，更作芍药甘草汤与之，其脚即伸；若胃气不和，谵语者，少与调胃承气汤；若重发汗，复加烧针者，四逆汤主之。"此条中的芍药甘草汤是《伤寒论》中包含芍药的最简单方剂。条文中的"脚挛急"指的就是腓肠肌痉挛。原文第 279 条："本太阳病，医反下之，因而腹满时痛者，属太阴也，桂枝加芍药汤主之；大实痛者，桂枝加大黄汤主之。"这里的"腹满时痛"指的是肠道平滑肌痉挛。患者出现"腹满时痛"的症状，加重芍药的用量，进一步证实，芍药缓解肠道平滑肌的作用。原文 172 条："太阳与少阳合病，自下利者，与黄芩汤；若呕者，黄芩加半夏生姜汤主之。"此条文所述病症当有腹痛或腹诊有腹直肌痉挛。原文 102 条："伤寒二三日，心中悸而烦，小建中汤主之。"此条所述病症也当有腹痛。芍药缓解肌肉痉挛，就有一定的针对性，主要以腓肠肌、腹直肌、胃肠道平滑肌、膈肌、面肌等为主。当然并非所有肌肉痉挛均适合用芍药。例如胃痉挛、头项部位肌肉痉挛等，这些肌肉痉挛，另有药物适宜。

芍药在某些情况下不宜使用或者应当减量使用。其一，心率较快。例如，原文第 21 条："太阳病，下之后，脉促胸满者，桂枝去芍药汤主之。"此条中之所以去芍药，因其脉促，即心率较快。临床上芍药用量较大时，有部分患者会出现心跳加速的情况。一般患者脉搏超过 90 次/分时，需减量使用芍药，或者用他药代替。其二，患者平素大便稀或者存在腹泻。例如，原文第 280 条："太阴病，脉弱，其人续自便利，设当行大黄、芍药者，宜减之。以其人胃气弱易动故也。"此条讲述在患者平素存在腹泻或者大便稀的情况时，即使有芍药证，芍药的用量也应当减少。当然这种情况也存在例外，例如，《伤寒论》原文第 165 条："伤寒发热，心中痞硬，呕吐而下利者，大柴胡汤主之。"此条文所述，患者存在腹泻，但并未减少芍药的用量。

3. 甘草

性味：甘，平。

药证：咽痛，急迫等。

常用剂量：10～30g。

《伤寒论》中的甘草分为炙甘草和生甘草。《伤寒论》中用甘草的方剂约 70 首。其中，原文第 311 条："少阴病，二三日，咽痛者，可与甘草汤；不差，与桔梗汤。"此处的甘草汤所用为生甘草，其所治咽痛，多无红肿，疼痛程度可轻可重。

甘草的药证，需紧扣一"缓"字。《伤寒论》中所描述的一些病症，病势较剧，患者较为痛苦，此种状态称之为急迫，往往用甘草缓之。例如，原文第 129 条的芍药甘草汤，甘草在此方中即是缓解病势。此外甘草还用来缓解药性，缓和一些峻猛药物的药力，减轻其副作用。例如原文 248 条："太阳病三日，发汗不解，蒸蒸发热者，属胃也，调胃承气汤主之。"此条文中有"发汗不解"，所以此处的甘草除有补虚的作用，但更重要的是缓解大黄、芒硝的药性。

甘草补虚的作用，在《伤寒论》众多方剂中均有体现。例如原文 158 条："伤寒中风，医反下之，其人下利日数十行，谷不化，腹中雷鸣，心下痞硬而满，干呕心烦不得安，医见心下痞，谓病不尽，复下之，其痞益甚，此非热结，但以胃中虚，客气上逆，故使硬也，甘草泻心汤主之。"此条文中，对患者反复使用下法，丢失大量水液，用甘草一则缓解病势，再则补充水液。类似用法在《伤寒论》中还有很多。如众多发汗类、泻下类方剂中，大多使用甘草，除了缓解药性，还有一重要作用就是补虚。例如大青龙汤、桃仁承气汤等。此外于患者大汗、大下、大吐之后，多用甘草以补虚。甘草补虚作用不仅体现在补充水液，血液丢失也可用之。例如原文 177 条："伤寒，脉结代，心动悸，炙甘草汤主之。"此条提示甘草可用于有效循环血量不足时，出现的心律失常。

甘草的应用非常广泛，但是在一些情况下宜减量或者不用甘草。甘草有补充水液的作用，一些利水类方剂中不用甘草。例如五苓散、真武汤、十枣汤等。原文第 152 条："太阳中风，下利呕逆，表解者乃可攻之。其人汗出，发作有时，头痛，心下痞硬满，引胁下痛，干呕短气，汗出不恶寒者，此表解里未和也，十枣汤主之。"此处不用甘草，以防其有碍泄水之功效。此外甘草有缓和药性的作用，当需要充分发挥某些药物药性时，多不用甘草。例如，第 220 条："二阳并病，太阳证罢，但发潮热，手足漐漐汗出，大便硬而谵语者，下之则愈，宜大承气汤。"此条患者出现谵语，病势较急，病情较重，当急下之。大承气汤中不用甘草，就是为了充分发挥泻下药物的作用。

4. 生姜

性味：辛，温。

药证：上腹寒等。

常用剂量：10～30g。

生姜既可食用又可药用，临床应用非常广泛。《伤寒论》中用生姜的方剂约 39 首。历代医家对生姜研究颇多，认为其主要功效为发汗，止呕，有呕家圣药之称。

用生姜的方剂，种类较多，作用不同，主治不同。例如原文103条："太阳病，过经十余日，反二三下之，后四五日，柴胡证仍在者，先与小柴胡。呕不止，心下急，郁郁微烦者，为未解也，与大柴胡汤，下之则愈。"此条所述症状有呕吐。有些方剂用生姜，但所治并无呕吐，也无发汗。例如，原文第157条："伤寒汗出，解之后，胃中不和，心下痞硬，干噫食臭，胁下有水气，腹中雷鸣，下利者，生姜泻心汤主之。"此条症状描述为"心下痞硬，干噫食臭"，并无呕吐，而此方重用生姜，可见生姜在此处并非止呕。再如，原文第352条："若其人内有久寒者，宜当归四逆加吴茱萸生姜汤。"此条并未涉及呕吐，也无发汗之必要，所以生姜在此处另有所用。原文中"内有久寒"，"内"当指腹内，"寒"当有温度降低。经本人临床验证，此处的"内有久寒"，当是上腹寒。推而广之，《伤寒论》中凡是用生姜的方剂，腹诊均应该有上腹寒。上腹寒即是生姜的主要应用指征。

生姜在应用时，有些情况也需注意。如消化性溃疡的患者，有时用生姜会加重疼痛。肝癌或肝硬化患者，有食管胃底静脉曲张时，生姜使用必须慎重，以免诱发出血。

5. 大枣

性味：甘，温。

药证：牵引疼痛等。

常用剂量：5~15枚。

大枣食药均可，临床应用广泛，历史悠久。《伤寒论》中用大枣的方剂约40首。大枣的作用历代医家均有论述，有补益、缓和药性、安神等作用。初读《伤寒论》，对大枣的用法，不甚理解。后读汤本求真所著《皇汉医学》，始有所悟。

纵观《伤寒论》中用大枣诸方，主治各异。例如，原文第 65 条："发汗后，其人脐下悸者，欲作奔豚，茯苓桂枝甘草大枣汤主之。"此条论及奔豚，方中大枣用量为 15 枚。原文第 351 条："手足厥寒，脉细欲绝者，当归四逆汤主之。"此条论及四逆，方中用大枣 25 枚。《伤寒论》中此类条文还有很多，从中推测大枣的药证，存在困难。但是《伤寒论》中的另外一些条文，则提供一些启示。例如，原文第 378 条："干呕，吐涎沫，头痛者，吴茱萸汤主之。"此处的胃部症状，和头痛存在同步关系，胃肠道的不适，引起头痛。原文第 152 条："太阳中风，下利呕逆，表解者乃可攻之。其人汗出，发作有时，头痛，心下痞硬满，引胁下痛，干呕短气，汗出不恶寒者，此表解里未和也，十枣汤主之。"此处大枣有的医家认为是为了缓和药性，因方中大戟、甘遂、芫花均有毒，且药性剧烈。两处条文一起研究，不难发现，有共同之处。第 378 条的头痛和干呕存在关联性，同样，第 152 条的胁下痛与头痛也存在关联性。"三部六病"学说将这种情况称之为牵连症。具体到《伤寒论》条文，可以称之为牵引疼痛。余刚开始研究《伤寒论》时，对牵引疼痛，认识较为粗浅。临床日久，逐步发现一些患者，腹诊时按压腹壁，疼痛会向他处放射，甚至在有些情况下，按压部位不疼，而其他部位出现疼痛，由此悟出牵引疼痛既可以是自觉症状，也可以由腹诊引出。

《伤寒论》中包含大枣的方剂，其应用指征多有牵引疼痛。例如，原文 177 条："伤寒，脉结代，心动悸，炙甘草汤主之。"当然大枣的药证并非仅仅是牵引疼痛，当逐步研究、实践，进一步完善。临床上有些部位的牵引疼痛，并不用大枣，例如瓜蒌薤白白酒汤所治之胸痛彻背，此方证存在牵引疼痛，但方中并没有使用大枣。

6. 白术

性味：甘、苦，温。

药证：水泛波，振水音等。

常用剂量：10～30g。

白术应用广泛，《伤寒论》中用白术方约 10 首。历代本草论及白术，其作用多为健脾、祛湿、止汗、安胎等。然此种论述，太过笼统，不易掌握，更难应用。有的医家认为，白术的药证当为小便不利，此种观点失于片面。

《伤寒论》中包含白术的处方，其方证大都有小便不利。然据此认为，白术的药证即是小便不利，是不确切的。例如，原文第 175 条："风湿相搏，骨节疼烦，掣痛不得屈伸，近之则痛剧，汗出短气，小便不利，恶风不欲去衣，或身微肿者，甘草附子汤主之。"此条明确提及小便不利，而甘草附子汤中，有利小便作用的只有白术，看似白术的功效当为利小便。然原文第 223 条："若脉浮发热，渴欲饮水，小便不利者，猪苓汤主之。"此条论及小便不利，然方中并无白术。由此可知小便不利不能作为白术的药证。在白术药证的探索过程中，受恩师所著《三部六病翼》中关于水泛波论述的启发，余逐步认识到水泛波当是白术的药证之一。后余在临床验证，特别是在应用《金匮要略》中的一些方剂时，进一步得以确定。例如《金匮要略·水气病脉并治第十四》中："心下坚，大如盘，边如旋盘，水饮所作，枳术汤主之。"此条所述枳术汤，组方简单，其症状描述也较为明确。方中对"水饮"有作用的仅白术一味。"水饮所作"值得玩味。临床遇此方证时于心下部位，通过腹诊，可诊得振水音，由此可以推论，振水音为白术的主要药证。水泛波与振水音关系密切。后余在临床反复验证，振水音、水泛波，但有其一则可以用白术。例如真武汤、理中汤等包含白术方剂，其使用均可参考白术的药证。

小便不利可用药物甚多，如猪苓、茯苓、白术、泽泻等，这些药物对小便不利均有作用，其差别将逐一论述。

7. 茯苓

性味：甘、淡，平。

药证：心下悸，脐下悸等。

常用剂量：10～30g。

茯苓从古至今乃常用之药，以云南产者为佳，故以云茯苓为道地药材，简称云苓。《伤寒论》中用茯苓的方剂约15首。历代医家多论及茯苓利水之功效，主张小便不利时用茯苓。然在临床上事实并非如此，有些情况下，患者小便不利并不明显，也需用茯苓。

茯苓药证的探索，当从悸和腹动亢进的区别谈起。行医初始，余并不明了悸和腹动亢进的区别，认为悸和腹动亢进是同一腹证。深入研究《伤寒论》，并长期实践，始认识到悸和腹动亢进的区别。原文第65条："发汗后，其人脐下悸者，欲作奔豚，茯苓桂枝甘草大枣汤主之。"此条论及脐下悸，因方中有桂枝，故腹诊当有腹动亢进。方名以茯苓开头，可见茯苓在此方中作用不可忽视。腹动亢进是桂枝的药证，余开始一直认为，茯苓也有抑制腹主动脉搏动亢进的作用，此处用茯苓是为了增强桂枝抑制腹动亢进的作用。后读第96条小柴胡汤下加减，"若心下悸，小便不利者，去黄芩，加茯苓四两。"此处原文提及心下悸，如果悸和腹动亢进是相同的，此处为何不用桂枝，难倒仅仅因为有小便不利，认为茯苓更适合？同样，原文第 386 条理中丸下加减，"悸者，加茯苓二两。"此处只提及悸而无小便不利，且并没有用桂枝。由此可知，悸和腹动亢进是不同的。为彻底弄清楚悸在古代的意思，余多方查询，后读《诗经·卫风》"容兮遂兮，垂带悸兮"，始有所悟。此句后半部分，描写垂带在空中来回摆动，有飘逸空灵之感，由此可知悸当有轻盈的感觉。后在临床上仔细体会，经反复实践和验证，最终得以区分悸和腹动亢进。其具体区别如前腹证部分所述。在临床上只要见到心下悸或者脐下悸，即可用茯苓，不必局限有无小便不利。茯苓药证的明确具有非常重要的意义，可以更好地理解和应用《伤寒论》和《金匮要略》中的方剂。悸为肌肉的跳动，其他部位出现悸时也可在辨证基础上酌情加用茯苓。

8. 泽泻

性味：甘、淡，寒。

药证：口渴伴小便不利等。

常用剂量：10g～30g。

泽泻在《伤寒论》中应用较少，仅有 3 首方剂含有泽泻。然在临床，用泽泻的病症颇多。泽泻药证的探索，来自对《伤寒论》和《金匮要略》的对比研究。有的医家认为泽泻可以治疗小便不利伴眩晕。临床验证，泽泻对眩晕有一定作用，但认为小便不利伴眩晕为泽泻的药证则失于片面。例如，原文第 67 条："伤寒若吐、若下后，心下逆满，气上冲胸，起则头眩，脉沉紧，发汗则动经，身为振振摇者，茯苓桂枝白术甘草汤主之。"此条也有小便不利伴有头晕，但方中并无泽泻，由此可知泽泻的药证当另有所指。原文第 71 条："太阳病，发汗后，大汗出，胃中干，烦躁不得眠，欲得饮水者，少少与饮之，令胃气和则愈。若脉浮，小便不利，微热消渴者，五苓散主之。"此条提及"小便不利""消渴"。原文第 73 条："伤寒汗出而渴者，五苓散主之；不渴者，茯苓甘草汤主之。"五苓散与茯苓甘草汤，主要差别在于白术、泽泻。五苓散所主症状有口渴，而茯苓甘草汤无口渴，由此可知，白术、泽泻，当治口渴、小便不利。而白术的药证如前所述，所以泽泻当主口渴、小便不利。另外五苓散组方中含有猪苓，有的医家认为，口渴、小便不利当是猪苓所主。对比《金匮要略》"胃反，吐而渴欲饮水者，茯苓泽泻汤主之。"五苓散与茯苓泽泻汤，均有口渴小便不利，一方有猪苓，另一方则无，由此可知猪苓虽有利小便之功效，但所主并无口渴。《金匮要略·消渴淋病脉证并治》中"男子消渴，小便反多，以饮一斗，小便一斗，肾气丸主之。"肾气丸中含有泽泻，此条文进一步佐证泽泻的药证。当然口渴、小便不利并非泽泻的唯一应用指证。

9. 人参

性味：甘、微苦，平、温。

药证：心下痞硬等。

常用剂量：6～15g。

人参很早入药，在甲骨文中就有关于参的记载。我国最早的中药学专著《神农本草经》，就记载人参的作用，并将其列为上品。《伤寒论》中含人参的方剂约 22 首。初涉医道，余对人参的应用不甚了然。曾遇外感患者，用小柴胡汤，于方中是否用人参颇为纠结。按《伤寒论》原方当用之，然受惑于历代医家之论说，不敢轻用。后读《皇汉医学》，始对人参的应用渐有感悟。

《伤寒论》原文第 26 条："服桂枝汤，大汗出后，大烦渴不解,脉洪大者,白虎加人参汤主之。"第 62 条:"发汗后,身疼痛,脉沉迟者,桂枝加芍药生姜各一两、人参三两新加汤主之。"此二条,前者论及大渴,后者论及身疼痛,两方中均有人参。医家多从气津两伤,来论述此二方用人参的原因,这种观点较为牵强。白虎汤与白虎加人参汤,两方仅差人参,若用气津两伤来区别,临床较难把握,而且小柴胡汤中亦用人参。有的医家认为小柴胡汤中人参起扶正作用,以祛邪。然扶正药有很多,为何要用人参,可见《伤寒论》用人参是依据其药证。人参药证的探索,也必须依据《伤寒论》原文。原文第 157 条:"伤寒汗出,解之后,胃中不和,心下痞硬,干噫食臭,胁下有水气,腹中雷鸣,下利者,生姜泻心汤主之。"第 161 条:"伤寒发汗,若吐若下,解后,心下痞硬,噫气不除者,旋覆代赭汤主之。"第 163 条:"太阳病,外证未除,而数下之,遂协热而利,利下不止,心下痞硬,表里不解者,桂枝人参汤主之。"此三条原文,均提及心下痞硬。有的医家认为心下痞硬乃是黄芩或者黄连所主。生姜泻心汤从其组方可以看出,所治病症是寒热错杂,而桂枝人参汤、旋覆代赭汤其方剂组成并无黄芩、黄连,可见心下痞硬并非黄芩、黄连所主。《金匮要略·痰饮咳嗽病脉证并治第十二》:"膈间支饮,其人喘满,心下痞坚,面色黧黑,其脉沉紧,得之数十日,医吐下之不愈,木防己汤主之。"此条文中之"心下痞坚",当是"心下痞硬"之甚者。对比四方,其所主症状均有心下痞硬,而方剂组成均有人参。由此可知心下痞硬为人参的主要药证。经临床验证,此观点较为正确。《伤寒论》中含有人参的方剂,使用时,患者腹诊当有心下痞硬。

《伤寒论》中所用人参品种和产地,历代颇有争论。《范子计然》："人参出上党，状类人者善。"《名医别录》中记载人参"如人形者有神，生上党辽东。"由此推论，古代人参多产自上党及辽东。有部分学者认为现今之党参即为古代人参。据考证古代人参当与现代东北人参相类似，产于上党地区，后因采挖和环境变化，于上党地区绝迹，与现代党参不同。人参的种类有很多，生晒参、白参、红参、野山参等，本人临床常用红参。

10. 柴胡

性味：辛、苦，微寒。

药证：胸胁苦满等。

常用剂量：10～30g。

柴胡是本人临床最为常用的药物之一，呼吸、消化、心脑血管等多种病症均可用之，涉及范围很广。柴胡是《伤寒论》中仅次于桂枝的关键药物。掌握柴胡的药证，对研究《伤寒论》至关重要。《伤寒论》中含有柴胡的方剂约7首。《伤寒论》原文第101条："伤寒中风，有柴胡证，但见一证便是，不必悉具。凡柴胡汤病证而下之，若柴胡证不罢者，复与柴胡汤，必蒸蒸而振，却复发热汗出而解。"此条论及"柴胡证"，而且指出"但见一证便是"，可见此处的"一证"，应当是柴胡的药证。

柴胡药证的探索，仍需依赖腹诊。有的医家认为柴胡的药证为胸胁苦满、往来寒热，而且认为胸胁苦满是自觉症状，这种提法并不确切。首先临床患者自觉胸胁苦满的情况并不多见，很多应当用柴胡的患者，胸胁部位并无不适感。其次对于寒热往来，临床上确实有很多有柴胡证的患者，存在寒热往来的情况，但并不是必有症状。例如，原文第318条："少阴病，四逆，其人或咳，或悸，或小便不利，或腹中痛，或泄利下重者，四逆散主之。"此条论及四逆散，柴胡为其主药，然症状描述，并无寒热往来。有学者认为寒热往来，在此处省略了，这种提法与事实不符。四逆散常可用来治疗女性手足逆冷，临床观察此类患者很少存在往来寒热的情况。

确定柴胡的药证需重新认识胸胁苦满，只有将胸胁苦满定义为他觉症状，柴胡的药证问题才可迎刃而解。原文第96条："伤寒五六日中风，往来寒热，胸胁苦满，默默不欲饮食，心烦喜呕，或胸中烦而不呕，或渴，或腹中痛，或胁下痞硬，或心下悸，小便不利，或不渴，身有微热，或咳者，小柴胡汤主之。"此条论及胸胁苦满，腹诊胸胁部位可获知，具体方法如前腹证所述。原文第103条："太阳病，过经十余日，反二三下之，后四五日，柴胡证仍在者，先与小柴胡。呕不止，心下急，郁郁微烦者，为未解也，与大柴胡汤，下之则愈。"此条论及大柴胡汤，在临床上大柴胡汤证腹诊时，胸胁苦满的程度较小柴胡汤为甚，胸胁部位抵抗感更强，有的甚至如触石板。原文第147条："伤寒五六日，已发汗而复下之，胸胁满微结，小便不利，渴而不呕，但头汗出，往来寒热，心烦者，此为未解也，柴胡桂枝干姜汤主之。"此条文中的"胸胁满微结"，也是胸胁苦满的一种情况，只是程度轻微，腹诊需仔细甄别，方可获知。

临床上只要患者存在胸胁苦满，即可组方时应用柴胡，其剂量可随胸胁苦满的程度而变化。据临床观察，胸胁苦满的患者，应用柴胡剂后，其胸胁苦满可无明显变化，也可减弱或消失。

11. 半夏

性味：辛，温，有毒。

药证：咳；呕吐；咽痛；咽部异物感；腹中雷鸣等。

常用剂量：10～20g。

半夏是临床常用药物，多用于咳嗽、呕吐等的治疗。《伤寒论》中含有半夏的方剂约18首。半夏的药证首推咳嗽与呕吐。《伤寒论》原文第33条："太阳与阳明合病，不下利，但呕者，葛根加半夏汤主之。"第172条："太阳与少阳合病，自下利者，与黄芩汤；若呕者，黄芩加半夏生姜主之。"《金匮要略·痰饮咳嗽病脉证并治》："呕家本渴，渴者为欲解；今反不渴，心下有支饮故也，小半夏汤主之。"以上三条均将呕吐作为其主症之一，处方均涉及半夏，可见半夏对于呕吐的作用。

半夏的另一药证为咳嗽。《伤寒论》原文第40条："伤寒表不解，心下有水气，干呕，发热而咳，或渴，或利，或噎，或小便不利、少腹满，或喘者，小青龙汤主之。"小青龙汤为《伤寒论》治咳第一方，方中半夏之功不可轻忽。另外，《金匮要略·肺痿肺痈咳嗽上气病脉证并治》："火逆上气，咽喉不利，止逆下气者，麦门冬汤主之。"古时上气多与咳嗽并用，此处的上气即指咳嗽。由此可看出半夏的止咳作用。

《伤寒论》中治疗咽痛的方剂中有两首含有半夏。例如，原文第312条："少阴病，咽中伤，生疮，不能言语，声不出者，苦酒汤主之。"原文313条："少阴病，咽中痛，半夏散及汤主之。"以上两方均治咽痛，方中均以半夏为主药。可见半夏对于咽痛的治疗作用。在《伤寒论》中治疗咽痛的方剂不仅有半夏汤还有甘草汤、桔梗汤、猪肤汤等。四首方剂均治咽痛，但临床应用指征各不相同。临床上半夏所主之咽痛，多见咽喉部位肿痛，色不红略显紫色，多伴有痰涎。

咽部异物感是半夏的又一药证。《金匮要略·妇人杂病脉证并治》："妇人咽中如有炙脔，半夏厚朴汤主之。"此条论及咽中有异物感的治疗。"如有炙脔"，是对咽中有异物感的形象描述。咽中异物感又称梅核气。半夏厚朴汤重用半夏，历代医家均将此方作为治疗咽中异物感的主方。在临床上，遇有咽中异物感的患者，应用此方，或效或不效，究其原因在于方证。咽中异物感是半夏适应证，但并非所有咽中异物感的患者都适合半夏厚朴汤。临床遇到此类患者，当在重用半夏的基础上具体辨证，随证施治。

《金匮要略·呕吐下利脉证并治》："呕而肠鸣，心下痞者，半夏泻心汤主之。"《金匮要略·腹满寒疝宿食病脉证并治》："腹中寒气，雷鸣切痛，胸胁逆痛，呕吐，附子粳米汤主之。"此二条皆出自《金匮要略》，其中半夏泻心汤《伤寒论》亦载。两条文均论及肠鸣，均用半夏，可见半夏与肠鸣的关系较为密切。临床上见到腹中雷鸣的患者，皆可在辨证基础上加用半夏。当然半夏与腹中雷鸣的关系有待进一步验证，因为上两条原文除提及肠鸣，还记载呕吐。

半夏在临床上应用时，常遇到和附子同用的情况。"十八反"中记述半夏与附子互为反药，两者不可同用。关于"十八反"的观点，许多学者持怀疑态度，认为并不科学，或者认为传统中药并不存在相反一说。例如《金匮要略》中的附子粳米汤，就是附子与半夏同用。后世也有很多方剂存在运用反药的情况，例如《医宗金鉴》中的海藻玉壶汤等。本人认为"十八反"需要进一步验证。临床上运用反药时，要慎重，需和患者说明，并在处方上签字。

12. 黄芩

性味：苦，寒。

药证：心下痞；口苦；心烦等。

常用剂量：6～12g。

黄芩为临床常用药物，《伤寒论》中含有黄芩的方剂约16首。本人初涉临床，对黄芩的应用不甚了然，常有困惑。后采用先辈经验结合自己临床所得，渐有所悟。

黄芩药证的探求，当先从《伤寒论》中的泻心汤类方剂着手。《伤寒论》原文第154条："心下痞，按之濡，其脉关上浮者，大黄黄连泻心汤主之。"第155条："心下痞，而复恶寒汗出者，附子泻心汤主之。"第149条："伤寒五六日，呕而发热者，柴胡汤证具，而以他药下之，柴胡证仍在者，复与柴胡汤。此虽已下之，不为逆，必蒸蒸而振，却发热汗出而解。若心下满而硬痛者，此为结胸也，大陷胸汤主之。但满而不痛者，此为痞，柴胡不中与之，宜半夏泻心汤。"第157条："伤寒汗出，解之后，胃中不和，心下痞硬，干噫食臭，胁下有水气，腹中雷鸣，下利者，生姜泻心汤主之。"第158条："伤寒中风，医反下之，其人下利日数十行，谷不化，腹中雷鸣，心下痞硬而满，干呕心烦不得安，医见心下痞，谓病不尽，复下之，其痞益甚，此非结热，但以胃中虚，客气上逆，故使硬也，甘草泻心汤主之。"以上五条原文，分别论及大黄黄连泻心汤、附子泻心汤、半夏泻心汤、生姜泻心汤、甘草泻心汤，统称五泻心汤。五泻心汤中均用黄芩、黄连，且黄芩用量大于黄连，可知黄芩与心下痞之关系。《伤寒论》中有些方剂包含黄芩，但其应用指征中并无心下痞，由此说明黄芩的药证并非仅仅是心下痞。例如，《伤寒论》原文第 96 条："伤寒五六日中风，往来寒热，胸胁苦满，默默不欲饮食，心烦喜呕，或胸中烦而不呕，或渴，或腹中痛，或胁下痞硬，或心下悸，小便不利，或不渴，身有微热，或咳者，小柴胡汤主之。"此条症状描述并无心下痞，且临床上小柴胡汤证亦无心下痞。仔细研究原文，结合临床，只心烦符合黄芩所治。再如，原文第 303 条："少阴病，得之二三日以上，心中烦，不得卧，黄连阿胶汤主之。"此条中所述心烦，有的医家认为是黄连所治，其实黄连另有药证，此处之心烦当为黄芩所治。结合以上两条条文，可知黄芩的另一药证为心烦。

《伤寒论》中还有一些包含黄芩的方剂，其主证并无心下痞，且心烦有时并不明显。例如，原文第 34 条："太阳病，桂枝证，医反下之，利遂不止，脉促者，表未解也；喘而汗出者，葛根黄芩黄连汤主之。"再如，原文第 172 条："太阳与少阳合病，自下利者，与黄芩汤；若呕者，黄芩加半夏生姜汤主之。"此二条所治病症，临床常见，其症状中多有口苦，由此口苦亦可作为黄芩药证之一。

另外，在某些情况下虽有黄芩的药证，但也要减量或不用。例如，原文第 333 条："伤寒脉迟六七日，反与黄芩汤彻其热。脉迟为寒，今与黄芩汤，复除其热，腹中应冷，当不能食，今反能食，此名除中，必死。"此条可以看出，临床应用黄芩时，如果患者脉迟，当慎用或不用黄芩。

以上所列黄芩之药证，并非黄芩所独有。例如，原文第 319 条："少阴病，下利，六七日，咳而呕渴，心烦不得眠者，猪苓汤主之。"此条所述之症状亦有心烦，而方中未用黄芩，可见心烦非黄芩所独有之药证。另外还有五苓散所治之心下痞。例如，原文第 156 条："本以下之，故心下痞，与泻心汤。痞不解，其人渴而口烦躁，小便不利者，五苓散主之。"此条论及心下痞，但用药未用黄芩。综上所述，临床应用黄芩时，需仔细辨证，多方面考虑，方可准确施用。

黄芩药证的概括，不如柴胡、桂枝那样明确，本人并不满意。虽临床应用多年，仍觉有可探求之处。

13. 葛根

性味：甘、辛，凉。

常用剂量：30 ~ 70g。

药证：颈项强，背强，腰强等。

《伤寒论》中包含葛根的方剂约 4 首。然在临床，葛根应用机会很多，范围很广。本人临床常用葛根，使用频率仅次于柴胡、桂枝。

葛根药证的探索主要依据《伤寒论》，并且结合临床实践。《伤寒论》原文第 14 条："太阳病，项背强几几，反汗出恶风者，桂枝加葛根汤主之。"此条文中，"汗出恶风"当是桂枝汤主之，在此基础上多一症状"项背强几几"，而组方时加用葛根，由此可知"项背强几几"乃葛根所主。原文第 31 条："太阳病，项背强几几，无汗恶风，葛根汤主之。"此条着重强调"项背强几几"，方用葛根汤，方剂命名以葛根为首，进一步强调葛根在方中的作用。结合上条，可以看出葛根与"项背强几几"的关系。"项背强几几"可以概括为颈项强，其具体含义如前所述。结合临床实践，不仅颈项强可以用葛根，背强、腰强，皆可用之。临床上许多疾病的治疗，均可用到葛根。葛根的应用指征，也并不仅仅局限于颈项强、腰强、背强等。例如一些发汗类的方剂，组方时可加用葛根，以助发汗。再如治疗腹痛,缓解胃肠道平滑肌痉挛时,也可加用葛根,缓解疼痛。其他如关节疼痛、痛经等,治疗时皆可加用葛根。

葛根分为柴葛和粉葛,关于临床到底使用哪种葛根,历代医家多有争论。本人重视实践,一切以临床实践为准。据本人临床验证,粉葛和柴葛其功效并无明显差别。本人在治疗心血管疾病时多用柴葛。无论粉葛还是柴葛,使用时剂量应适当大一些,方可有较好疗效。

14. 大黄

性味:苦,寒。

药证:心下硬等。

常用剂量:3~15g。

大黄是临床常用药物,因其药性猛烈,故又名将军。《伤寒论》中含有大黄的方剂约14首。探索大黄的药证依旧从《伤寒论》原文入手。

大黄的药证,当抓住实字,实的定义为物质多余,障碍代谢。体现在临床上,主要有两个方面,一是腹诊,腹诊时患者心下部位坚实,抵抗感较强;二是脉诊,指脉象实而有力。

《伤寒论》原文第135条:"伤寒六七日,结胸热实,脉沉而紧,心下痛,按之石硬者,大陷胸汤主之。"第137条:"太阳病,重发汗而复下之,不大便五六日,舌上燥而渴,日晡所小有潮热,从心下至少腹硬满而痛,不可近者,大陷胸汤主之。"此二条论及大陷胸汤,其症状描述均有"按之石硬"或"硬满而痛",大陷胸汤的方剂组成含有大黄。另原文第103条:"太阳病,过经十余日,反二三下之,后四五日,柴胡证仍在者,先与小柴胡。呕不止,心下急,郁郁微烦者,为未解也，与大柴胡汤，下之则愈。"此条论及大柴胡汤的运用，其原文中提及"心下急"，这是一种腹证，本书前文腹证中已有描述，其重要特征是腹诊时有坚实感。此条中"下之则愈"，大柴胡汤方剂组成中，具有泻下作用的非大黄莫属，但该原文并未提及大便情况。大柴胡汤相关原文为第 165 条："伤寒发热，汗出不解，心中痞硬，呕吐而下利者，大柴胡汤主之。"此条中的"心中痞硬"，据临床考证当于"心下急"类似，较后者程度和范围略小，但与心下痞硬不同。此条症状描述中提及"呕吐而下利"，可见大黄的使用，并不仅仅依据大便情况。另外，原文第 251 条："得病二三日，脉弱，无太阳柴胡证，烦躁，心下硬，至四五日，虽能食，以小承气汤，少少与，微和之，令小安；至六日，与承气汤一升。若不大便六七日，小便少者，虽不受食，但初头硬，后必溏，未定成硬，攻之必溏；须小便利，屎定硬，乃可攻之，宜大承气汤。"此条前半部分论及小承气汤所主病状，其中提及"心下硬"，"心下硬"也是腹证的一种，前文已有描述。小承气汤由大黄、枳实、厚朴等三味药组成，方中可治"心下硬"者非大黄莫属。综合以上论述，可知心下硬是大黄的重要应用指征之一。

《伤寒论》原文第 279 条："本太阳病，医反下之，因腹满时痛者，属太阴也，桂枝加芍药汤主之；大实痛者，桂枝加大黄汤主之。"此条病状临床常见，患者平素多有大便秘结，患病时便秘可加重。也可平时大便正常，患病时出现大便干甚至便秘，腹诊时患者除有大黄证外，常伴有腹部压痛。

另据本人经验，临床上有些患者有心下硬这一腹证，可伴有大便黏。大便黏的描述已在前文论及，遇到此种症状，组方时加用大黄可以改善。临床上也可见到一些患者，患病时舌苔黄厚，此时需仔细诊察，如患者有大黄证，则可加用大黄，如果没有，则不可轻用。

临床上大黄证并非仅有心下硬这一腹证。例如，《伤寒论》原文第 124 条："太阳病六七日，表证仍在，脉微而沉，反不结胸，其人发狂者，以热在下焦，少腹当硬满，小便自利者，下血乃愈。所以然者，以太阳随经，瘀热在里故也，抵当汤主之。"抵挡汤的方药组成中有大黄，其主要腹证为少腹硬满。

另外本人临床上，治疗月经不调时，如有大黄证，组方时常加入少量大黄，取效较快。治疗鼻炎时，如患者有大黄证，大黄的用量可以加大，使患者大便次数维持在每日 2～3 次，往往可获良效。大黄毕竟是泻下之药，应用不慎容易造成患者不适。临床上，应用大黄时应把握一原则，即患者服药后，虽有大便次数增多甚至腹泻的情况，但患者无乏力、倦怠的感觉，甚至感觉精神状态较前好转，症状减轻，周身轻松，出现这些情况时说明大黄的使用符合病情。如出现乏力、倦怠，或者其他不适症状，则提示大黄使用不当。

临床上使用大黄时，还需注意一点，如患者平素大便稀或者腹泻，体质较弱，脉象偏虚时，即使有大黄证，大黄用量宜少甚至不用。例如，原文第 280 条："太阴病，脉弱，其人续自便利，设当行大黄、芍药者，宜减之。以其人胃气弱易动故也。"此条讲述在患者平素存在腹泻或者大便稀的情况时，即使有大黄证，也要谨慎使用。

15. 麻黄

性味：辛、微苦，温。

药证：手臂外侧皮肤粟粒感等。

常用剂量：6~15g。

《伤寒论》中包含麻黄的方剂约 14 首。麻黄的发汗作用为医者所共知，然具体到麻黄的药证，则并不统一。有的医家认为脉浮紧为麻黄应用指证，然这种观点较为片面。例如，《伤寒论》原文第 301 条："少阴病，始得之，反发热，脉沉者，麻黄附子细辛汤主之。"此条病状用麻黄附子细辛汤，其方剂组成含有麻黄，从其命名看，麻黄在此方剂中发挥主要作用，但其所主之脉为沉脉。由此可知从脉象确定麻黄应用与否不具普遍意义。也有的医家认为，当以喘、咳，作为麻黄的药证。此种观点有一定道理，《伤寒论》中治喘、咳诸方，大多含有麻黄。例如，原文第 40 条："伤寒表不解，心下有水气，干呕发热而咳，或渴，或利，或噎，或小便不利、少腹满，或喘者，小青龙汤主之。"第 36 条："太阳与阳明合病，喘而胸满者，不可下，宜麻黄汤。"此二条前者主治咳，后者主治喘，所用处方中均含有麻黄。可见麻黄与喘、咳关系密切。然而《伤寒论》中还有一些含有麻黄的方剂，其主治并不涉及喘、咳。例如，原文第 32 条："太阳与阳明合病，必自下利，葛根汤主之。"此条症状描述并无喘、咳，而以"下利"为主症。再如，原文 262 条："伤寒瘀热在里，身必黄，麻黄连翘赤小豆汤主之。"此条主要论及"身黄"，症状描述并无喘、咳，而方中主药为麻黄，由此可知仅仅用喘、咳，无法概括麻黄的作用，更不能将其作为药证。另外在《金匮要略·水气病脉证并治》中记载："里水，越婢加术汤主之，甘草麻黄汤亦主之。"此条文中的"里水"，在《金匮要略》中描述为："里水者，一身面目黄肿，其脉沉，小便不利，故令病水。"

从原文可知，"里水"指某类全身水肿性疾病。在治疗方面原文用越婢加术汤和甘草麻黄汤，两方均以麻黄为主药，可知麻黄治疗水肿，有一定作用。

有的学者认为，可以用有汗和无汗决定麻黄使用与否，余认为这种观点是片面的。因为《伤寒论》中一些含有麻黄的方剂，其所治病状往往有汗出。例如，原文第63条："发汗后，不可更行桂枝汤，汗出而喘，无大热者，可与麻黄杏仁甘草石膏汤。"此条病状描述有汗出，其组方仍以麻黄为主药。由此可知汗出与否，与麻黄并无必然联系。

综上所述，麻黄的作用看似繁杂，令人不易掌握，初学者往往易受其困扰。本人认为，麻黄的药证，关键在于表部的实证。纵观《伤寒论》与《金匮要略》中麻黄汤类方剂的条文记载，麻黄的应用多伴有表部的病变。麻黄汤类方剂所主病状，包括喘、咳、身疼痛、水肿等，这些病症的产生，多由于表部实。表部实，影响到人体正常代谢，产生一系列病状。例如表部实影响汗液代谢，出现多汗，如麻黄杏仁甘草石膏汤所主；亦可出现无汗，如大青龙汤所主。同样越婢加术汤和甘草麻黄汤所主之水肿，亦是由于表部实影响机表水液代谢而成。掌握麻黄的药证，必须掌握表部实的判断。关于表部实的判断涉及《伤寒论》和《金匮要略》的两条原文。《伤寒论》原文第141条："病在阳，应以汗解之，反以冷水潠之，若灌之，其热被劫不得去，弥更益烦，肉上粟起，意欲饮水，反不渴者，服文蛤散；若不差者，服五苓散；寒实结胸，无热证者，与三物小陷胸汤，白散亦可服。"《金匮要略·呕吐哕下利病脉证并治》："吐后渴欲饮水而贪饮者，文蛤汤主之；兼主微风脉紧头痛。"恩师康守义认为此处两条原文存在错简，原文中的方剂应当互换。如按此种论断，则《伤寒论》原文第 141 条中当为文蛤汤。文蛤汤的方药组成中含有麻黄，文中"肉上粟起"这一体征描述，颇有启发。"肉上粟起"通俗而言就是起鸡皮疙瘩。鸡皮疙瘩目测即可获知，部分患者恶寒明显时体表皮肤可看到鸡皮疙瘩。然而有些患者发热不恶寒，体表目测无鸡皮疙瘩，服用含有麻黄的汤药也可获效。余仔细诊察此类患者皮肤，常于手臂外侧皮肤来回轻抚时可触及粟粒感。服用含有麻黄的汤药后，如病情缓解部分患者手臂外侧皮肤粟粒感可减轻或消失。也有部分患者随病情减轻，但手臂外侧皮肤粟粒感无明显变化。通过多次验证，余将手臂外侧皮肤粟粒感定为麻黄的主要应用指征。

另外，在临床应用过程中，需要注意，因麻黄有加速心率的作用，有些医者在治疗心动过缓时，常加用麻黄，这种做法值得商榷。麻黄的应用当以麻黄的药证依据，如无此药证，即使患者存在心率偏慢的情况，麻黄也当慎用。

16. 吴茱萸

性味：辛、苦，温，有小毒。

药证：心下满，吐酸，胃痉挛等。

常用剂量：6～15g。

吴茱萸在《伤寒论》中应用不多，《伤寒论》仅两首方剂含有吴茱萸。然而在临床上，吴茱萸应用很广。头痛、腹痛、痛经等的治疗，常配伍吴茱萸，其作用不可轻忽。吴茱萸药证的探索，本人初始不得头绪。后经学习并在临床应用康守义老师所创小调胃汤，结合腹诊，渐有感悟。小调胃汤由黄连、吴茱萸、大黄三味药组成。其方借鉴左金丸，并在其基础上加用大黄而成。其主治烧心、吐酸等消化系统病症。

《伤寒论》原文第 351 条："手足厥寒，脉细欲绝者，当归四逆汤主之。"第 352 条："若其人内有久寒者，当归四逆加吴茱萸生姜汤。"此二条前后连贯，后者因"内有久寒"而加吴茱萸、生姜，然其药证并未叙述。仅凭"内有久寒"，不足以确定吴茱萸的药证。原文第 243 条："食谷欲呕，属阳明也，吴茱萸汤主之。得汤反剧者，属上焦也。"第 309 条："少阴病吐利，手足逆冷，烦躁欲死者，吴茱萸汤主之。"第 378 条："干呕，吐涎沫，头痛者，吴茱萸汤主之。"此三条论及"食谷欲呕""吐利""干呕"等，均为消化系统症状，因其无明显特异性，故凭此也无法确定其药证。后读《金匮要略·呕吐下利病脉证并治》："呕而胸满者，吴茱萸汤主之。"其中"胸满"一词，值得玩味。后经临床验证，此处之"胸"当是心下，"胸满"当是心下满。心下满是腹证的一种，需腹诊确定。其具体腹诊方法，如前所述。临床上具有心下满的患者，往往有吐酸的症状。而有吐酸的患者，也常伴有心下满，当然两者并非一一对应。临床上，遇到心下满的腹证，即可应用吴茱萸。同样遇到吐酸的情况，也可用之。吴茱萸的应用还有一种较为特殊的情况，即患者心下部位出现网球大小的隆起，自述疼痛，按压痛甚，此种情况为胃痉挛，也是吴茱萸的应用指征之一。

吴茱萸有小毒，临床应用时剂量不宜过大，一般 6～10g 即可，如有必要可加至 15g。吴茱萸中毒多表现为剧烈腹痛、腹泻、眩晕、视力障碍、胸闷、头痛等，临床需谨慎使用。

17. 石膏

性味：辛、甘、微寒。

药证：上鱼际脉；口渴、小便黄等。

常用剂量：20～60g。

石膏为硫酸盐类矿石，分为生石膏与煅石膏，临床常用为生石膏。《伤寒论》中含有石膏的方剂约 7 首。石膏因其性寒，临床不易掌握，致使有的医生不敢轻用，影响疗效。

有的医家认为口渴是石膏的应用指征。例如《伤寒论》原文第 170 条："伤寒，脉浮，发热无汗，其表不解，不可与白虎汤；渴欲饮水，无表证者，白虎加人参汤主之。"第 168 条："伤寒，若吐若下后，七八日不解，热结在里，表里俱热，时时恶风，大渴，舌上干燥而烦，欲饮水数升者，白虎加人参汤主之。"第 169 条："伤寒无大热，口燥渴，心烦，背微恶寒者，白虎加人参汤主之。"第 222 条："若渴欲饮水，口舌干燥者，白虎加人参汤主之。"此四条条文，均论及白虎加人参汤，其所主症状均有口渴，由此可知石膏与口渴关系密切。但在《伤寒论》中有些含有石膏的方剂，其所主症状并没有口渴。例如，《伤寒论》第 63 条："发汗后，不可更行桂枝汤，汗出而喘，无大热者，可与麻黄杏仁甘草石膏汤。"第 162 条："下后，不可更行桂枝汤，若汗出而喘，无大热者，可与麻黄杏子甘草石膏汤。"此二条所述病状类似，均有"汗出而喘"，其所用方剂为麻黄杏仁甘草石膏汤。临床上此种病状，并不一定有口渴，然不用石膏则疗效不佳。由此可知，单纯将石膏的药证定为口渴较为片面。有的医家认为发热特别是高热，可以作为石膏的应用指征。此种观点与临床实际不符，临床上很多发热的病状，并不一定要用石膏。同样有些情况，不发热或者发热不显，却要用到石膏，例如，第 162 条所述"无大热"。

石膏药证的确定，得益于"三部六病"学说。"三部六病"学说在其慢性六病的诊疗中，记载调神汤，其应用指征之一就是鱼际脉。调神汤方药组成如下：

柴胡 15g　　黄芩 15g　　生石膏 30g　　生牡蛎 30g

苏子 30g　　川椒 10g　　党参 30g　　大枣 10 枚

大黄 10g　　桂枝 10g　　甘草 10g　　车前子 30g

恩师康守义，依据腹诊，进一步创立桂枝调神汤，桂枝调神汤方药组成如下：

桂枝 15g　　白芍 15g　　川椒 8g　　甘草 10g

牡蛎 20g　　天花粉 20g　党参 20g　　云苓 15g

大黄 6g　　大枣 3 枚

桂枝调神汤应用指征为腹动亢进和鱼际脉浮而无力。关于此方加减恩师指出，鱼际脉实而有力，可去天花粉，加生石膏 20g。前文已述，鱼际脉搏动实而有力简称为鱼际脉。从以上两方组成来看，石膏作为其共同主药，在方中发挥主导作用。其共同应用指征均为鱼际脉。由此可知石膏的应用与鱼际脉关系密切。本人将鱼际脉作为石膏的应用指征，验之临床，多可获效。然而临床上遇到部分无鱼际脉的患者，此类患者有一共同特点，即是口渴，小便黄，处方时如不用石膏，则效果欠佳。故将口渴、小便黄，作为石膏的药证之一。鱼际脉和口渴、小便黄，两者均可作为石膏的药证，临床上两者可以同现。在实际应用中，见其一即可酌情用之。

石膏在临床应用时，其剂量适当大些，方可体现其药效。本人应用石膏，成人剂量一般为 30g 左右。石膏为寒凉之药，临床应用当谨慎。部分患者不能耐受石膏之药性，如服用石膏，往往出现胃肠道的不适症状，如腹痛、腹泻等。此类患者即便有石膏证，也当慎用。口渴、小便黄，作为石膏的药证，此处的小便应当是正常的，只是颜色偏黄。如同时存在小便不利的情况，当考虑其他药物的药证，或者石膏证与其他药物的药证并存。这里需要强调一点，有些情况下，部分患者虽有口渴、小便黄等症状，但有可能是寒证的表现，此时不适合用石膏，故临床用药当仔细辨证，综合分析。

18. 栀子

性味：苦，寒。

药证：心中懊恼等。

常用剂量：6~10g。

栀子为临床常用药，应用广泛。《神农本草经》将其列为中品。《肘后备急方》中的黄连解毒汤，《温病条辨》中的安宫牛黄丸等，这些著名方剂，均含有栀子。《伤寒论》中涉及栀子的方剂约 8 首。栀子药证的探索，同样依据《伤寒论》原文并结合临床实践。

《伤寒论》原文第 76 条："发汗后，水药不得入口为逆，若更发汗，必吐下不止。发汗吐下后，虚烦不得眠，若剧者，必反复颠倒，心中懊恼，栀子豉汤主之；若少气者，栀子甘草豉汤主之；若呕者，栀子生姜豉汤主之。"第 77 条："发汗若下之，而烦热胸中窒者，栀子豉汤主之。"第 78 条："伤寒五六日，大下之后，身热不去，心中结痛者，未欲解也，栀子豉汤主之。"第 79 条："伤寒下后，心烦腹满，卧起不安者，栀子厚朴汤主之。"第 80 条："伤寒，医以丸药大下之，身热不去，微烦者，栀子干姜汤主之。"从以上 5 条原文可以看出，含有栀子的方剂，其所主病状多有"烦"。例如，原文第 76 条中的"心中懊恼"；第 77 条中的"烦热胸中窒"；第 79 条中的"心烦腹满"；第 80 条中的"微烦"。经临床验证，这些条文中的"烦"当是"懊恼"。栀子所主病位多位于"心中"。例如，第76条"心中懊恼"；第77条"胸中窒"；第78条"心中结痛"。其中的"心中""胸中"，是对同一部位的不同描述。结合症状和病位，可以得出，含有栀子的方剂，其所主病状，当有"心中懊恼"。临床上黄芩的药证亦有心烦，两者不易区分。栀子所主之烦，当回归《伤寒论》原文，原文中的"心中懊恼"，尤其是"懊恼"是两者的主要区别。黄芩所主之烦，多为患者自觉不快，心中莫名。而栀子所主之烦，多为患者自觉心中部位，有愤怒感，想发火，即懊恼。心中懊恼的详细解释，可参见前文问诊部分。

《伤寒论》中有部分条文，记载含有栀子的其他方剂。例如，原文第261条："伤寒身黄发热，栀子柏皮汤主之。"原文第393条："大病差后，劳复者，枳实栀子汤主之。"此处两条条文分别论及栀子柏皮汤和枳实栀子汤，其症状描述，均未提及"心中懊恼"或者其他类似症状。但在临床应用中，这两首方剂的着眼点依旧是"心中懊恼"。

栀子为苦寒之药，临床运用需谨慎，否则易引起胃肠道不适，如胃痛、腹泻等。《伤寒论》中即有栀子运用的禁忌。例如，原文第81条："凡用栀子汤，病人旧微溏者，不可与服之。"此条强调，病人平素大便溏，不可用栀子汤类方剂。临床上如遇到此类患者，如确有栀子证，栀子可少量用之。

19. 天花粉

性味：甘、微苦，微寒。

药证：口黏，咽干，上颚干等。

常用剂量：15～20g。

天花粉由栝楼根加工而成，虽称之为粉，实为切片。《伤寒论》中含有天花粉的方剂有两首。另有两首方剂的加减涉及天花粉。

天花粉历代医家多从治疗口渴、消肿、排脓等方面入手。本人运用天花粉，初较困惑。《伤寒论》中涉及天花粉的方剂，其所主病状多有口渴。例如，《伤寒论》原文第 147 条："伤寒五六日，已发汗而复下之，胸胁满微结，小便不利，渴而不呕，但头汗出，往来寒热，心烦者，此为未解也，柴胡桂枝干姜汤主之。"原文第 40 条："伤寒表不解，心下有水气，干呕，发热而咳，或渴，或利，或噎，或小便不利、少腹满，或喘者，小青龙汤主之。"此条文下记载小青龙汤加减，其中有"若渴，去半夏，加栝楼根三两"。原文第 96 条："伤寒五六日中风，往来寒热，胸胁苦满，默默不欲饮食，心烦喜呕，或胸中烦而不呕，或渴，或腹中痛，或胁下痞硬，或心下悸，小便不利，或不渴，身有微热，或咳者，小柴胡汤主之。"此条文下记载小柴胡汤加减，其中有"若渴，去半夏，加人参合前成四两半，栝楼根四两"。以上三条原文均涉及口渴，方中均用栝楼根，由此可知，栝楼根所主与口渴关系密切。

中药种类繁多，适用于口渴的中药有很多，例如石膏也适用于口渴。如何区分天花粉与其他药物的不同，是一大难题。有的医家认为多种原因导致人体津液缺失，而出现的口渴可适用于天花粉。例如，原文第 147 条所提及的"已发汗而复下之"。发汗和泻下使人体津液丢失，出现口渴症状。然此种观点与临床并不相符，例如在治疗腹泻时，常遇到口渴的症状，此种口渴也是由于津液丢失引起，但临床上此种情况石膏的运用机会较多。本人刚开始临床的几年时间内，对天花粉的具体应用指征一直存在疑惑。后遇到一中年男性患者，患有头痛，自觉口干，详细询问其病状，患者自述常觉口腔黏腻。本人始有所悟，有些患者自述口渴，并非口渴之意，而是自觉口腔黏腻。联系《伤寒论》中有关天花粉治疗口渴的条文，可以试用天花粉治疗此类病状。后经临床验证，进一步肯定了这一推测，即天花粉所主病状与口黏有对应关系。另外在临床过程中，发现天花粉对咽干、上颚干，均有很好的疗效，因此一并将口黏、咽干、上颚干，定为天花粉的药证。《伤寒论》和《金匮要略》中其他含有天花粉的方剂，在临床应用时，也可参考此药证。例如，原文第 395 条："大病差后，从腰以下有水气者，牡蛎泽泻散主之。"《金匮要略·痉湿暍病脉证并治》中："太阳病，其证备，身体强，几几然，脉反沉迟，此为痉，栝蒌桂枝汤主之。"牡蛎泽泻散和栝蒌桂枝汤两方中均含有天花粉，尤其是栝蒌桂枝汤更是将天花粉作为主药，两方在临床应用时当参考天花粉药证。

《伤寒论》中应用天花粉时，常去掉半夏，如原文第 40 条与第 96 条所载。因此后世有医家认为两者不可同用，否则天花粉的作用会被减弱。依据本人经验，天花粉与半夏两者并不矛盾。临床上如遇天花粉证与半夏证并存，两药可同时用之。

天花粉其性微寒，药性较为平和，在临床应用中很少出现不良反应。临床上个别患者虽有天花粉所主病状，但不能耐受，服用含有天花粉的汤药后，出现恶心、呕吐、腹痛、腹泻等症状，甚者中断治疗。临床遇到此种情况，在考虑其他药物应用是否合理时，也当考虑天花粉在其中的作用。

20. 黄柏

性味：苦，寒。

药证：舌苔黄腻伴小便不利而色黄；女性白带黄等。

常用剂量：6～15g。

黄柏应用广泛，消化、呼吸、泌尿、生殖等系统疾患常可用之。后世医家著《外台秘要》中的黄连解毒汤，《丹溪心法》中的二妙散等，均用及黄柏。《伤寒论》中含有黄柏的方剂约3首。

黄柏是临床常用药，在一些疾病的治疗中，其作用非常关键。例如一些腰痛、关节疼痛、发热、咳嗽、腹泻等的治疗，如不加黄柏，则效果不显。曾治疗一发热儿童，男性，发热数日，体温38℃左右，处方麻黄杏仁甘草石膏汤合柴胡桂枝汤两剂。患者服药一剂，体温不降，后于方中加入黄柏少许，一剂而热退。本人开始行医时，对黄柏的应用不得要领，一度较为困惑。曾单味黄柏煎汤亲自服用，体会其药效，然并无多少收获，对其功效的掌握非常有限。研读《伤寒论》中论及黄柏的条文，如原文第261条："伤寒身黄发热，栀子柏皮汤主之。"第338条："伤寒，脉微而厥，至七八日肤冷，其人躁无暂安时者，此为藏厥，非蛔厥。蛔厥者，其人当吐蛔。今病者静，而复时烦者，此为藏寒。蛔上入其膈，故烦，须臾复止，得食而呕，又烦者，蛔闻食臭出，其人常自吐蛔。蛔厥者，乌梅丸主之。又主久利。"第371条："热利下重者，白头翁汤主之。"以上三条原文其所载方剂均含有黄柏。第261条主论黄疸，其余两条均论及下利，然文中并无更多信息可以参考，以推测黄柏之应用指征。

后读《金匮要略·黄疸病脉证并治》"黄疸腹满，小便不利而赤，自汗出，此表和里实，当下之，宜大黄硝石汤"，始有所悟。大黄硝石汤由大黄、黄柏、硝石、栀子等四味药组成，其所主病状中有"小便不利而赤"，方中大黄、硝石两味药与小便无涉，栀子的药证为心中懊憹。所以黄柏在方中的作用当与"小便不利而赤"有关。然"小便不利而赤"并非大黄硝石汤所独治，猪苓汤证等也可见到。后经临床反复观察、验证，逐步认识到"小便不利而赤"伴有舌苔黄腻时，应用黄柏可取较好疗效。此处的"赤"并非指小便色红，而是指深黄色或者褐色。舌苔黄腻伴小便不利而色黄，这种情况在男性前列腺疾病中常可见到，遂将舌苔黄腻伴小便不利而色黄，定为黄柏的主要应用指征。

然在临床应用中，总觉黄柏的药证并不完善。后读《傅青主女科》卷上"妇人有带下而色黄者，宛如黄茶浓汁，其气腥秽，所谓黄带是也"，其主方用易黄汤，方中含有黄柏，推测黄柏在治疗黄带方面有一定疗效。后来发现黄柏，在治疗女性其他方面的疾病时，如有白带色黄，酌加黄柏可取得较好疗效。对女性患者施用黄柏时，只要白带色黄即可酌情用之，不必参考舌苔是否黄腻以及小便是否通利。

黄柏为苦寒之药，临床应用时剂量不宜过大，否者易出现腹痛、腹泻等不适症状。黄柏起效时，患者往往会出现排气增多的现象，当提前告知患者。同样黄带并非完全代表热证，部分患者虽有黄带，但其疾病本质为寒，应用黄柏时需谨慎。

21. 升麻

性味：辛、甘，微寒。

药证：少腹下坠感等。

常用剂量：6～10g。

升麻为临床常用药，但在《伤寒论》中，含有升麻的方剂仅有一首。关于升麻的功效，历代医家多概括为，解毒透疹，升阳举陷。例如宋代《太平惠民和剂局方》中的升麻葛根汤，主治麻疹初起，方中以升麻为主药，取其解毒透疹之功效。再如李东垣所著《脾胃论》中的补中益气汤，也用到升麻，多用于治疗久泄脱肛、内脏下垂，如胃下垂、子宫下垂等，方中升麻起升阳举陷的作用。近代张锡纯所著《医学衷中参西录》中的升陷汤，方中也用升麻，主治"胸中大气下陷，气短不足以息，或努力呼吸，有似乎喘；或气息将停，危在顷刻"。此方用升麻，取其提升之力，与升阳举陷之论述类似。

上述医家关于升麻功效的论述较为笼统，临床不易掌握。《伤寒论》原文第 357 条："伤寒六七日，大下后，寸脉沉而迟，手足厥逆，下部脉不至，喉咽不利，唾脓血，泄利不止者，为难治，麻黄升麻汤主之。"麻黄升麻汤主治"咽喉不利，唾脓血，泄利不止"，其方名提及升麻，可见升麻在方中的作用不可忽视。《伤寒论》中用于治疗泄利的方剂有很多，如葛根黄芩黄连汤、乌梅丸、半夏泻心汤等，然用升麻者仅此一方。由此可知麻黄升麻汤所主之泄利，当有其特殊之处。后本人在临床上多次验证，发现泄利伴有少腹下坠感时，用方中配伍升麻，可迅速缓解症状。后将此用于非泄利而有少腹下坠感的其他疾病的患者，也可取效。例如有些患有前列腺疾病的患者，常小便不利，同时有少腹下坠感，处方用药时，在辨证基础上加用升麻，其少腹下坠感可很快缓解。再如某些久病体虚的女性患者，常可出现少腹部憋胀，细询其病状，患者往往自述少腹部下坠感，肛门、前阴也有下坠感，欲大、小便而不能，此种情况处方时加用升麻，也可取得较好疗效。

综上所述，升麻的主要药证可以定为少腹部下坠感。当然，临床上也存在，没有少腹部下坠感，也用升麻的情况。例如《脾胃论》中所载清胃散，主治胃火牙痛。适合清胃散治疗的患者，往往并无少腹部下坠感。所以升麻的药证，有待进一步探索和补充。

22. 陈皮

性味：辛、苦，温。

药证：干呕等。

常用剂量：15～30g。

陈皮为临床常用药，是橘的成熟果皮，以陈久者为佳，故称陈皮。历代医家总结其功效多为，健脾、理气、化痰等。宋代《太平惠民和剂局方》中的二陈汤，其方由陈皮、半夏、茯苓、甘草等四味药组成，陈皮在方中居主要地位，取其化痰之功。朱丹溪所著《丹溪心法》中的保和丸，亦用陈皮，取其健脾之效。

陈皮在《伤寒论》中并未记载，然在《金匮要略》中可见数首含有陈皮的方剂，故在此处探讨。例如，《金匮要略·呕吐哕下利脉证并治》中"干呕、哕，若手足厥者，橘皮汤主之。""哕逆者，橘皮竹茹汤主之。"橘皮汤与橘皮竹茹汤两首方剂其方名均有陈皮，可见陈皮在方中起主要作用。而在其所主病状中均提及"哕"，由此可知陈皮的应用与"哕"密切相关。

探索陈皮的药证，就《金匮要略》原文而言，首先要弄清"哕"的具体含义。"哕"多指呕吐、气逆，也指呕吐时发出的声音。关于呕吐，《伤寒论》和《金匮要略》中的众多条文均有提及。例如，《伤寒论》原文第33条："太阳与阳明合病，不下利，但呕者，葛根加半夏汤主之。"原文第243条：

"食谷欲呕，属阳明也，吴茱萸汤主之，得汤反剧者，属上焦也。"《金匮要略·呕吐哕下利脉证并治》中："呕而胸满，吴茱萸汤主之。""呕而肠鸣，心下痞者，半夏泻心汤主之。""诸呕吐，谷不得下者，小半夏汤主之。"以上条文，所论之呕吐，其治疗多用半夏和吴茱萸。半夏和吴茱萸的药证前文已述。后余治疗一些慢性咽炎的患者，这类患者多有刷牙时干呕的情况，处方时在辨证的基础上加用陈皮，往往可取得较好疗效。因此逐步认识到，《金匮要略》中的"哕"与半夏、吴茱萸所主之呕吐不同，当是干呕之意，即有呕吐的动作和声音，而无胃内容物吐出，或仅吐出涎沫。后余在临床上遇到有干呕症状的患者，处方时加用陈皮，其干呕症状可很快改善，由此可知陈皮对干呕这一症状有很好的疗效，故将干呕定为陈皮的药证之一。

陈皮的功效并非局限于治疗干呕，其理气、化痰、健脾等功效亦不可轻忽。例如宋代《太平惠民和剂局方》中的藿香正气散，方中就用陈皮以理气和胃。另外本人曾用橘皮竹茹汤治愈一老年女性患者的顽固呃逆，因此种病例本人治疗较少，陈皮与呃逆这一症状的关系，并不确定，有待验证，故陈皮的药证还需进一步完善。

23. 黄连

性味：苦，寒。

药证：膻中动；烧心等。

常用剂量：6～10g。

黄连临床应用广泛，消化、泌尿、神经等系统疾病常可用之。黄连是一味著名中药，可谓妇孺皆知，因其味苦，故俗语有云："哑巴吃黄连，有苦说不出"。黄连受到历代医家的重视，许多著名方剂中含有黄连，例如宋代《太平惠民和剂局方》中的三黄丸，《丹溪心法》中的左金丸等，均含有黄连。在《伤寒论》中含有黄连的方剂约 12 首。

黄连是临床常用药，也是较难掌握的药物之一。初始行医时曾治疗一青年男性患者，久咳不愈，处汤药两剂，患者服后咳嗽减轻，但觉舌痛。本人于原方基础上加用黄连，再处汤药两剂，患者服后咳嗽反而加剧，舌痛亦未缓解，当时对于黄连的应用，较为困惑，不得头绪。后随恩师学医，授以小调胃汤，其方由黄连、吴茱萸、大黄等三味药组成，主治烧心、吐酸等消化系统病症。临床遇有烧心、吐酸的患者，用小调胃汤，常可获效。后遇烧心患者，余在辨证基础上于小调胃汤中只加用黄连，亦可取效。当时初步拟定烧心为黄连的药证之一。后读《伤寒论》原文第 173 条"伤寒，胸中有热，胃中有邪气，腹中痛，欲呕吐者，黄连汤主之"，以及第 326 条"厥阴之为病，消渴，气上撞心，心中疼热，饥而不欲食，食则吐蛔，下之利不止"，渐有感悟。这两条原文均论及消化系统疾病。第 326 条为厥阴病提纲，历代医家多认为此条文所述病状，治疗当用乌梅丸。本人着重研究文中"胸中有热"："心中疼热"这两个症状，发现此描述与现代社会所说的烧心类似，结合黄连汤和乌梅丸的方药组成，进一步明确烧心为黄连的药证之一。

然而在临床上，有很多该用黄连的情况，而患者并无烧心。例如，《伤寒论》原文第 34 条："太阳病，桂枝证，医反下之，利遂不止，脉促者，表未解也；喘而汗出者，葛根黄芩黄连汤主之。"第 138 条："小结胸病，正在心下，按之则痛，脉浮滑者，小陷胸汤主之。"第 154 条："心下痞，按之濡，其脉关上浮者，大黄黄连泻心汤主之。"第 303 条："少阴病，得之二三日以上，心中烦，不得卧，黄连阿胶汤主之。"第 371 条："热利下重者，白头翁汤主之。"以上条文所述病状中并无烧心，然各自方剂中均含有黄连。黄连的应用指征，本人较长一段时间不能掌握，后读《皇汉医学》中有关黄连医治效用的论述始有所悟。书中提及吉益东洞所著《药征》。《药征》："黄连，主治心中烦悸也。旁治心下痞、吐下、腹中痛。"其中"心中烦悸"这一论述，给人较大启发。"悸"当有动之意。后于临床过程中注重胸部的诊查，逐步发现，以手触诊患者胸部，有些患者膻中穴附近可触及较为明显的搏动，有些则搏动不明显。依据此种现象，结合《皇汉医学》所述，本人在临床过程中，治疗患者疾病时，于膻中穴附近搏动明显的患者，在辨证基础上加用黄连，常可取得较好疗效，因此将膻中动定为黄连的药证之一。

此处需要说明，有烧心症状的患者多有膻中动，然而两者并非一一对应关系。有些患者有烧心症状，但胸部诊查时并无膻中动。临床上烧心和膻中动，患者具备其一，处方时便可应用黄连。

24. 枳实

性味：苦、辛，微寒。

药证：上腹部和或下腹部膨隆且鼓音明显等。

常用剂量：15～30g。

枳实为酸橙或甜橙的幼果，《神农本草经》谓其"主大风在皮肤中，如麻豆苦痒，除寒热结，止利，长肌肉，利五脏，益气轻身"。金元四大家之一的李东垣所著《内外伤辨》中，所载枳实导滞丸便以枳实为主药，主治"伤湿热之物，不得施化，而作痞满，闷乱不安"。《伤寒论》和《金匮要略》中均有含枳实的方剂，其中《伤寒论》中约有 7 首。

枳实药证的探索，依旧以《伤寒论》和《金匮要略》为基础，结合临床实践。枳实为临床常用药，在某些方剂中起关键作用，掌握其应用指征非常重要。本人初始行医对枳实的应用并未重视，也无心得可谈，只是笼统觉得与厚朴作用类似，临床应用时也显得较为盲目。后进一步研究《伤寒论》与《金匮要略》中涉及枳实的诸多条文，对枳实方有进一步认识。尤其是《伤寒论》原文第 318 条："少阴病，四逆，其人或咳，或悸，或小便不利，或腹中痛，或泄利下重者，四逆散主之。"此条论及四逆散，其方由柴胡、枳实、芍药、炙甘草等四味药组成，条文文字简练，并无明显可用枳实的症状描述，其后所载方剂的加减也并无明显线索。余一度对此处应用枳实较为困惑。后读《金匮要略·妇人产后病脉证治》枳实芍药散条文，始有所悟。枳实芍药散由枳实、芍药两味药组成，主"产后腹痛，烦满不得卧"。此处的腹痛特别强调出现于产后，与《伤寒论》中其他治腹痛方剂存在不同。腹痛出现于产后，从侧面反映出，腹痛部位应该在下腹部即盆腔部位，由此可以大概推论，枳实作用的部位应该包含下腹部。《伤寒论》原文第 103 条："太阳病，过经十余日，反二三下之，后四五日，柴胡证仍在者，先与小柴胡。呕不止，心下急，郁郁微烦者，为未解也，与大柴胡汤，下之则愈。"此条论及大柴胡汤所主病状，其方由柴胡、黄芩、半夏、枳实、芍药、生姜、大枣、大黄等八味药组成。原文中"心下急"提示此方作用部位主要位于心下，大柴胡汤方药组成中包含枳实芍药散，因此也可推论枳实作用部位包括上腹部。结合《金匮要略》中枳实芍药散的记载，可以初步得出结论，枳实作用部位在上腹部和下腹部。然在临床如何明确其应用指征，一直较为困难。起初认为可以从患者的自觉症状入手，如上腹部或下腹部的憋胀感，作为枳实的应用指征。然在临床上有些大柴胡汤证的患者，并无上腹部的憋胀感或者说憋胀感不明显。

后遇一中年女性患者，以腹胀求诊，腹胀以下腹部为主。其人性格较为开朗，就诊时患者自诉小肚子像个皮球，同时自己用手掌拍下腹部位，见此情形忽有所悟，可以试用叩诊的方法检查。于是对该患者下腹部叩诊，听及较为明显的鼓音。结合对枳实作用部位的思考，初步将枳实的主要应用指征定为上腹部和或下腹部膨隆且叩诊时鼓音明显。后逐步在临床验证，如橘枳姜汤、枳实栀子豉汤等含有枳实方剂的应用，均符合上述观点。这里需要说明，存在大柴胡汤证、厚朴三物汤证等偏实方证的患者，上腹或下腹部叩诊时可偏于实音。

25. 厚朴

性味：苦、辛，温。

药证：中腹部膨隆且鼓音明显等。

常用剂量：15～30g。

厚朴为临床常用药物，多用于消化、呼吸等系统疾病的治疗。历代医家总结其功效，多为行气、消积、燥湿等。宋代《太平惠民和剂局方》中的平胃散、藿香正气散，《圣济总录》中的厚朴饮，清代温病大家吴鞠通所著《温病条辨》中的三仁汤等，其方剂组成均有厚朴。《伤寒论》中含有厚朴的方剂约6首。

厚朴药证的探索，得益于枳实药证所获启示。枳实与厚朴两味药在临床经常同用，例如《伤寒论》中的小承气、大承气汤，《金匮要略》中的厚朴七物汤、枳实薤白桂枝汤等，均是枳实与厚朴同用。两者虽经常同用，但其作用各不相同。余初始行医，对两者功效及应用指征不甚了解，临床上常感困惑。掌握枳实药证后，再次思考厚朴的药证，结合《伤寒论》和《金匮要略》中的相关条文，渐有感悟。枳实与厚朴的区别，可以首先考虑其作用部位。枳实的作用部位主要为上腹部和下腹部，用排除法，则只剩下中腹部。《伤寒论》原文第66条："发汗后，腹胀满者，厚朴生姜半夏甘草人参汤主之。"原文第79条："伤寒下后，心烦腹满，卧起不安者，栀子厚朴汤主之。"这两条条文所述病状有"腹胀满"和"腹满"，厚朴生姜半夏甘草人生汤和栀子厚朴汤，其方剂命名时均提及厚朴，可见厚朴与"腹胀满"和"腹满"关系密切。借鉴枳实的药证，此处的"腹胀满"和"腹满"可以是患者自觉症状，同时更是他觉症状，即通过腹诊可以诊得。鉴于对枳实药证的掌握，厚朴的应用指征可以从中腹部的腹诊着手。

经临床验证，《伤寒论》和《金匮要略》中一些含有厚朴的方剂，所主病状并无腹部胀满的自觉症状，而腹诊时可诊得中腹部膨隆且鼓音明显。例如，《伤寒论》原文第10条："喘家作，桂枝汤，加厚朴杏子佳。"《金匮要略·妇人杂病脉证并治》中"妇人咽中如有炙脔，半夏厚朴汤主之。"桂枝加厚朴杏子汤和半夏厚朴汤，在原文记载中，所主病状并无腹部胀满。临床上问诊这类患者，腹部胀满亦不明显，然腹诊时，可于患者中腹部诊得膨隆感和明显鼓音，因此将中腹部膨隆且鼓音明显定为厚朴的药证之一。厚朴的其他应用指征有待进一步研究。

26. 当归

性味：辛、甘，温。

药证：少腹旁芯等。

常用剂量：10～20g。

当归在传统中医学中，常用于补血、活血、润肠等，临床应用广泛。例如宋代《太平惠民和剂局方》中记载的四物汤，方中含有当归，多用于妇科疾病的治疗。再如清代王清任所著《医林改错》中所载的补阳还五汤，方中亦有当归，多用于脑血管意外所致的偏瘫、口眼㖞斜、言语不利等。《伤寒论》中含有当归的方剂约 4 首。

初涉临床，对当归的应用指征，认识较为模糊，处方加用当归时亦较为笼统，不得要领。查阅各家本草及医家著作，也无明显突破。有的医家认为可将手足冷作为其应用指征，这种观点较为片面。虽然《伤寒论》中的当归四逆汤，方中含有当归，治疗手足厥寒，但与四逆散、四逆汤等，似无法明确区分。

临床日久，对腹诊的应用日趋娴熟，发现部分患者少腹部近髂骨处可触及少腹旁芯，有的患者为单侧，有的则为双侧。起初本人对这一腹证在临床的意义并不明确，遇到此类患者用药时不免存有疑惑。后来逐步掌握吴茱萸的应用指征，在治疗一痛经患者时，发现该患者除有吴茱萸、桂枝、芍药、生姜等药的药证外，于少腹部两侧可触及少腹旁芯。处方当归四逆加吴茱萸生姜汤，患者服药后疼痛缓解。总结病例时，余仔细思考当归有可能的应用指征，似觉可从少腹旁芯着手试验，后临床多次验证，最终确定少腹旁芯，为当归的应用指征之一。临床上遇到少腹旁芯的患者，处方时在辨证基础上可加用当归。

例如《金匮要略·妇人妊娠病脉证并治》中"师曰：妇人有漏下者，有半产后因续下血都不绝者，有妊娠下血者，假令妊娠腹中痛，为胞阻，芎归胶艾汤主之。"此条所载芎归胶艾汤，多适用于少腹旁芯的患者。另外，《伤寒论》原文中第338条："伤寒，脉微而厥，至七八日肤冷，其人躁无暂安时者，此为脏厥，非蛔厥也。蛔厥者，其人当吐蛔。今病者静，而复时烦者，此为脏寒。蛔上入其膈，故烦，须臾复止，得食而呕，又烦者，蛔闻食臭出，其人常自吐蛔。蛔厥者，乌梅丸主之。又主久利。"此条主述乌梅丸，临床上乌梅丸方证，腹诊时腹力较弱，可触及少腹旁芯。当然少腹旁芯并非当归的所有应用指证，临床可作为参考。

27. 川芎

性味：辛，温。

常用剂量：10～20g。

药证：少腹条纹等。

川芎当名芎䓖，早在《神农本草经》中就有记载，因产于四川者品质最佳，故称之为川芎。历代医家对川芎颇为推崇，应用较为广泛。例如宋代《太平惠民和剂局方》中所记载的川芎茶调散、四物汤，元代朱丹溪所著《丹溪心法》中的越鞠丸，明代张景岳所著《景岳全书》中的柴胡疏肝散等，这些著名方剂中均含有川芎，多取其活血行气、祛风止痛之功效。

川芎在《伤寒论》中并未记载，《金匮要略》中含有川芎的方剂较多，在其方药体系中，占有重要地位。川芎在临床应用机会较多，掌握川芎的应用指征非常必要。探索川芎的药证，必须参照《金匮要略》原文，并在临床不断验证。《金匮要略·妇人妊娠病脉证并治》中："师曰：妇人有漏下者，有半产后因续下血都不绝者，有妊娠下血者，假令妊娠腹中痛，为胞阻，胶艾汤主之。""妇人怀妊，腹中㽲痛，当归芍药散主之。""妇人妊娠，宜长服当归散主之。""妊娠养胎，白术散主之。"《金匮要略·妇人杂病脉证并治》中："问曰：妇人年五十所，病下利数十日不止，暮即发热，少腹里急，腹满，手掌烦热，唇口干燥，何也？师曰：此病属带下。何以故？曾经半产，瘀血在少腹中不去。何以知之？其证唇口干燥，故知之。当以温经汤主之。"《金匮要略·血痹虚劳病脉证并治》中："虚劳虚烦不得眠，酸枣仁汤主之。"以上诸条文，其所述病状各有不同，但其方剂中均含有川芎，然上述条文所述病状，并无明显涉及川芎症状或体征。

川芎应用指征的确定，与其他药物有所不同，在其探索过程中主要采用以方证定药证的方法。《伤寒论》和《金匮要略》中的方剂具有很强的典型性，是某些病状高度精确的概括。例如小柴胡汤、桂枝汤、真武汤等，临床上如辨证为小柴胡汤，可详细诊查，四诊合参，了解和掌握小柴胡汤中其他药物的应用指征。曾治一女性患者，月经不调，辨证当用小柴胡汤合当归芍药散，仔细腹诊，于患者下腹部触及数条与脐水平线方向一致的条纹，宽约 2～3 毫米，长短不一。当时考虑这些条纹是否可以作为川芎的应用指征。后在临床多次验证，凡遇到下腹部有此类条纹的患者，在辨证基础上加用川芎，往往可获良效。后余进一步发现，部分患者下腹部除有与脐水平线走行一致的条纹外，还可以见到与腹直肌方向一致的条纹，经临床验证，此类条纹也可作为川芎的药证之一。为了便于描述，将下腹部与脐水平线平行的条纹，称为少腹横纹。将下腹部与腹直肌方向一致的条纹，称为少腹纵纹。少腹横纹与少腹纵纹，两者统称为少腹条纹。

少腹条纹非常常见，在很多患者身上都可以见到，但并不是一见到少腹条纹就必须用川芎。例如绝大部分急性上呼吸道感染、急性气管支气管炎、急性胃肠炎等这类疾病，即使患者存在少腹条纹，辨证处方时也不必加用川芎。而一些慢性病症，如长期头痛、月经不调、不孕不育、顽固性腹痛、中风等，患有这些病症的患者如果有少腹条纹，则处方时应加用川芎。当然上述观点只是大概规律，临床上需要具体问题具体分析，不可一成不变。

28. 苦杏仁

性味：苦，微温；有小毒。

药证：喘；太息等。

常用剂量：10~20g。

杏仁分为甜杏仁和苦杏仁。甜杏仁也称南杏仁，常作为食品，可直接食用。苦杏仁也称北杏仁，可入药。此处主要论及苦杏仁药证。杏仁为临床常用药物，早在《神农本草经》中即有记载。宋代《太平惠民和剂局方》中的三拗汤，清代吴鞠通所著《温病条辨》中的杏苏散等，这些名方中均含有杏仁。《伤寒论》中含有杏仁的方剂约10首。

余在初始行医时，对杏仁的应用指征并不明了，只是笼统认为杏仁有止咳、平喘、润肠通便的功效，对其具体药证并无明确认识。后余研读《伤寒论》及《金匮要略》中含有杏仁方剂的条文，结合临床实践，始有所悟。

《伤寒论》原文第18条："喘家作，桂枝汤，加厚朴杏子佳。"第35条："太阳病，头痛发热，身疼腰痛，骨节疼痛，恶风，无汗而喘者，麻黄汤主之。"第 40 条小青龙汤后所载方药的加减，"若喘，去麻黄加杏仁半升，去皮尖。"第 63 条："发汗后，不可更行桂枝汤，汗出而喘，无大热者，可与麻黄杏仁甘草石膏汤。"以上条文所述症状中均有"喘"，尤其是第 18 条特别强调"喘家"，而且所用方药中均有杏仁，可见杏仁与喘这一症状关联性较强。于是将喘作为杏仁的药证之一，进行临床验证。后余治疗一 6 岁小女孩，患气喘半年余，检查无异常发现，多方治疗无效，细询其症状，小女孩自述感觉气不够用，总想深吸气。余用桂枝加厚朴杏子汤加减，处方三剂。服药后患者症状大为减轻，继服三剂而愈。经此病例，余对杏仁的应用指征进一步明确。

后又遇一女性患者，晋中学院学生，自述气喘，痛苦莫名，伴有胃脘部不适，肺部听诊无哮鸣音，呼吸时胸廓变化亦不如支气管哮喘明显。时余读《金匮要略·胸痹心痛短气脉证并治》，对其中"胸痹，胸中气塞，短气，茯苓杏仁甘草汤主之；橘枳姜汤亦主之"，不甚理解。遇此患者，觉其病状与条文描述相似，于是处方茯苓杏仁甘草汤。患者服药两剂，症状减轻，于是停止服药，不久气喘加重，后继续服六剂而愈。经此病例，将喘作为杏仁的药证，临床应用多获效验。

临床上有一类患者，常会不自主叹气，此类患者，大多情志不遂、心情抑郁。仔细观察叹气的动作，患者先深吸气而后快速呼出，这一动作类似于喘，而较喘更为轻微。既然和喘类似，于是考虑这一症状可以在辨证的基础上加用杏仁治疗。后余在临床验证，常可获效。

另外杏仁有润肠通便的作用，但其他果仁类药物也有此作用，比如火麻仁、柏子仁、桃仁等。因此杏仁在这方面的作用不具有明显的特异性，故不将便秘作为杏仁的应用指征。当然在临床上如遇便秘的患者，依据情况可酌加杏仁。

综上所述，将杏仁的主要应用指征定为喘和太息。

29. 桔梗

性味：苦、辛，平。

药证：咽痛；黏痰；痈脓等。

常用剂量：6～10g。

桔梗在《伤寒论》中较少用及，原文中含有桔梗的方剂约3首。然桔梗在临床较为常用，清代医家程国彭所著《医学心悟》中的止嗽散，以及吴鞠通所著《温病条辨》中的桑菊饮，这些著名方剂均含有桔梗，多取其祛痰、止咳之功效。

药物的药证当有一定的特异性，或者其他药物不具备的功效。仅以祛痰、止咳等功效，概括桔梗的应用指征，太过笼统，临床也不易掌握。桔梗药证的探索，依旧遵循《伤寒论》和《金匮要略》原文与临床实践相结合的原则。

桔梗的药证，首先当是咽痛。《伤寒论》原文第311条："少阴病二三日，咽痛者，可与甘草汤；不差，与桔梗汤。"此条论及咽痛的治疗，在甘草汤治疗无效的情况下用桔梗汤。第317条："少阴病，下利清谷，里寒外热，手足厥逆，脉微欲绝，身反不恶寒。其人面色赤，或腹痛，或干呕，或咽痛，或利止脉不出者，通脉四逆汤主之。"此条主要论及通脉四逆汤及其所主病状，在方后所载药物加减的原文中提及"咽痛者，去芍药加桔梗一两"。通脉四逆汤由炙甘草、干姜、附子等三味药组成，其方较为简单。咽痛时加桔梗，更突出咽痛与桔梗的关系。综上两条原文所述，咽痛可作为桔梗的药证之一。

　　然在《伤寒论》中还有其他治疗咽痛的方药，例如原文
第311条中的甘草汤，第312条："少阴病，咽中伤，生疮，
不能言语，声不出者，苦酒汤主之。"第313条："少阴病，
咽中痛，半夏散及汤主之。"从以上三条原文可知，甘草和半
夏也可治疗咽痛。前文药证中已论及甘草和半夏。甘草所主咽
痛，多无红肿，疼痛程度可轻可重。半夏所主咽痛，多见咽喉
部位肿痛，色不红略显紫色，多伴有痰涎。桔梗所主咽痛，经
余参考各家医案及临床验证，多为红肿疼痛，甚至化脓者。

　　桔梗的另一药证为黏痰，在临床实践中，余常用桔梗治疗
咳嗽、咳痰。其应用指征为痰黏，即咳痰不爽，难以咳出。临
床遇此种情况酌加桔梗，可获较好疗效。桔梗的这一药证当与
麦冬的药证相鉴别。桔梗所适用的黏痰患者，其舌苔或白或
黄。麦冬也适用于黏痰，但麦冬所适用的患者，多见舌光红
少苔。

　　桔梗的另一药证为痈脓。《金匮要略·肺痿肺痈咳嗽上气
病脉证治》："咳而胸满，振寒脉数，咽干不渴，时出浊唾腥
臭，久久吐脓如米粥者，为肺痈，桔梗汤主之。"此条论及肺
痈的症状和治疗。肺痈多有"浊唾腥臭""吐脓如米粥"，治
疗用桔梗汤，可见桔梗对脓性分泌物有一定疗效。另外在
《金匮要略·疮痈肠痈浸淫病脉证并治》有排脓散和排脓汤两
方。排脓散由枳实、芍药、桔梗、鸡子黄等四味药组成；排脓
汤由甘草、桔梗、生姜、大枣等四味药组成。原文并未论及两
方所主病状，从方名推测，当与痈脓有关。

　　另外需要说明，桔梗对消化道有一定刺激作用，用量较大
时会引起恶心、呕吐等不适症状，故临床治疗伴有消化系统疾
病的患者时，桔梗的应用更需谨慎，用量不宜过大。

30. 地黄

性味：甘、苦，寒。

药证：少腹不仁；少腹拘急等。

常用剂量：15～30g。

地黄又名地髓，为玄参科植物的根茎，依据炮制方法的不同，分为鲜地黄、干地黄和熟地黄，干地黄又称生地黄。地黄入药历史悠久，早在《神农本草经》中就有记载。后世医家对地黄也很重视，应用非常广泛。例如，宋代钱乙所著《小儿药证直诀》中的导赤散，明代周之干所著《慎斋遗书》中的百合固金汤，清代吴鞠通所著《温病条辨》中的增液汤等。这些著名方剂均含有地黄，临床应用，疗效确切。《伤寒论》中含有地黄的方剂仅 1 首即炙甘草汤。

余研习《伤寒论》和《金匮要略》，两书中所用地黄为鲜地黄和干地黄。鲜地黄仅在炙甘草汤中提及，其他《金匮要略》诸方均用干地黄，故此处主要探讨干地黄的药证。历代医家多认为地黄的功效为清热凉血、养阴生津、滋阴补血、添精益髓，其应用指征多为舌绛烦渴、吐、衄、发斑、腰膝酸软、骨蒸潮热等，此种描述颇为笼统，不易掌握，临床应用存在困难。比如舌绛烦渴这一症状，生石膏也可用之，不具有明显的特异性，故不能作为地黄的药证。

地黄药证的探索当遵循《伤寒论》和《金匮要略》原文与临床实践相结合的原则。《金匮要略·消渴小便不利淋病脉证并治》中："男子消渴，以饮一斗，小便一斗，肾气丸主之。"《金匮要略·中风历节病脉证并治》中记载："崔氏八味丸，治脚气上入，少腹不仁。"崔氏八味丸、肾气丸两者药物组成相同，均由干地黄、山药、山茱萸、茯苓、泽泻、牡丹皮、桂枝、附子等八味药组成。理解和掌握《伤寒论》和《金匮要略》中的方药，离不开腹诊。以上条文中涉及腹诊的有"少腹不仁"。余起初对"少腹不仁"这一描述不甚理解，认为是少腹部位皮肤感觉减退。后余参考各医家之论述，结合自身临床实践，认为"少腹不仁"当是下腹部腹中线沿线部位，按压时局部组织松软无抵抗感或者抵抗感明显减弱，常伴有相应部位皮肤感觉减退。故余在临床遇到"少腹不仁"的患者，便用肾气丸，其中部分患者，效果并不理想。后读《皇汉医学》，书中将"少腹不仁"定为地黄的主要应用指征，余始悟"少腹不仁"当是药证而非方证。余将"少腹不仁"作为地黄的药证之一，用之临床，多有效验。例如，《伤寒论》原文 177 条："伤寒，脉结代，心动悸，炙甘草汤主之。"炙甘草汤在临床应用时，"少腹不仁"可作为其指证之一。同样《金匮要略·妇人妊娠病脉证并治》中："师曰：妇人有漏下者，有半产后因续下血都不绝者，有妊娠下血者，假令妊娠腹中痛，为胞阻，胶艾汤主之。"芎归胶艾汤的方药组成中含有地黄，临床应用此方时仍可将"少腹不仁"作为其指证之一。

在此特别强调一下，《金匮要略·血痹虚劳病脉证并治》中："虚劳腰痛，少腹拘急，小便不利者，八味肾气丸主之。"此条论及肾气丸及其所主病状，其中"少腹拘急"涉及腹证。有的医家认为此处的"少腹拘急"，是自觉症状，即患者自觉下腹部牵引不适，此种观点与临床实际不符。余在临床多次验证，认为"少腹拘急"当为腹直肌下腹部段，单侧或双侧呈现痉挛状态。余将"少腹拘急"定为地黄的药证之一。临床上"少腹不仁"与"少腹拘急"两者见其一，即可处方时在辨证基础上加用地黄。例如，《金匮要略·惊悸吐衄下血胸满瘀血病脉并治》中："下血，先便后血，此远血也，黄土汤主之。"此条论及黄土汤及其所主病状，此方的方药组成中含有地黄，其应用指征当有"少腹拘急"或"少腹不仁。"当然"少腹拘急"定为地黄的药证，临床验证并不多，有待进一步探究。

31. 阿胶

性味：甘，平。

药证：少腹颗粒等。

常用剂量：5～15g。

阿胶为马科动物驴的皮，经煎煮、浓缩制成的固体胶。山东、浙江、河南等省均有生产，其中以山东省东阿县所产最为著名，故称之为阿胶。阿胶入药历史悠久，早在《神农本草经》中便有记载，并将其列为上品。阿胶为历代医家所推崇，多用于补血、滋阴、止血等。例如宋代钱乙所著《小儿药证直诀》中的补肺阿胶汤，清代俞根初所著《通俗伤寒论》中的阿胶鸡子黄汤等，这些著名方剂均含有阿胶。《伤寒论》中含有阿胶的方剂约3首。

阿胶在临床应用很广，掌握阿胶的应用指征非常重要，《伤寒论》和《金匮要略》中的一些经典方剂的运用，离不开对阿胶药证的认识。余初始行医，对阿胶的应用，并不掌握，临床运用较为盲目，对其药证的探索，不得途径。历代医家应用阿胶，多用于血证，如便血、尿血、咳血、子宫出血等，例如《金匮要略·惊悸吐衄下血胸满瘀血病脉并治》中："下血，先便后血，此远血也，黄土汤主之。"《金匮要略·妇人妊娠病脉证并治》中："师曰：妇人有漏下者，有半产后因续下血都不绝者，有妊娠下血者，假令妊娠腹中痛，为胞阻，胶艾汤主之。"此两条原文，前者论及便血，后者论及子宫出血，其所用方剂黄土汤和胶艾汤均含有阿胶，因此有的医家认为血证可以作为阿胶的应用指征。余在临床验证，认为此种观点失于偏颇，不能将血证作为阿胶的应用指征。例如，《伤寒论》原文第 177 条："伤寒，脉结代，心动悸，炙甘草汤主之。"第 303 条："少阴病，得之二三日以上，心中烦，不得卧，黄连阿胶汤主之。"以上两条原文，主要论及炙甘草汤和黄连阿胶汤及其所主病状，临床应用两方时，并无明显血证或失血情况。

随着对腹诊研究的深入，觉得阿胶药证的探索，必须依靠腹诊。例如，《伤寒论》原文第 223 条："若脉浮发热，渴欲饮水，小便不利者，猪苓汤主之。"猪苓汤方剂组成含有阿胶，临床可用于泌尿系感染，如膀胱炎、急性肾盂肾炎等。当然猪苓汤并不仅仅应用于泌尿系感染，气管支气管炎、美尼尔氏综合征等，凡有猪苓汤证者皆可用之。余在临床应用此方时，仔细腹诊，与患者下腹部常可触及绿豆大小的颗粒状物，拟将此种情况定为阿胶的应用指征，后经临床多次验证得以确定，并将下腹部触及的绿豆大小的颗粒，称之为少腹颗粒。曾治疗一腰痛的女性患者，服药数剂，效果不佳，后腹诊时，触及少腹颗粒，遂加用阿胶，症状大为改善。由此病例，余进一步明确少腹颗粒为阿胶的主要应用指征。临床上诊疗患者，凡是遇到少腹颗粒的情况，均可在辨证基础上加用阿胶。

32. 干姜

性味：辛，热。

药证：中腹寒等。

常用剂量：5～15g。

干姜为姜科植物姜的干燥根茎。干姜临床应用广泛，唐代《外台秘要》中的干姜汤，宋代《太平圣惠方》中的干姜散，均以干姜为主药。《伤寒论》中含有干姜的方剂（包括加减）约24首。

干姜药证的探索，余初始苦思，不得要领。干姜在《伤寒论》和《金匮要略》中所用甚多，在不同病症的治疗中，均可用到。例如，《伤寒论》原文第40条："伤寒表不解，心下有水气，干呕，发热而咳，或渴，或利，或噎，或小便不利，少腹满，或喘者，小青龙汤主之。"此条论及小青龙汤所主病状。同样，第96条："伤寒五六日中风，往来寒热，胸胁苦满，嘿嘿不欲饮食，心烦喜呕，或胸中烦而不呕，或渴，或腹中痛，或胁下痞硬，或心下悸，小便不利，或不渴，身有微热，或咳者，小柴胡汤主之。"此条论及小柴胡汤所主病状，在其后加减中提及"若咳者，去人参、大枣、生姜，加五味子半升、干姜二两"。从以上两条原文可知干姜多用于咳、喘。原文第306条："少阴病，下利便脓血者，桃花汤主之。"此条论及桃花汤，桃花汤方药组成中含有干姜，其所主病状中有下利。原文第61条："下之后，复发汗，昼日烦躁不得眠，夜而安静，不呕，不渴，无表证，脉沉微，身无大热者，干姜附子汤主之。"从此条可以看出，干姜附子汤所主病状以"昼日烦躁不得眠，夜而安静"为主，无咳、喘及下利。从以上诸条文可以看出干姜在不同方剂中其作用似有不同，而其应用指征亦不明确。

余仔细研读《伤寒论》及《金匮要略》中涉及干姜的条文。后读原文第386条："霍乱，头痛发热，身疼痛，热多欲

饮水者，五苓散主之；寒多不用水者，理中丸主之。"此条论
及理中丸，在其后所载制法和服用方法中提及"腹中未热，
益至三四丸，然不及汤"，其中"腹中未热"使余豁然开朗。
文中提及"腹中未热"，其潜在意思当是"腹中寒"。余思考
"腹中寒"在此处可以是自觉症状，临床观察，部分呕吐、下
利的患者，确实会自述"肚子凉"，然此种提法不具有普遍意
义。后读《金匮要略·腹满寒疝宿食病脉证治》中："心胸中
大寒痛，呕不能食，腹中寒，上冲起皮，出现有头足，上下痛
而不可触近，大建中汤主之。"此条论及大建中汤所主病状，
明确提及"腹中寒"，余考虑可将其作为腹证的一种，即他觉
症状。《伤寒论》中之腹，多指脐腹部即中腹部，"腹中寒"
如果作为腹证，当是腹诊时感知患者中腹部寒凉。余将这一想
法用于临床进行验证，凡腹诊时中腹部寒凉的患者，在辨证基
础上加用干姜，多可获效。并将中腹部寒凉这一腹证称之为中
腹寒，因此干姜的主要应用指征可以定为中腹寒。

另外需要注意，干姜外部包裹硬而褶皱的姜皮，煎药时干
姜的有效成分不容易煎出，影响药效。余曾听恩师康守义提
及，干姜煎煮后，将其打碎，中间部分有时还是干的。恩师用
干姜时，必定将其打碎，如此可保证药效。同样的药，干姜整
块和打碎，煎出的药液口感是不同的，后者辣味更加强烈。余
在临床亦遵从恩师的做法，干姜入煎剂时，一律打碎。

33. 附子

性味：辛、甘，热，有毒。

药证：下腹寒等。

常用剂量：5～15g。

附子为毛茛科植物乌头的子根的加工品。依据不同炮制方

法，附子可分为盐附子、黑附片、白附片、淡附片、炮附片等。历代医家对附子颇为推崇，称其为"回阳救逆第一品"。明代张介宾将附子誉为药中"四维"之一。《伤寒论》中含有附子的方剂约 23 首（包括加减）。

附子临床应用很广，一些外感热病、风湿、类风湿、心脑血管、肿瘤等疾病的治疗中常可用到，但附子的应用指征较难掌握，尤其对于初学者。一些医家虽有自己的经验总结，但失于笼统，让人不得要领。余初始行医，应用附子也较为盲目，颇觉困惑。《伤寒论》原文第 304 条："少阴病，得之一二日，口中和，其背恶寒者，当灸之，附子汤主之。"此条论及附子汤及其所主病状。文中强调"背恶寒"，故余在临床尝试将"背恶寒"作为附子的应用指征。然在临床，遇到此类症状，在辨证基础上加用附子，时或无效，思考其原因，"背恶寒"作为一自觉症状，在麻黄汤证、葛根汤证、大青龙汤证中也可见到。而且，《伤寒论》原文第 169 条："伤寒无大热，口燥渴，心烦，背微恶寒者，白虎加人参汤主之。"此条提及"背微恶寒"，可视作"背恶寒"轻者，然所用方剂为白虎加人参汤，此方与附子汤一寒一热，其性质截然不同。故余逐步将"背恶寒"作为附子应用指征的提法否定。

后余拟将脉象作为其应用指征。例如，《伤寒论》原文第 61 条："下之后，复发汗，昼日烦躁不得眠，夜而安静，不呕，不渴，无表证，脉沉微，身无大热者，干姜附子汤主之。"此条论及干姜附子汤，组方以附子为主药之一，脉象为沉微。原文第 301 条："少阴病，始得之，反发热，脉沉者，麻黄细辛附子汤主之。"此条论及麻黄细辛附子汤，因其有麻黄，当有表证，一般表证脉象多浮，而此处脉象反沉。综合此两条原文，沉脉似可以作为附子的应用指征之一。然余在临床验证，沉脉并非与附子存在对应关系，有些情况虽有沉脉，但加用附子并无明显效果。有的医家认为手足厥冷可作为附子的应用指征。此种观点同样经不起临床验证。例如，《伤寒论》原文第 351 条："手足厥寒，脉细欲绝者，当归四逆汤主之。"此条论及当归四逆汤及其所主病状。文中提及"手足厥冷"，但所用方药并无附子。

后余在临床遇到符合八味肾气丸证的患者，腹诊时患者除有少腹不仁外，常于患者下腹部触及寒凉。有的患者刚接触时，局部并不寒凉，久压之后，医者会感知患者下腹部寒凉。起初余并未在意此种情况，后随着干姜药证的确定，始有所悟。既然中腹寒可以作为干姜的药证之一，那么下腹寒这一腹证，是否也可作为一种药证。八味肾气丸的药物组成中，辛热之药有两味，即桂枝和附子。桂枝的药证为腹动亢进，与下腹寒对应的热药仅剩附子。于是余将下腹寒作为附子的应用指征在临床进行验证。凡腹诊时存在下腹寒的患者，余在辨证基础上加用附子，常可获效，遂将下腹寒定为附子的主要应用指征。

附子的应用还需注意以下几点。首先附子有毒，余在临床应用时，均嘱患者将其先煎一小时，以煎好的附片尝后，口舌不麻为宜。其次是附子的剂量问题。余在临床应用附子，处方时剂量多为 10g 左右，以中病为度。余亦曾亲尝百克附子，服后觉后背发热，其余并无不适。有的医家在治疗一些急危重症时，常用大剂量的附子，常可取得令人满意的疗效。对于附子大剂量应用的问题，余认为有待进一步探索。100g 附子与200g 附子在药效上是否有区别，区别有多大。还有就是溶解度的问题，附子的有效成分在不同温度的水中有不同的溶解度，大剂量的附子煎煮时到底有多少有效成分析出，是否存在饱和。另外，患者具体的服用量也无法准确描述。比如，同样是100g附子，有的患者煎煮时取药液100ml，有的取200ml，如此药物的浓度肯定不同，是否影响药效。再次为反药的问题。传统中医认为附子与半夏、瓜蒌、贝母、白蔹、白及等药物同用会产生较强毒性，称之为相反。历代医家对反药是否可以同用，存在不同的观点。有的医家认为应当遵循古训，临床不能使用反药；有的医家则认为，反药可以使用，并不会产生较强的毒性物质；有的甚至认为会增强药效。余认为目前缺乏反药在临床使用的具体研究，并无统一认识，故反药在临床谨慎使用为好。

34. 生龙骨

性味：甘、涩，平。

药证：脐下动等。

常用剂量：15～30g。

龙骨为大型哺乳动物的骨骼化石。早在《神农本草经》中就有龙骨的记载，谓其"主心腹鬼注，精物老魅，咳逆，泄利，脓血，女子漏下，症瘕坚结，小儿热气惊痫"等。成书于北宋的《本草衍义》中所记载的桑螵蛸散，近代名医张锡纯所著《医学衷中参西录》中的镇肝熄风汤，均用及龙骨。《伤寒论》中含有龙骨的方剂约3首。

余初学《伤寒论》，读其原文，认为龙骨的应用多与情志有关。例如，《伤寒论》原文第112条："伤寒脉浮，医以火迫劫之，亡阳，必惊狂，卧起不安者，桂枝去芍药加蜀漆龙骨牡蛎救逆汤主之。"此条的病状描述有"惊狂，卧起不安"，这些症状为患者的神志变化。又如，原文第 107 条："伤寒八九日，下之，胸满烦惊，小便不利，一身尽重不可转侧者，柴胡加龙骨牡蛎汤主之。"第 118 条："火逆下之，因烧针烦躁者，桂枝甘草龙骨牡蛎汤主之。"此两条原文的病状描述中有"烦惊""烦躁"等神志变化，其组方用药均用及龙骨，看似龙骨的应用与患者情志变化较为密切。然而《伤寒论》中有些条文，虽论及神志变化，但组方并未用龙骨。例如，原文第 102 条："伤寒二三日，心中悸而烦者，小建中汤主之。"此条的病状描述中有"悸而烦"，这是比较明显的情志变化，而且在这一条文中并未描述其他病状，可知"悸而烦"是主症，其治疗用小建中汤，而小建中汤的药物组成中并无龙骨。同样，原文第 303 条："少阴病，得之二三日以上，心中烦，不得卧，黄连阿胶汤主之。"此条中有"心中烦，不得卧"这一情志变化，但其对应方剂黄连阿胶汤中并无龙骨，由此可知龙骨的应用指证和情志变化有一定关系，但并非确定。

后余研读汤本求真所著《皇汉医学》，书中引述吉益东洞所著《药征》中有关龙骨记述，谓其"主脐下之动，兼治烦惊失精。""脐下之动"为一腹证，腹诊时按压患者下腹部，可触及搏动感。"脐下之动"，是腹主动脉在下腹部的体现。余将"脐下之动"简称为"脐下动"，并将其作为龙骨的应用指证之一，在临床进行验证。凡遇"脐下动"的患者，在辨证基础加用龙骨，多可获效。同时观察到，有"脐下动"的患者，多伴有情志的改变，如烦躁、惊恐等，因此将"脐下动"定为龙骨的药证之一。

龙骨因其加工不同分为生龙骨和煅龙骨。生龙骨经煅烧、碾碎，即为煅龙骨。《伤寒论》和《金匮要略》中并无龙骨需要煅烧的记载，因此两书中所用龙骨为生龙骨。另外龙骨为矿物药，其有效成分不易溶于水，故龙骨入汤剂，宜打碎先煎30分钟。

35. 生牡蛎

性味：咸、涩，微寒。

药证：脐上动等。

常用剂量：15～30g。

牡蛎为牡蛎科动物长牡蛎、大连湾牡蛎或近江牡蛎等的贝壳。牡蛎入药历史久远，《神农本草经》中就有记载。宋代《太平惠民和剂局方》中的牡蛎散，清代吴鞠通所著《温病条辨》中的大定风珠，以及近代名医张锡纯所著《医学衷中参西录》中的镇肝熄风汤，均用及牡蛎。《伤寒论》中含有牡蛎的方剂约6首（包括加减）。

牡蛎药证的探索与龙骨类似，在《伤寒论》的方剂中，两者常同时应用。例如，《伤寒论》原文第112条："伤寒脉浮，医以火迫劫之，亡阳，必惊狂，卧起不安者，桂枝去芍药加蜀漆龙骨牡蛎救逆汤主之。"第107条："伤寒八九日，下之，胸满烦惊，小便不利，一身尽重不可转侧者，柴胡加龙骨牡蛎汤主之。"第118条："火逆下之，因烧针烦躁者，桂枝甘草龙骨牡蛎汤主之。"此三条原文所述方剂的组成均有龙骨和牡蛎。余初始行医，研究《伤寒论》及《金匮要略》，认为龙骨和牡蛎作用相似，药效并无明显区别，临床应用较为盲目。然而，原文第395条："大病差后，从腰以下有水气者，牡蛎泽泻散主之。"此条所述牡蛎泽泻散其药物组成只有牡蛎并无龙骨，一度较为困惑。后读《皇汉医学》始对两者的应用指征有较为明确的认识，书中引述吉益东洞所著《药征》

中有关龙骨记述，谓其"主胸腹之动，兼治惊狂、烦躁"。其中"胸腹之动"可作为牡蛎的应用指证。"胸腹之动"为腹主动脉在上腹部搏动亢进的表现。余将此指证验之临床，遇"胸腹之动"的患者，在辨证基础上，组方时加用牡蛎，多可获效。因前文已将龙骨的主要药证定为脐下动，为与之对应，便于记忆，故将牡蛎的主要药证定为脐上动。

另据现代药理研究认为，牡蛎可作为制酸剂，用于治疗胃酸过多。现代一些医生在治疗消化系统疾病如慢性浅表性胃炎、胃溃疡、十二指肠溃疡时，于方中酌加牡蛎，此种做法，有的学者称之为中药西用，有的学者则持反对意见，认为这是对传统中医药学的误导。余认为当以患者利益为中心考虑问题，只要对患者有益，便可采用。余在临床用药，多遵循《伤寒论》和《金匮要略》，治疗消化系统疾病时常会用到牡蛎，但并非取其对胃酸分泌的抑制作用，而是依据牡蛎本身的药证。

牡蛎的另一应用体现在肿瘤的治疗上。历代医家均有用牡蛎治疗肿瘤的验案。"三部六病"学说中的攻坚汤，多用于治疗各种肿瘤，如肝癌、乳腺癌、甲状腺肿瘤等，由王不留行、夏枯草、紫苏子、生牡蛎、甘草等药物组成，因此牡蛎为肿瘤治疗时的常用药，遇到肿瘤患者，可在辨证基础上加用牡蛎。然并非所有治疗肿瘤的方剂均含有牡蛎。例如，明代陈实功所著《外科正宗》中的海藻玉壶汤，此方治疗肿瘤常用，其方药组成不含牡蛎，因此肿瘤并不能作为牡蛎的药证。任何肿瘤的治疗均需要辨证施治，不可一成不变，如肿瘤患者确有脐上动，组方时可加用牡蛎。

36. 桃仁

性味：苦、甘，平，有小毒。

药证：腹部瘀血性硬块或硬结等。

常用剂量：5～20g。

桃仁为蔷薇科落叶小乔木桃或山桃的种子。《神农本草经》谓其"主治瘀血，血闭瘕邪气，杀小虫。"后世医家多认为桃仁有活血祛瘀、润肠通便的功效。例如清代《医宗金鉴》中的桃红四物汤，被称为调经要方之一，方中取桃仁活血祛瘀的功效；再如元代危亦林所著《世医得效方》中的五仁丸，取桃仁润肠通便之功效。《伤寒论》中含有桃仁的方剂约3首。

临床需要用活血化瘀这一治疗方法的疾病种类繁多，因此具有活血化瘀这一功效的药物临床应用频率很高。桃仁是活血化瘀药，《伤寒论》和《金匮要略》中含桃仁诸方，多为活血化瘀之剂。应用《伤寒论》和《金匮要略》中的活血化瘀类方剂，掌握桃仁的应用指征至关重要。探索桃仁的药证，必须结合腹诊。《伤寒论》第106条："太阳病不解，热结膀胱，其人如狂，血自下，下者愈。其外不解者，尚未可攻，当先解其外；外解已，但少腹急结者，乃可攻之，宜桃核承气汤。"第124条："太阳病六七日，表证仍在，脉微而沉，反不结胸，其人发狂者，以热在下焦，少腹当硬满，小便自利者，下血乃愈。所以然者，以太阳随经，瘀热在里故也，抵当汤主之。"第126条："伤寒有热，少腹满，应小便不利，今反利者，为有血也，当下之，不可余药，宜抵当丸。"以上三条原文分别论及桃核承气汤、抵挡汤、抵挡丸及其所主病状，三者药物组成均有桃仁。原文中涉及的腹部体征有"少腹急结""少腹当硬满""少腹满"等。经余在临床验证，这些描述归根到底是腹诊时在患者腹部所触及的硬块或硬结，只是程度、范围、部位不同。

同样在《金匮要略》中也有类似描述，例如《金匮要略·妇人妊娠病脉证并治》中："妇人宿有癥病，经断未及三月，而得漏下不止，胎动在脐上者，为癥痼害。妊娠六月动者，前三月经水利时，胎也。下血者后断三月，衃也。所以血不止者，其癥不去故也，当下其癥，桂枝茯苓丸主之。"此条原文论及桂枝茯苓丸及其所主病状，原文中的"癥"也是腹部硬块。另外《金匮要略·妇人产后病脉证治》中："师曰：产妇腹痛，法当以枳实芍药散，假令不愈者，此为腹中有干血着脐下，宜下瘀血汤主之；亦主经水不利。"此条论及下瘀血汤及其所主病状，其中"干血着脐下"，应当是肚脐下部可触及硬块。临床上并非所有腹部硬块或者硬结均适用含有桃仁的方剂。《伤寒论》和《金匮要略》中含桃仁的方剂，多用于活血化瘀，所以在用此类方剂时，应当注意，必须是瘀血性硬块或者硬结才适用。这类腹部的硬块或者硬结有一共同特点，就是按压时痛甚，治疗时多用含有桃仁的方剂，因此将桃仁的主要药证定为腹部瘀血性硬块或硬结。

另外桃仁有润肠通便、止咳平喘的作用，但不具有特异性，故不能将其作为桃仁的应用指征。桃仁入煎剂时，应当捣碎。桃仁有小毒，应用时不可过量。

37. 瓜蒌

性味：甘、微苦，寒。

药证：膻中轻压痛；上腹部轻压痛等。

常用剂量：15～20g。

　　瓜蒌为葫芦科植物栝楼和双边栝楼的成熟果实。瓜蒌依据入药部位不同，分为全瓜蒌、瓜蒌皮、瓜蒌仁等，入药部位不同，其药效亦有差别，此处主要论及全瓜蒌。后世医家多用瓜蒌祛痰、止咳。在《伤寒论》中含有瓜蒌的方剂约两首（包括加减）。

　　瓜蒌药证的确定，来自对《伤寒论》和《金匮要略》原文的研读，以及在临床实践中的探索。瓜蒌的应用较为著名的当属《金匮要略》中的瓜蒌系列组方，例如《金匮要略·胸痹心痛短气病脉证治》中："胸痹之病，喘息咳唾，胸背痛，短气，寸口脉沉而迟，关上小紧数，栝楼薤白白酒汤主之。""胸痹不得卧，胸痛彻背者，栝楼薤白半夏汤主之。""胸痹心中痞，结气留在胸，胸满，胁下逆抢心，枳实薤白桂枝汤主之。人参汤亦主之。"以上三条原文为广大医者所熟知，分别论及栝楼薤白白酒汤、栝楼薤白半夏汤、枳实薤白桂枝汤，三方中均含有瓜蒌，且主治均为胸痹。依据上述《金匮要略》原文，胸痹主要表现为胸背痛，胸痛彻背，此种病状在临床常可遇到，多表现为胸部正中膻中部位（可偏左或偏右）疼痛，同时伴有后背疼痛。有此种病状的患者，按压其胸部膻中部位，患者会自觉疼痛。初始余对这一情况并未在意，后在临床应用小陷胸汤时，方有顿悟。《伤寒论》原文第138条："小结胸病，正在心下，按之则痛，脉浮滑者，小陷胸汤主之。"小陷胸汤由黄连、半夏、瓜蒌等三味药组成，原文中记述其所主病状有"按之则痛"。临床遇到小陷胸汤证的患者时，轻压其心下部位，患者会有痛感，即"按之则痛"。此种情况与《金匮要略》中胸痹的描述类似，均有轻压痛，只是部位不同，一则是上腹部，一则是胸部。小陷胸汤与栝楼薤白白酒汤、栝楼薤白半夏汤、枳实薤白桂枝汤对比，方中均含有瓜蒌，于是余考虑可将膻中轻压痛和上腹部轻压痛定为瓜蒌的主要应用指征。后遇一女性患者，近 60 岁，体态偏胖，患有干咳，久治不愈，腹诊时该患者存在膻中轻压痛，于是在辨证基础上加用瓜蒌，患者咳嗽大为缓解。经临床多次验证，余最终将膻中轻压痛和上腹部轻压痛定位瓜蒌的主要药证。

另外在中药"十八反"中，瓜蒌与附子互为反药，两者不宜同用。临床上经常遇到需要瓜蒌和附子同用的情况，虽然有医家认为，两者同用并无不可，但目前缺乏两者同用的相关研究，故应用时仍需谨慎。

38. 薤白

性味：辛、苦，温。

药证：背部放射痛等。

常用剂量：15～20g。

薤白为百合科植物小根蒜和薤的地下鳞茎。《神农本草经》谓其主"金疮疮败。"《伤寒论》中含有薤白的方剂仅见于四逆散其后所载的药物加减中，余处未见。

薤白并非常用药，余在临床应用时，多用于胸痹的治疗。胸痹的治疗，余多遵从《金匮要略》。例如，《金匮要略·胸痹心痛短气病脉证治》中："胸痹之病，喘息咳唾，胸背痛，短气，寸口脉沉而迟，关上小紧数，栝楼薤白白酒汤主之。""胸痹不得卧，胸痛彻背者，栝楼薤白半夏汤主之。""胸痹心中痞，结气留在胸，胸满，胁下逆抢心，枳实薤白桂枝汤主之。人参汤亦主之。"以上三条原文均论及胸痹的治疗，其组方均有瓜蒌、薤白。初始余对薤白在此处三方中的应用依据不甚明了，后如上文所言，依据小陷胸汤，明确了瓜蒌的药证后，对薤白的应用指征才有进一步认识。《金匮要略》中关于胸痹的描述多为"胸背痛""胸痛彻背"。临床上胸痹多为患者自觉，多表现为胸部疼痛同时牵引后背也出现疼痛，也可表现为按压患者胸部时，患者胸痛加剧，同时多伴有疼痛向背部放射。瓜蒌的主要药证为上腹部和膻中部位的轻压痛，并无放射痛。《金匮要略》中记载，治疗胸痹时瓜蒌与薤白同用，因此可以推定薤白的主要应用指征为背部放射痛。

另外，《伤寒论》原文第318条："少阴病，四逆，其人或咳，或悸，或小便不利，或腹中痛，或泄利下重者，四逆散主之。"其后药物加减中记载"泄利下重者，先以水五升，煮薤白三升，煮取三升，去滓，以散三方寸匕，内汤中，煮取一升半，分温再服。"以上原文主要论及四逆散所主病状及其药物加减，从中可以看出，薤白可用于"泄利下重"。薤白的这一作用在《本草拾遗》即有中记载，治赤痢，"薤、黄柏煮服之。"《食疗心镜》中亦记载，治疗赤白痢下，"薤白一握。切，煮作粥食之。"然此作用余并未在临床进行验证，因此并不确定，姑且录于此处。

39. 麦冬

性味：甘、微苦，微寒。

药证：舌红少苔或无苔等。

常用剂量：10～15g。

麦冬是百合科植物麦冬的块根。《神农本草经》谓其主"心腹结气，伤中伤饱，胃络脉绝，羸瘦短气。"清初名医喻昌所著《医门法律》中的清燥救肺汤，以及吴鞠通所著《温病条辨》中的增液汤、沙参麦冬汤等这些著名方剂，其组成均有麦冬。《伤寒论》中含有麦冬的方剂约两首。

　　麦冬的应用指征，余初始认为和咳嗽有关。《金匮要略·肺痿肺痈咳嗽上气病脉证治》中："火逆上气，咽喉不利，止逆下气，麦门冬汤主之。"古代"上气"多与咳嗽并现。例如《黄帝内经灵枢经·本脏》中记载"肺高，则上气，肩息咳"。此处"上气"与咳嗽同时出现。余理解咳嗽时胸腔内的气体由胸腔上至口腔，喷涌而出，故称为上气，因此《金匮要略》原文中记载麦门冬汤所主病状，其主症当是咳嗽。而且麦门冬汤又以麦冬命名方剂，可见麦冬在方中起主要作用，故余认为麦冬的应用和咳嗽这一症状密切关联。但随着临床日久，认识到这种推测并不正确，特别是对《伤寒论》和《金匮要略》中其他含有麦冬的方剂研究，结合临床实践，进一步明确麦冬的应用指征并不是咳嗽。

　　《伤寒论》原文第 177 条："伤寒，脉结代，心动悸，炙甘草汤主之。"此条论及炙甘草汤及其所主病状，炙甘草汤的方药组成中含有麦冬，但在临床上适合炙甘草汤证的患者，并无咳嗽这一症状，因此麦冬的应用指征另有所指。参考各家医案，结合自己临床验证，逐步认识到麦冬应用和舌质、舌苔关系较为密切。临床观察适合麦门冬汤证的患者，其舌苔常偏少或无，舌质偏红，由此将麦冬的主要应用指征定为舌红少苔或无苔。此外适合麦冬的患者身体多偏瘦，例如，原文第 397 条："伤寒解后，虚羸少气，气逆欲吐，竹叶石膏汤主之。"此条论及竹叶石膏汤及其所主病状，其中的"虚羸"指患者虚弱消瘦，虽然在临床上适合麦冬的患者以身体偏瘦者居多，但也有形体偏胖的患者。临床上遇到患者舌红少苔或无苔，即可在辨证基础上加用麦冬，不必拘泥于患者形体胖瘦。

40. 饴糖

性味：甘，温。

药证：舟状腹且伴腹痛等。

常用剂量：15～30g。

饴糖由高粱、米、麦、粟等粮食，经发酵糖化制成，有软、硬之分，软者为黄褐色黏稠液体，称胶饴；硬者为多孔之黄白色糖块，称白饴糖。两者均可入药，以胶饴为主。《伤寒论》中含有胶饴的方剂仅有 1 首，即小建中汤。

《伤寒论》原文第 100 条："伤寒，阳脉涩，阴脉弦，法当腹中急痛，先与小建中汤，不差者，小柴胡汤主之。"第102 条："伤寒二三日，心中悸而烦者，小建中汤主之。"《伤寒论》中提及胶饴的，仅此两条原文。从原文论述的内容，并不能看出小建中汤所治的特殊之处，无法确定胶饴的作用。有的医家认为胶饴味甘，主要作用为缓解疼痛，此种观点并不准确。《伤寒论》中的桂枝加芍药汤，也主治腹痛，其药物组成与小建中汤最为接近，主要区别在于胶饴，因此不能从腹痛这一症状来区分两者的不同，进而确定胶饴的作用。

胶饴在《金匮要略》中的应用，可以为胶饴的应用指征提供参考。《金匮要略·血痹虚劳病脉证治》中"虚劳里急，悸，衄，腹中痛，梦失精，四肢酸疼，手足烦热，咽干口燥，小建中汤主之。"此条主要论及小建中汤及其所主病状，同《伤寒论》中小建中汤所主病状相同的是，均存在"悸""腹中痛"，不同之处在于《金匮要略》原文中提及"虚劳里急"，而《伤寒论》中并无这一提法。同样在黄芪建中汤的条文中也提及"虚劳里急"，原文为"虚劳里急，诸不足，黄芪建中汤主之。"小建中汤与黄芪建中汤所主的病状中均有"虚劳里急"，两者的方药组成均含有胶饴，因此要弄清胶饴的应用指征，首先要理解"虚劳里急"的含义。依余之经验，《金匮要略》中的"虚劳"多指身体消瘦，"里急"指的是腹直肌痉挛。临床上身体消瘦、腹直肌痉挛的患者较为常见。腹直肌痉挛是白芍的主要药证，而身体消瘦在桂枝汤类方证中多见，在小建中汤和黄芪建中汤中着重强调"虚劳"，可知此处的身体消瘦，并非一般意义上的体重较轻。《伤寒论》成书于东汉末年，彼时战乱不断，纷争四起，民多贫苦，因此余认为《伤寒论》和《金匮要略》中的"虚劳"应当是指身体消瘦且营养不良，具体到身体形态，当是瘦骨嶙峋，腹部凹陷，呈舟状腹。

《金匮要略·腹满寒疝宿食病脉证治》："心胸中大寒痛，呕不能饮食，腹中寒，上冲起皮，出见有头足，上下痛而不可触近，大建中汤主之。"大建中汤的方药组成中也有胶饴，其所主病状中有"上冲起皮，出见有头足"，此种症状类似于肠痉挛。从"上冲起皮"这一症状可知，适合大建中汤方证的患者腹部脂肪较少，腹壁较薄。另外再从方剂命名的角度考虑，无论大建中汤还是小建中汤，都有一"中"字，此处的"中"当指人体部位而言，主要指腹部。

综上所述，余将胶饴的主要药证定为舟状腹且伴有腹痛。胶饴药房不备，余并未将此验之临床，其药证只是推测。有些学者主张，临床用建中汤类方剂时，可以用红糖代替胶饴，余并不认同此种观点。

41. 五味子

性味：酸、甘，温。

药证：咳嗽、痰多等。

常用剂量：5～10g。

五味子为木兰科植物五味子或华中五味子的成熟果实。前者主产于东北地区，称为"北五味子"，后者主产于西南以及长江流域以南各省，称为"南五味子"。《神农本草经》谓其"主益气，咳逆上气，劳伤羸瘦，补不足，强阴，益男子精。"唐代孙思邈所著《备急千金要方》中的五味子汤，明代王肯堂所著《证治准绳》中的四神丸等，其组方均含有五味子。《伤寒论》中含有五味子的方剂约4首（包括加减）。

五味子为临床常用药，余初始认为五味子的应用指征为咳嗽。例如，《伤寒论》原文第40条："伤寒表不解，心下有水气，干呕发热而咳，或渴，或利，或噎，或小便不利、少腹满，或喘者，小青龙汤主之。"第96条："伤寒五六日中风，往来寒热，胸胁苦满，默默不欲饮食，心烦喜呕，或胸中烦而不呕，或渴，或腹中痛，或胁下痞硬，或心下悸，小便不利，或不渴，身有微热，或咳者，小柴胡汤主之。"其后药物加减中记载"若咳者，去人参、大枣、生姜，加五味子半升，干姜二两。"第316条："少阴病，二三日不已，至四五日，腹痛，小便不利，四肢沉重疼痛，自下利者，此为有水气，其人或咳，或小便利，或下利，或呕者，真武汤主之。"其后药物加减中记载"若咳者，加五味子半升，细辛一两，干姜一两。"第318条："少阴病，四逆，其人或咳，或悸，或小便不利，或腹中痛，或泄利下重者，四逆散主之。"其后药物加减中记载"咳者，加五味子、干姜各五分，并主下利。"从以上条文可以看出，五味子的应用与咳嗽关系密切。然对照《金匮要略》中的麦门冬汤时，发现这种观点并不准确。麦门冬汤主治咳嗽，但其组方不含五味子。临床上麦门冬汤所治的咳嗽多为干咳或咳嗽、少痰，因此考虑，含有五味子的方剂，所主咳嗽当伴有痰多。

《金匮要略·痰饮咳嗽病脉证并治》中："青龙汤下已，多唾口燥，寸脉沉，尺脉微，手足厥逆，气从小腹上冲胸咽，手足痹，其面翕热如醉状，因复下流阴股，小便难，时复冒者，与茯苓桂枝五味子甘草汤，治其气冲。"此条病状描述中提及"多唾"，也就是痰多的意思。另外，《金匮要略·肺痿肺痈咳嗽上气病脉证治》中："咳而上气，喉中水鸡声，射干麻黄汤主之。"此条病状描述中提及"喉中水鸡声"，"水鸡声"并非指的是青蛙发出的"呱、呱"的叫声，而是一种类似"呼噜、呼噜"的声音，而且连续，多由气道中痰液较多，与气体相互作用而产生。以上两方均含有五味子，且所主病状均有咳嗽、痰多，因此可以推论，五味子具有镇咳、祛痰的作用，故将其主要药证定为咳嗽、痰多。

另外据现代研究，五味子具有降低转氨酶，改善肝脏功能的作用，临床如遇肝脏疾病的患者，可以根据具体情况加用五味子。

42. 薏苡仁

性味：甘、淡，微寒。

药证：肌肤甲错；疣；白带色白、量多等。

常用剂量：10～30g。

薏苡仁是禾本植物薏苡的成熟种仁。《神农本草经》谓其"主筋急，拘挛不可屈伸，风湿痹，下气。"宋代《太平惠民和剂局方》中的参苓白术散，清代吴鞠通所著《温病条辨》中的三仁汤，均含有薏苡仁。薏苡仁在《伤寒论》中并无记载，在《金匮要略》中可见。

薏苡仁的应用，余初始并未重视，临床治疗一些皮肤病时，常用"三部六病"学说中的祛风利湿汤。祛风利湿汤由浮萍、苍耳子、土茯苓、苦参等四味药组成。恩师康守义运用此汤时常加薏苡仁，经临床验证疗效好于单用祛风利湿汤。余临床应用时将祛风利湿汤加薏苡仁作为一个组方使用，并未考究薏苡仁的具体应用指征。

后余研读《金匮要略·疮痈肠痈浸淫病脉证并治》，其中有关肠痈的记载："肠痈之为病，其身甲错，腹皮急，按之濡，如肿状，腹无积聚，身无热，脉数，此为肠内有痈脓，薏苡附子败酱散主之。"现代医学的急、慢性阑尾炎属于肠痈范畴。余观察部分慢性阑尾炎的患者，其下腹部皮肤较为粗糙，并在辨证基础上加用薏苡附子败酱散，取得良好疗效。故余认为腹部皮肤甲错，为薏苡仁的应用指征之一。后余治疗一中年女性患者，经常头晕，诊治完毕，开具处方时，患者说自己小腿皮肤不好，是否可以一并治疗。余视其两侧小腿，皮肤呈鱼鳞状，偏干有皮屑，触之粗糙。余考虑此种症状与《金匮要略》中所记载的"其身甲错"类似，遂在处方中加入薏苡仁进行验证。患者服药后，复诊时其两腿皮肤较前有明显改善，于是在临床时，特意关注患者腿部皮肤，遇有甲错者，即在辨证基础上加用薏苡仁，多可取效。后来发现薏苡仁不仅适用于腹部、腿部肌肤甲错，手部也同样适用，于是将薏苡仁的主要药证定为肌肤甲错。

余在治疗皮肤病过程中发现，薏苡仁对寻常疣、扁平疣，常有较好的疗效，后来参考一些文献，薏苡仁对疣有一定的治疗作用。同样在治疗妇科白带的过程中发现，确定薏苡仁对白带量多有一定的作用，而此种白带一般是色白，量多，对黄带、赤带等效果不显。

《金匮要略·痉湿暍病脉证治》中记载："病者一身尽疼，发热，日晡所剧者，名风湿。此病伤于汗出当风，或久伤取冷所致也，可与麻黄杏仁薏苡甘草汤。"此处用麻黄杏仁薏苡甘草汤治疗"一身尽疼，发热，日晡所剧者。"余在临床常用其治疗腰椎间盘突出症、膝骨关节炎等，其中薏苡仁之作用，不可轻忽。临床遇到此类患者，如其伴有肌肤甲错，或者手背部有扁平疣，或者女性白带色白量多，均可在辨证基础上加用薏苡仁。

43. 防己

性味：苦、辛，寒。

药证：腹部皮肤湿黏等。

常用剂量：5 ~ 10g。

防己为防己科植物粉防己及马兜铃科植物广防己的干燥根，前者称为汉防己，后者称为广防己。广防己由于其肾脏毒性，目前已被禁用，此处所论防己为汉防己。防己常用于类风湿性关节炎、高血压病、恶性肿瘤、慢性心衰、肝硬化腹水等疾病的治疗。《神农本草经》谓其"主寒温疟，热气诸痫，除邪，利大小便。"唐代孙思邈所著《千金翼方》中防己汤，《妇人良方大全》中的防己散均以防己为主药。防己在《伤寒论》中并无记载，在《金匮要略》中约有6首含有防己的方剂。

初始行医，因不明防己的药证，余处方时很少用防己。防己药证的确定有赖于腹诊。《金匮要略·痉湿暍病脉证并治》中："风湿，脉浮身重，汗出恶风者，防己黄芪汤主之。"此条原文所述防己黄芪汤所主病状，并无明显特异之处。同样在《金匮要略·中风历节病脉证并治》中："防己地黄汤，治病如狂状，妄行独语不休，无寒热，脉浮。"此条所述虽有精神情志的变化，但不具有特异性。

后余研究防己茯苓汤始有所悟。《金匮要略·水气病脉证并治》中："皮水为病，四肢肿，水气在皮肤中，四肢聂聂动者，防己茯苓汤主之。"条文中"四肢肿"当是体液聚集肌表四肢，而其后"水气在皮肤中"这一描述从文意而言似与前面的"四肢肿"存在重复，后余在临床应用己椒苈黄丸时，方知"水气在皮肤中"是一种腹证。己椒苈黄丸见于《金匮要略·痰饮咳嗽病脉证并治》："腹满，口舌干燥，此肠间有水气，己椒苈黄丸主之。"余在临床注意到，己椒苈黄丸证的患者，腹部皮肤多黏腻涩滞。结合防己茯苓汤条文，余认为腹部皮肤的此种状态即为"水气在皮肤中"，并将其称为腹部皮肤湿黏。余将此作为防己的主要药证在临床进行验证，多可取效，故将腹部皮肤湿黏定为防己的药证之一。

44. 黄芪

性味：甘，微温。

药证：肌肉松弛和或肌肤晦暗、缺乏光泽等。

常用剂量：15～30g；大剂量：30～60g。

黄芪为豆科草本植物蒙古黄芪或膜荚黄芪的根。黄芪在消化、呼吸、心脑血管以及皮肤等系统疾病中，有广泛的应用。《神农本草经》谓其"主痈疽久败创，排脓止痛。"明代朱丹溪所著《丹溪心法》中的玉屏风散，清代王清任所著《医林改错》中的补阳还五汤等，这些著名方剂均含有黄芪。黄芪在《伤寒论》中并未记载，于《金匮要略》中可见数首含有黄芪的方剂。

余初始行医，对黄芪并无深刻认识，仅是依据各家论述，临床准确应用，无从谈起。后随恩师康守义学习"三部六病"学说，其中表虚证的代表方剂是玉屏风散，该方由黄芪、防风、白术等三味药组成，黄芪为主药。余当时对"表虚"这一定义，认识非常笼统。曾治疗一老年女性患者，其患感冒，数日不愈，余辨证当用麻黄类方剂发汗，然服药后，患者自觉周身憋闷，并无汗出，感冒亦未缓解。余细思其缘由，想起康守义老师曾讲述自身经历。某次恩师患感冒，自服麻黄类汤药，药后无汗，症状不减，后于方中加入黄芪，服药后得以出畅汗，症状大减。于是余借鉴恩师经验，在该患者处方中加入黄芪，服药后患者果然汗出，症状缓解。虽经此病例，然并未掌握黄芪的应用指征。

后余从桂枝加黄芪汤的应用中得到启示。桂枝加黄芪汤见于《金匮要略·黄疸病脉证并治》。原文为："诸病黄家，但利其小便，假令脉浮，当以汗解之，宜桂枝加黄芪汤。"此处的"黄家"指久患黄疸之人。对于黄疸，后世医家将其分为阳黄和阴黄。阳黄多黄色鲜明，阴黄则黄色晦暗。黄芪用于"虚证"，因此桂枝加黄芪汤所治疗之黄疸当为阴黄。于是余将肌肤晦暗、缺乏光泽作为黄芪的应用指征，并在临床进行验证。后余临床遇到皮肤晦暗、无光泽的患者，均在辨证的基础上加用黄芪，常可获效，因此将肌肤晦暗、缺少光泽作为黄芪的药证。余在临床进一步验证，只要肌肤明显缺乏光泽，即可用黄芪，例如面色萎黄或者面色㿠白等。另外黄芪所适应的肌肤晦暗、缺乏光泽，可以是整体皮肤，也可以是局部皮肤。《金匮要略》中还有其他用到黄芪的方剂。《金匮要略·血痹虚劳病脉证并治》中："虚劳里急，诸不足，黄芪建中汤主之。"条文中的"诸不足"除了指身体消瘦外，也指皮肤晦暗无光泽。同样在此篇中有"血痹阴阳俱微，寸口关上微，尺中小紧，外证身不仁，如风痹状，黄芪桂枝五物汤主之。"此条文中的"身不仁"指肌肉松弛，肢体无力。综合以上论述，可将黄芪的主要药证定为肌肉松弛和或肌肤晦暗、缺乏光泽。

关于黄芪的用量，有些医家认为应用黄芪时需大剂量，剂量小则无效。余认为黄芪的用量当因人、因病而异，不可一概而论。余用黄芪，常规剂量一般 30g 左右，大剂量 90g 左右。大剂量黄芪一般在治疗一些水肿性疾病或心脑血管疾病时应用。

第五章 《伤寒论》方证

第一节 方证的含义

　　《伤寒论》和《金匮要略》中的方剂，因其确切的疗效，备受历代医家的推崇，被称为经方。这些方剂应用广泛，历经千年而不衰，掌握这些方剂对临床非常重要。《伤寒论》和《金匮要略》中所论及的病，和现代医学对疾病的定义并不相同。例如，《伤寒论》中的太阳病，由前文的论述可知，太阳病本身本不是某种具体的病，而是某类疾病的总称。太阳病篇中有桂枝汤、葛根汤、麻黄汤等，这些方剂既可以治疗太阳病，又可以治疗阳明病、少阳病等。这些方剂的应用并非针对某种疾病，而是依据具体的证。正如《伤寒论》原文第16条："太阳病三日，已发汗，若吐、若下、若温针，仍不解者，此为坏病，桂枝不中与之也，观其脉诊，知犯何逆，随证治之"中所描述的，要做到"随证治之"。此处的证是对患者主观症状与客观体征的高度概括。在临床准确应用这些方剂，必须掌握这些方剂的应用指征即方证。方证是中医应用某一方剂时的依据或指征。方剂由药物组成，每一味药都有其药证，但不能认为方证就是药证的简单叠加。药证是方证的基础，但方证高于药证。这不仅因为方证所解决的问题往往是单味药证无法解决的，而且方证中的一些药物的药证并不明确，例如八味肾气丸中的山药、山茱萸这两味药的药证并不明确，但在临床遇到八味肾气丸证时，组方如不用山药和山茱萸，则效果不显。再如《金匮要略》中的大黄䗪虫丸，其方中的干漆、蛴螬等药物的药证并不明确，但在方中的作用不可轻忽。

方证可以分为简单方证和复杂方证。简单如甘草汤证，复杂如乌梅丸证。方证也可以分为单方方证和复方方证。例如，桂枝汤证、小柴胡汤证、小陷胸汤证等就是单方方证，而柴胡桂枝汤证、桂枝麻黄各半汤证、桂枝二越婢一汤证等则为复方方证。《伤寒论》和《金匮要略》中的方剂，每一首均有其方证，临床应用，必须方证相应，即有是证，用是方。掌握方证才能在临床做到同病异治和异病同治，例如小柴胡汤既可以治疗某些患者急性上呼吸道感染，也可以治疗某些便秘；同样，急性气管支气管炎，有的患者需要用小青龙汤治疗，而有的则需用麻黄杏仁甘草石膏汤治疗。同病异治和异病同治，其根本在于方证，有是证，即用是方，不必拘泥于具体病名。

第二节 《伤寒论》部分方证

1. 桂枝汤

方药组成：

桂枝三两，去皮　芍药三两　甘草二两，炙　生姜三两，切　大枣十二枚，擘

煎服方法：

上五味，㕮咀三味。以水七升，微火煮取三升，去滓。适寒温，服一升。

服已须臾，啜热稀粥一升余，以助药力。温覆令一时许，遍身漐漐微似有汗者益佳，不可令如水流漓，病必不除。若一服汗出病差，停后服，不必尽剂。若不汗，更服依前法。又不汗，更服小促其间。半日许，令三服尽。若病重者，一日一夜服，周时观之。服一剂尽，病证犹在者，更作服。若汗不出者，乃服至二三剂。

禁生冷、黏滑、肉面、五辛、酒酪、臭恶等物。

方证：

腹动亢进，腹直肌痉挛，上腹寒，急迫等。

常见症状：

发热、汗出、恶风、鼻塞等。

方论：

桂枝汤以桂枝为主药而得名。因其配伍精当，方简力宏，备受历代医家推崇，被誉为《伤寒论》第一方。桂枝汤是打开《伤寒论》的一把钥匙，《伤寒论》中众多方剂均以桂枝汤为基础展开，因此，掌握桂枝汤的应用指征非常重要。临床单独应用桂枝汤的机会并不多，更多是桂枝汤的加减或与其他方剂的合方。有桂枝汤证的患者，其症状多有发热、汗出、恶风、鼻塞等，这些症状并非同时出现，也非必有，仅是较为常见。《伤寒论》原文第 12 条："太阳中风，阳浮而阴弱，阳浮者，热自发，阴弱者，汗自出；啬啬恶寒，淅淅恶风，翕翕发热，鼻鸣干呕者，桂枝汤主之。"此条罗列了一些桂枝汤所主症状，其中提及干呕，而临床单纯的桂枝汤证很少有干呕的情况。另外此条还提及"啬啬恶寒，淅淅恶风"，临床上桂枝汤证既可见到恶风，也可见到恶寒，而以恶风居多，但不能以恶风或恶寒作为桂枝汤的应用指征。桂枝汤证的脉象多为浮缓或浮弱，此处的缓并非迟缓之意，而是与紧相对而言。桂枝汤证中也可见到浮数之脉，例如，《伤寒论》原文第57条："太阳病发汗已解，半日许复烦，脉浮数者，可更发汗，宜桂枝汤。"从此条可知，桂枝汤也适用于脉浮数的情况。此外桂枝汤证的患者，其手臂外侧皮肤触之较为柔滑，这也是与麻黄类方剂的区别之一。就体形而言，桂枝汤证的患者，一般体态偏瘦，上腹角多呈锐角。

桂枝汤的煎服方法中提及"啜热稀粥一升余，以助药力"，临床上患者服用桂枝汤后，饮热稀粥，确实可以增强药效。此外在禁忌方面，服用桂枝汤期间，忌食寒凉、辛辣、油腻。

桂枝汤方证中的腹动亢进，指腹主动脉搏动亢进，是桂枝的应用指征。《伤寒论》原文第15条："太阳病下之后，其气上冲者，可与桂枝汤，方用前法，若不上冲者，不得与之。"此处的"气上冲"是指腹主动脉搏动较为剧烈，不仅医者腹诊时可以感知，患者自己也可感到腹中搏动，甚者自觉有气从腹部向心胸部位冲击。腹直肌痉挛是指腹直肌处于痉挛状态，是芍药的应用指征。桂枝汤证的患者，腹诊时，可触及腹直肌痉挛，深度按压时抵抗感并不强。如抵抗感较强，腹底较硬，则应考虑是否为其他方证。上腹寒是指心下部位，腹诊时可触及寒凉，为生姜的应用指征。以上三点为桂枝汤的应用指征，临床上遇到患者如具备以上三点，处方时即可应用桂枝汤。

以上所论均是单纯桂枝汤证的情况，临床上实际情况较为复杂，常常需要依据患者具体情况，进行合方或加减。例如，有些桂枝汤证的患者，望诊肤色晦暗，缺少光泽，此种情况往往需要加用黄芪。

2. 桂枝加葛根汤

方药组成：

葛根四两　桂枝二两，去皮　芍药二两　生姜三两，切　甘草二两，炙　大枣十二枚，擘

煎服方法：

上六味，以水一斗，先煮葛根，减二升，去上沫，内诸药，煮取三升，去滓。温服一升，覆取微似汗，不需啜粥，余桂枝法将息及禁忌。

方证：

腹动亢进，腹直肌痉挛，上腹寒，颈项强，急迫等。

常见症状：

汗出、恶风、头痛、项背强等。

方论：

桂枝加葛根汤由桂枝汤加葛根而来。高保衡、孙奇、林亿等校订的宋本《伤寒论》中，此方有麻黄三两。如有麻黄，则此方的方药组成与葛根汤无异。《伤寒论》原文第 31 条："太阳病，项背强几几，无汗恶风，葛根汤主之。"此条论及葛根汤及其所主病状，从文中可以看出，葛根汤证多为无汗恶风；而桂枝加葛根汤证多为汗出恶风，结合临床实际，余认为桂枝加葛根汤中并无麻黄。正如林亿所按"此云桂枝加葛根汤，恐是桂枝中但加葛根耳。"

桂枝加葛根汤证可以看作是桂枝汤证合葛根证，其中腹动亢进为桂枝证；腹直肌痉挛为芍药证；上腹寒为生姜证；颈项

强为葛根证；急迫为甘草证。这里需要指出，方证中有颈项强，但在临床上桂枝加葛根汤证也适用于腰强、背强等，只要患者有桂枝汤证，同时又有葛根证，即可应用此方，不必拘泥于具体部位。现代桂枝加葛根汤多用于治疗颈椎病、颈肩综合征、肩周炎等，临床应用较为广泛。

《伤寒论》原文第14条："太阳病，项背强几几，反汗出恶风者，桂枝加葛根汤主之。"此条提及"汗出恶风"，这是桂枝加葛根汤证的常见症状。临床上也可见到汗出和恶风并不明显而仅有项背强的情况。以上两种情况均需同麻黄类方剂相鉴别。"汗出恶风"的桂枝加葛根汤证，需要与桂枝加葛根汤合越婢汤证相鉴别。后者手臂外侧皮肤有粟粒感，同时有上鱼际脉或者口渴、小便黄，而前者手臂外侧皮肤较为柔滑且无石膏证。桂枝加葛根汤证，汗出和恶风不明显时，需要与葛根汤证鉴别。后者较前者组方时多一味麻黄，因此有无麻黄证为两者鉴别要点。当然临床实际情况往往较为复杂，以上所提的鉴别只是较为常见和典型。

3. 桂枝加厚朴杏子汤

方药组成：

桂枝三两，去皮　甘草二两，炙　生姜三两，切　芍药三两　大枣十二枚，擘　厚朴二两，炙，去皮　杏仁五十枚，去皮尖

煎服方法：

上七味，以水七升，微火煮取三升，去滓，覆取微似汗。

方证：

喘，腹动亢进，腹直肌痉挛，上腹寒，中腹部鼓音，急迫等。

常见症状：

喘、发热、汗出、恶风、腹胀、头痛等。

方论：

桂枝加厚朴杏子汤由桂枝汤加厚朴、杏仁而成，其方证可以看作桂枝汤证合厚朴证、杏仁证。桂枝加厚朴杏子汤主要用于治疗喘。《伤寒论》原文第18条："喘家作，桂枝汤加厚朴杏子佳。"此处的"喘家"指素患喘息的病人。经余临床验证，桂枝加厚朴杏子汤所治的喘，和现代医学所说的喘并不完全相同。现代医学所说的喘多指支气管哮喘、过敏性哮喘等。桂枝加厚朴杏子汤所治之喘，除上述疾病外，还包括太息以及心肺功能正常，但体质较弱，稍事活动即有气喘的情况。也可用于疾病由于误治而出现的喘，例如，《伤寒论》原文第43条："太阳病，下之微喘者，表未解故也，桂枝加厚朴杏子汤主之。"此条指本当用桂枝汤治疗，而误用下法，疾病未解，同时出现轻微喘息的症状。

桂枝加厚朴杏子汤的方证中，喘为杏仁证；腹动亢进为桂枝证；腹直肌痉挛为芍药证；上腹寒为生姜证；中腹部鼓音是厚朴证；急迫为甘草证。有此方证的患者，有时并不感觉腹胀，仅腹诊时可诊得中腹部鼓音。由于此方证中有厚朴证，患者腹部常有膨隆感，腹直肌痉挛不太明显，因此腹诊时必须仔细。临床上单独应用此方的机会并不多，常需与其他方剂合用。

4. 桂枝加附子汤

方药组成：

桂枝三两，去皮　芍药三两　甘草三两，炙　生姜三两，切　大枣十二枚，擘　附子一枚，炮，去皮，破八片

煎服方法：

上六味，以水七升，煮取三升，去滓，温服一升。

方证：

腹动亢进，腹直肌痉挛，上腹寒，下腹寒，急迫等。

常见症状：

汗出、恶风、头痛、四肢微急等。

方论：

桂枝加附子汤临床较为常用，其方证为桂枝汤证合附子证。方证中的下腹寒即为附子证，也是诊断要点之一。《伤寒论》原文第20条："太阳病发汗，遂漏不止，其人恶风，小便难，四肢微急，难以屈伸者，桂枝加附子汤主之。"此条列举了一些桂枝加附子汤证的常见症状。与桂枝汤证相似，桂枝加附子汤证也有汗出，但较桂枝汤证出汗更为明显，正如文中所描述"遂漏不止"，其汗液较为清利，无汗腥味。因汗出量较大，体液丢失，故小便量少，甚至"小便难"。"四肢微急"指四肢拘急，屈伸不利，临床有时可见仅手指拘急。以上症状并非桂枝加附子汤证所必有，只是较为常见。

桂枝加附子汤的方证中，腹动亢进为桂枝证；腹直肌痉挛为芍药证；上腹寒为生姜证；下腹寒为附子证；急迫为甘草证。桂枝加附子汤证既可见于原发，即患者自身染病而发，也可由医者误治而引起。误治的情况多见于，患者疾病本为桂枝汤类方剂所治，而误用麻黄汤类方剂发汗，故临床时，需仔细鉴别，以免误治。桂枝加附子汤中，附子至关重要，如患者确实为桂枝加附子汤证，而处方时不加附子，往往不会取效。附子的用量可依据下腹寒的程度和患者的体格决定。本方煎煮时，附子必须先煎一小时，以解其毒性。

5. 桂枝去芍药汤

方药组成：

桂枝_{三两，去皮}　甘草_{二两，炙}　生姜_{三两，切}　大枣_{十二枚，擘}

煎服方法：

上四味，以水七升，煮取三升，去滓，温服一升。

方证：

腹动亢进，上腹寒，胸满，脉促，急迫等。

常见症状：

胸部憋闷、心悸等。

方论：

桂枝去芍药汤由桂枝汤去芍药而来。关于去芍药的原因，余认为主要有两点。第一，没有芍药证，对于这一点比较好理解，即有是证，用是药，患者没有芍药证或者芍药证不明显，故处方时不用芍药。第二，存在禁忌，即患者本身有芍药证，但由于某种情况，不适合应用芍药。例如，《伤寒论》第280条："太阴为病，脉弱，其人续自便利，设当行大黄、芍药者，宜减之，以其人胃气弱易动故也。"此条指出，如果患者脉弱同时有腹泻，即便有芍药证和大黄证，应用时也当减量。就桂枝去芍药汤证而言，既存在无芍药证的情况，也存在有芍药证但患者本身有芍药的使用禁忌。

桂枝去芍药汤见于《伤寒论》第21条："太阳病，下之后，脉促胸满者，桂枝去芍药汤主之。"此处的"脉促"并非指脉数而时一止，而是指脉象急促有力；"胸满"指心率较快或者心动过速而引起胸部或上腹部憋闷不适。恩师康守义认为芍药有抑制迷走神经的作用，用量较大时，会加快心率。临床诊治疾病，考虑用桂枝去芍药汤时，如患者无芍药证，可直接用桂枝去芍药汤，如有芍药证，患者心率超过每分钟九十下，可用葛根代替芍药，如心率不超过每分钟九十下，可以将芍药减量用之。

桂枝去芍药汤的方证中，腹动亢进为桂枝证；上腹寒为生姜证；急迫为甘草证。

6. 桂枝去芍药加附子汤

方药组成：

桂枝三两，去皮　甘草二两，炙　生姜三两，切　大枣十二枚，擘　附子一枚，炮，去皮，破八片

煎服方法：

上五味，以水七升，煮取三升，去滓，温服一升。本云：桂枝汤，今去芍药，加附子，将息如前法。

方证：

腹动亢进，上腹寒，下腹寒，急迫等。

常见症状：

胸部或上腹部憋闷、心悸、背恶寒等。

方论：

桂枝去芍药加附子汤由桂枝去芍药汤加附子而成，其方证可以看作是桂枝去芍药汤证合附子证。附子证为下腹寒，故桂枝去芍药加附子汤的诊断要点必有下腹寒。桂枝去芍药加附子汤见于《伤寒论》原文第 22 条："若微寒者，桂枝去芍药加附子汤主之。"此条与《伤寒论》第 21 条："太阳病，下之后，脉促胸满者，桂枝去芍药汤主之"，相衔接。原文中的"微寒"，有的医家认为是脉微而恶寒，并认为该恶寒非表证的恶寒，此种提法可以借鉴。余认为此处的"微寒"也可以是背微恶寒，临床上有附子证的患者常有背恶寒的情况。《伤

寒论》中也有提及，例如，《伤寒论》原文第 304 条："少阴病，得之一二日，口中和，其背恶寒者，当灸之，附子汤主之。"条文中"口中和"指无口苦、口渴等症状。此条主要论及附子汤，其所主病状中就有背恶寒。当然这种提法需在临床进一步验证。无论"微寒"取哪种解释，应用此方时抓住其要点即可。桂枝去芍药加附子汤的方证中，腹动亢进为桂枝证；上腹寒为生姜证；下腹寒为附子证；急迫为甘草证。其中腹动亢进，上腹寒，下腹寒，为诊断要点。临床上患者具备以上诊断要点，即可在辨证基础上应用桂枝去芍药加附子汤。

7. 桂枝麻黄各半汤

方药组成：

桂枝一两十六铢，去皮　　芍药　　生姜切　　甘草炙　　麻黄各一两，去节　　大枣四枚，擘　　杏仁二十四枚，汤浸，去皮尖及两仁者

煎服方法：

上七味，以水五升，先煮麻黄一二沸，去上沫，内诸药，煮取一升八合，去滓，温服六合。将息如上法。

方证：

腹动亢进，腹直肌痉挛，手臂外侧皮肤粟粒感，喘，上腹寒，急迫等。

常见症状：

发热、恶寒、头痛、皮肤瘙痒等。

方论：

桂枝麻黄各半汤临床较为常用，多用于外感疾病以及某些皮肤病的治疗，其方证可以看作是桂枝汤证合麻黄汤证。桂枝麻黄各半汤见于《伤寒论》原文第 23 条："太阳病，得之八九日，如疟状，发热恶寒，热多寒少，其人不呕，清便欲自

可，一日二三度发。脉微缓者，为欲愈也；脉微而恶寒者，此阴阳俱虚，不可更发汗、更下、更吐也；面色反有热色者，未欲解也，以其不能得小汗出，身必痒，宜桂枝麻黄各半汤。"此条论及桂枝麻黄各半汤及其所主病状。其中，"如疟状"指发热恶寒呈阵发性，如同疟疾；"热多寒少"指发热的时间长，恶寒的时间短；"清便欲自可"指大便正常；"一日二三度发"指每日发作二三次，但是条文开头即指出太阳病，因此其主要症状依旧是太阳时较为明显。

以上条文中"脉微缓者，为欲愈也；脉微而恶寒者，此阴阳俱虚，不可更发汗、更下、更吐也；面色反有热色者，未欲解也"，此段文字存在争议，宋本《伤寒论》中可见此段文字，而康平本《伤寒论》中此段文字只是作为注文。余认为此段文字可以保留，有待临床进一步验证。"阴阳俱虚"指表部和里部都虚；"热色"指面色红赤如有热状。以余之经验，在以上条文所描述的条件下，如出现"面色反有热色"的情况，则用桂枝二越婢一汤更为适宜。

桂枝麻黄各半汤，虽名为各半，但实际上是桂枝汤三分之一量与麻黄汤三分之一量相合。煎服方法中，提及麻黄煎煮时要"去上沫"，现在药房所用的麻黄，煎煮时并无泡沫，而鲜麻黄煎煮时会有泡沫，因此考虑《伤寒论》中所用麻黄为鲜麻黄。

桂枝麻黄各半汤证的常见热型为"发热恶寒""一日二三度发"，与各柴胡汤证的热型相类似，这需要用腹诊加以鉴别，柴胡汤证多有胸胁苦满。桂枝麻黄各半汤证为桂枝汤证与麻黄汤证相合，腹动亢进为桂枝证；腹直肌痉挛为芍药证；手臂外侧皮肤粟粒感为麻黄证；喘为杏仁证；上腹寒为生姜证；

急迫为甘草证。此处的喘，既可以表现为呼吸急促，也可以表现为太息。临床上患者只要具备以上诊断要点，临床便可在辨证基础应用桂枝麻黄各半汤，不可以热型、皮肤瘙痒等症状作为其应用指征。

8. 桂枝二麻黄一汤

方药组成：

桂枝_{一两十七铢，去皮} 芍药_{一两六铢} 麻黄_{十六铢，去节} 生姜_{一两六铢，切} 杏仁_{十六个，去皮尖} 甘草_{一两二铢，炙} 大枣_{五枚，擘}

煎服方法：

上七味，以水五升，先煮麻黄一二沸，去上沫，内诸药，煮取二升，去滓，温服一升，日再服。本云：桂枝汤二分，麻黄汤一分，合为二升，分再服。今合为一方，将息如前法。

方证：

腹动亢进，腹直肌痉挛，手臂外侧皮肤粟粒感，喘，上腹寒等。

常见症状：

发热、恶寒、头痛等。

方论：

桂枝二麻黄一汤与桂枝麻黄各半汤药物组成一样，仅是方中药物的剂量有所差别。据林亿等人计算，桂枝二麻黄一汤由桂枝汤的十二分之五与麻黄汤的九分之二相合而成，其方证可以看作是桂枝汤证合麻黄汤证。桂枝二麻黄一汤见于《伤寒论》原文第 25 条："服桂枝汤，大汗出，脉洪大者，与桂枝汤，如前法。若形似疟，一日再发者，汗出必解，宜桂枝二麻黄一汤。"此条中的"形似疟"指发热恶寒呈阵发性，"一日再发"指一天发作两次。桂枝二麻黄一汤与桂枝麻黄各半汤相比，减少了麻黄的用量。至于减少麻黄用量的原因，有的医家认为无汗用桂枝麻黄各半汤，有汗用桂枝二麻黄一汤，此种观点有待进一步临床验证。余倾向于认为是麻黄证较为轻微，即皮肤粟粒感较桂枝麻黄各半汤证轻微，依据有是证用是药的原则，麻黄证轻微，故麻黄减量。此外，因为《伤寒论》第25条提及"汗出必解"，因此可以推测，原有症状中并无汗出。

桂枝二麻黄一汤与桂枝麻黄各半汤，其方证大致相同，仅略有差别。腹动亢进为桂枝证；腹直肌痉挛为芍药证；手臂外侧皮肤粟粒感为麻黄证；喘为杏仁证；上腹寒为生姜证；急迫为甘草证。余由衷叹服古人组方精益求精，一方一药，均有的放矢。所谓失之毫厘，谬以千里，临床处方，往往一味药的取舍或用量决定治疗的成败。例如，临床常会遇到小柴胡汤证和小柴胡加大黄汤证，两者只差大黄证，如果仅以大便情况区分两者，往往容易混淆，必须借助腹诊，综合分析，以明确是否有大黄证。

另外，这里需要论述一下，《伤寒论》原文第25条提及"服桂枝汤，大汗出，脉洪大者，与桂枝汤，如前法。"有的医家认为此处存在错简，因为《伤寒论》第26条："服桂枝汤，大汗出后，大烦渴不解，脉洪大者，白虎加人参汤主之。"此条内容与原文第25条相似，而且两条文相邻，故认为存在错简。余认为应当首先尊重《伤寒论》条文内容的原貌，并进一步在临床验证。临床上桂枝汤证确实存在有脉洪大的情况，如遇此类患者，需要仔细辨证，全面分析，以决定是否舍脉从证。

9. 白虎加人参汤

方药组成：

知母六两　石膏一斤，碎，绵裹　甘草炙，二两　粳米六合　人参三两

煎服方法：

上五味，以水一斗，煮米熟，汤成，去滓，温服一升，日三服。

方证：

发热，口渴，小便黄，心下痞硬，或伴上鱼际脉，急迫等。

常见症状：

发热、汗出、口渴、心烦等。

方论：

白虎加人参汤由白虎汤加人参而成，其方证可以看作是白虎汤证合人参证。白虎加人参汤见于《伤寒论》原文第26条："服桂枝汤，大汗出后，大烦渴不解，脉洪大者，白虎加人参汤主之。"另外，原文第168条："伤寒，若吐若下后，七八日不解，热结在里，表里俱热，时时恶风，舌上干燥而烦，欲饮水数升者，白虎加人参汤主之。"第169条："伤寒无大热，口燥渴，心烦，背微恶寒者，白虎加人参汤主之。"第170条："伤寒，脉浮，发热无汗，其表不解，不可与白虎汤；渴欲饮水，无表证者，白虎加人参汤主之。"第222条："若渴欲饮水，口干舌燥者，白虎加人参汤主之。"以上五条原文均论及白虎加人参汤。

第26条可以看作是桂枝汤证和白虎加人参汤证的鉴别。如前所述，桂枝汤证也可见到脉洪大的情况，但不如白虎加人

参汤证脉象有力，且白虎加人参汤证多有上鱼际脉。桂枝汤证舌苔多薄白，而白虎加人参汤证舌苔多白而干燥。另外桂枝汤证无口渴，而有腹动亢进，白虎加人参汤证有明显口渴，不伴有腹动亢进。提及口渴，白虎加人参汤证还需与五苓散证和猪苓汤证相鉴别。三者均可见到口渴，正如原文第 168 条所述"欲饮水数升"，五苓散证有较为明显的水泛波，可与其他两证相鉴别。猪苓汤证舌苔较为湿润，而且腹诊有少腹颗粒，可伴有尿道刺激征；白虎加人参汤证则无上述特点，且多有上鱼际脉，如此可以鉴别两者。

原文第 169 条提及"背微恶寒"，此处的"背微恶寒"绝非表证，亦非寒证，如附子汤证和真武汤证等。余认为此"背微恶寒"仅仅是一个症状，是表象，不具备诊断和鉴别意义。临床遇到此种情况，仍需仔细辨证，综合分析，不可先有定见。

白虎加人参汤的方证中，口渴、小便黄或上鱼际脉为石膏证；心下痞硬为人参证；急迫为甘草证。方中粳米、知母两药的药证余并不掌握，故此处所论方证有待进一步研究。

白虎加人参汤证，临床多见于两种情况，一则是发热、口渴，多见于外感疾病。另一则为口渴，常见于糖尿病、尿崩等。临床应用白虎加人参汤时，一定要慎重，因为此汤为寒凉之剂，对人体机能有抑制作用，一旦误用，往往造成不良后果。临证时要抓住诊断要点，同时排除其他可能性，方可用之。

10. 桂枝二越婢一汤

方药组成：

桂枝 去皮　芍药　麻黄　甘草 各十八铢，炙　大枣 四枚，擘
生姜 一两二铢，切　石膏 二十四铢，碎，绵裹

煎服方法：

上七味，以水五升，煮麻黄一二沸，去上沫，内诸药，煮取二升，去滓，温服一升。本云：当裁为越婢汤、桂枝汤合之，饮一升。今合为一方，桂枝汤二分，越婢汤一分。

方证：

腹动亢进，腹直肌痉挛，手臂外侧皮肤粟粒感，上鱼际脉，上腹寒等。

常见症状：

发热、恶寒、汗出、头痛等。

方论：

桂枝二越婢一汤由桂枝汤与越婢汤相合而成，其方证大致可以看作是桂枝汤证合越婢汤证。越婢汤在《伤寒论》中并无记载，而见于《金匮要略·水气病脉证并治》："风水恶风，一身悉肿，脉浮不渴，续自汗出，无大热，越婢汤主之。"据林亿等计算，桂枝二越婢一汤由桂枝汤剂量的四分之一与越婢汤剂量的八分之一相合，两者之比约为二比一，故称之为桂枝二越婢一汤。依据桂枝麻黄各半汤和桂枝二麻黄一汤的命名规律，可以考虑是否存在桂枝越婢各半汤，虽然《伤寒论》和《金匮要略》中并无记载，但在临床可以尝试。

桂枝二越婢一汤见于《伤寒论》原文第 27 条："太阳病，发热恶寒，热多寒少，脉微弱者，此无阳也，不可发汗，宜桂枝二越婢一汤。"此条中的"宜桂枝二越婢一汤"应置于"热多寒少"之后，如此则整个条文较为通顺，否则存在矛盾，因桂枝二越婢一汤是发汗之剂，而条文末尾却说"不可发汗"，显然文义不通。条文开头即提及"太阳病"，由此可知此条描述的病状多发生于太阳时或于太阳时加重。"发热恶寒，热多寒少"主要指其热型，与桂枝麻黄各半汤证和桂枝二麻黄一汤证类似，但在临床并非一定"如疟状"即发热恶寒交替出现，也可以发热恶寒并现。"脉微弱者，此无阳也，不可发汗"，此句指出桂枝二越婢一汤的应用禁忌。康平本《伤寒论》中"此无阳也"为注文。整体意思为，如果脉微弱，提示主要矛盾不在表部，不可用发汗的方法治疗，必要时舍证从脉。

桂枝二越婢一汤的方证中，腹动亢进为桂枝证；腹直肌痉挛为芍药证；手臂外侧皮肤粟粒感为麻黄证；上鱼际脉石膏证；上腹寒为生姜证；急迫为甘草证。桂枝二越婢一汤在临床应用不多，但其加减方在临床应用甚广，多用于治疗外感疾病，皮肤类疾病，风湿、类风湿性关节炎，急性肾小球肾炎等。

11. 桂枝去桂加茯苓白术汤

方药组成：

芍药三两　甘草二两, 炙　生姜切　白术　茯苓各三两　大枣十二枚, 擘

煎服方法：

上六味，以水八升，煮取三升，去滓，温服一升。小便利则愈。本云：桂枝汤，今去桂枝加茯苓、白术。

方证：

腹直肌痉挛，水泛波，心下悸或脐下悸，上腹寒，急迫等。

常见症状：

发热、无汗、头痛、小便不利等。

方论：

桂枝去桂加茯苓白术汤见于《伤寒论》原文第 28 条：

"服桂枝汤，或下之，仍头项强痛，翕翕发热，无汗，心下满微痛，小便不利者，桂枝去桂加茯苓白术汤主之。"此汤历代医家争议颇多，主要集中于"去桂"二字。《医宗金鉴》认为没有理由将主药桂枝去掉，"去桂"当是去芍药之误；有的医家认为应当把"桂枝去"三字去掉，而当作桂枝加茯苓白术汤；还有的医家认为原文无错，因为《伤寒论》原文第174条："伤寒八九日，风湿相搏，身体疼烦，不能自转侧，不呕，不渴，脉浮虚而涩者，桂枝附子汤主之。若其人大便硬，小便自利者，去桂加白术汤主之。"此条中的桂枝附子去桂加白术汤就是将主药桂枝去掉，加白术而成。恩师康守义认为此处应当是去甘草，因为在《伤寒论》中遇到小便不利的情况，往往不用甘草，例如，五苓散、真武汤等。

余在临床并未应用过桂枝去桂加茯苓白术汤，而用过桂枝去甘草加茯苓白术汤。关于众医家之争论，余认为还是把握、尊重原著，验之临床这一原则，用客观真实的医案说话。因余未用过桂枝去桂加茯苓白术汤，故其方证和常见症状均为推测。方证中的水泛波为白术证；心下悸或脐下悸为茯苓证；急迫为甘草证。

12. 甘草干姜汤

方药组成：

甘草四两，炙　干姜二两

煎服方法：

上二味，以水三升，煮取一升五合，去滓，分温再服。

方证：

中腹寒，急迫等。

常见症状：

厥逆、烦躁、吐涎沫、遗尿等。

方论：

甘草干姜汤由炙甘草和干姜两味药组成，虽然方药简单，但在《伤寒论》和《金匮要略》中的地位不可轻忽，很多方剂在其基础上加减而成，例如理中汤、半夏泻心汤、大建中汤、小青龙汤、四逆汤等。临床单独应用此方的机会很少，而其加减方则应用较多。

甘草干姜汤见于《伤寒论》原文第 29 条："伤寒脉浮，自汗出，小便数，心烦，微恶寒，脚挛急，反与桂枝欲攻其表，此误也。得之便厥，咽中干，烦躁，吐逆者，作甘草干姜汤与之，以复其阳；若厥愈足温者，更作芍药甘草汤与之，其脚即伸；若胃气不和，谵语者，少与调胃承气汤；若重发汗，复加烧针者，四逆汤主之。"此条提及脉浮、自汗出、微恶寒、脚挛急，单凭这些症状，容易误诊为桂枝汤证。除上述症状外，还有小便数、心烦，这些症状不符合桂枝汤证，然误用桂枝汤治疗，出现手足逆冷、烦躁、咽干、呕吐等症状。针对这些症状，应用甘草干姜汤治疗。条文中的"欲攻其表此误也""以复其阳"，在康平本《伤寒论》中为注文。从字面意思理解，"欲攻其表"指用桂枝汤解表；"以复其阳"指四肢回温。

从条文看先用甘草干姜汤，而后再用芍药甘草。有的医家认为两者可以同时应用，这样更符合条文所描述的症状。余认为此种观点不妥，首先应当尊重原著，不可轻易推测。其次《伤寒论》中类似先后顺序应用方剂的情况，均有临床指导意义，例如，《伤寒论》原文第 100 条："伤寒，阳脉涩，阴脉弦，法当腹中急痛，先与小建中汤，不差者，小柴胡汤主之。"此条所述情况在临床较为常见，因为患者腹直肌痉挛较为严重，波及胸胁部位，使其出现类似胸胁苦满的情况，此时不易区分小柴胡汤证和小建中汤证，因为小柴胡汤中有黄芩，为苦寒之剂，如误用会加重症状，甚至造成不良后果。稳妥起见，先用温热之小建中汤，以方测证。《伤寒论》中甘草干姜汤和芍药甘草汤的先后应用也有类似考量。

另外，《金匮要略·肺痿肺痈咳嗽上气病脉证治》中："肺痿，吐涎沫而不咳者，其人不渴，必遗尿，小便数。所以然者，以上虚不能制下故也。此为肺中冷，必眩，多涎唾，甘草干姜汤以温之。若服汤已渴者，属消渴。"此条文也论及甘草干姜汤及其所主病状。依据条文内容，将吐涎沫、遗尿等也作为甘草干姜汤证的常见症状。

虽然甘草干姜汤证的表现较为多样，但其方证是相对固定的。临床只要诊得中腹寒，同时有甘草证，即可用之。另外，干姜入煎剂时，余认为应当将其捣碎，如此则更能发挥其药力。

13. 芍药甘草汤

方药组成：

白芍药　甘草各四两，炙

煎服方法：

上二味，以水三升，煮取一升五合，去滓，分温再服。

方证：

腹直肌痉挛，急迫等。

常见症状：

腹痛、三叉神经痛、腓肠肌痉挛、上肢肌肉痉挛等。

方论:

芍药甘草汤由芍药和甘草两味药组成,方药虽简,但应用较为广泛,无论其单方还是在此基础上的加减方,都有很高的应用概率。芍药甘草汤见于《伤寒论》原文第29条:"伤寒脉浮,自汗出,小便数,心烦,微恶寒,脚挛急,反与桂枝欲攻其表,此误也。得之便厥,咽中干,烦躁,吐逆者,作甘草干姜汤与之,以复其阳;若厥愈足温者,更作芍药甘草汤与之,其脚即伸;若胃气不和,谵语者,少与调胃承气汤;若重发汗,复加烧针者,四逆汤主之。"此条文中前面提及"脚挛急",其后提及"若厥愈足温者,更作芍药甘草汤与之,其脚即伸",由此可知芍药甘草汤在此处,主要用于治疗腓肠肌痉挛,也就是俗称的"转腿肚"。

芍药甘草汤的方证中,腹直肌痉挛为芍药证;急迫为甘草证。芍药甘草汤不仅能用于缓解腓肠肌痉挛,对于人体其他部位的肌肉痉挛,亦有一定作用,例如,《伤寒论》原文第20条:"太阳病发汗,遂漏不止,其人恶风,小便难,四肢微急,难以屈伸者,桂枝加附子汤主之。"此条提及"四肢微急",指四肢肌肉处于痉挛状态,屈伸不利,治疗上附子虽有一定作用,但芍药甘草汤在其中的作用不可轻忽。

临床应用芍药甘草汤时需要注意两点。第一点,如患者平素脉弱,同时存在腹泻的情况,有芍药甘草汤证时,芍药的用量应当减少。正如《伤寒论》原文第280条所述:"太阴为病,脉弱,其人续自便利,设当行大黄、芍药者,宜减之。"第二点就是心率问题。如果患者心率大于每分钟九十次,即使有芍药甘草汤证,芍药用量宜减,或者用葛根替代。当然有的医者认为有是证用是方,即便心率较快,有芍药甘草汤证尽可用之，余认为还是慎重为好。

对于芍药甘草汤的方证，因为腹直肌痉挛最为常见，故将其定为方证。另外腓肠肌痉挛，上肢肌肉痉挛等亦可用芍药甘草汤，医者可依具体情况而定。

14. 调胃承气汤

方药组成：

甘草二两，炙   芒硝半升   大黄四两，清酒洗

煎服方法：

上三味，切，以水三升，煮二物至一升，去滓，内芒硝，更上微火一二沸，温顿服之，以调胃气。

方证：

心下坚块，急迫等。

常见症状：

发热、汗出、谵语、大便干、心烦、口渴，舌苔黄厚等。

方论：

调胃承气汤方药组成较为简单，仅有炙甘草、大黄、芒硝等三味药，但其在《伤寒论》和《金匮要略》中有非常重要的地位，桃仁承气汤、大承气汤、大黄牡丹皮汤等，均在其基础上加减而来，这些方剂在临床应用广泛，因此掌握调胃承气汤的应用指征非常重要。

调胃承气汤见于《伤寒论》原文第 29 条："伤寒脉浮，自汗出，小便数，心烦，微恶寒，脚挛急，反与桂枝欲攻其表，此误也。得之便厥，咽中干，烦躁，吐逆者，作甘草干姜汤与之，以复其阳；若厥愈足温者，更作芍药甘草汤与之，其脚即伸；若胃气不和，谵语者，少与调胃承气汤；若重发汗，复加烧针者，四逆汤主之。"此条文提及"胃气不和"，有一

"胃"字,治疗用调胃承气汤,而调胃承气汤方名中也有一"胃"字,可见此方主要针对"胃"。同样,《伤寒论》原文第248条:"太阳病三日,发汗不解,蒸蒸发热者,属胃也,调胃承气汤主之。"此条有"属胃也",也提及一"胃"字。余认为以上条文所述的"胃"并非现代解剖学上的胃,而是部位的代称,正如,《伤寒论》第106条:"太阳病不解,热结膀胱,其人如狂,血自下,下者愈。其外不解者,尚未可攻,当先解其外;外解已,但少腹急结者,乃可攻之,宜桃核承气汤。"此条所述"热结膀胱",此处的"膀胱"并非解剖意义上的膀胱,而是以膀胱这一脏器概指下腹部,以此类推,调胃承气汤中的"胃"主要指上腹部。

调胃承气汤的方证中有心下坚块,此坚块深度按压时常伴有疼痛,这是指单纯的调胃承气汤证。临床上如遇到心下坚块的情况,可酌情考虑应用调胃承气汤。桃仁承气汤、大黄牡丹皮汤、大承气汤的方药组成中也包括调胃承气汤,但其方证却有不同,后面文中将详细探讨。调胃承气汤证的常见症状,并非必有,只是临床较为常见,可以作为参考。如谵语,大承气汤证、小承气汤证,也可以见到,不具有明显特异性,区分主要还是依据腹诊。再如舌苔,调胃承气汤证的舌苔多为黄厚,也可以见到白厚苔,当然也有少苔的情况。临床时不可被表象迷惑,当综合分析、全面考虑。

另外调胃承气汤,因有大黄、芒硝,药性较剧,临床应用需格外谨慎。余之经验,成人依据其体质不同,入煎剂,大黄常用5~10g,芒硝常用15~30g。服用调胃承气汤后,有些患者会出现腹泻的情况,此时如患者有明显腹痛,或者身体乏力,原有症状加重,则提示可能药不对证,辨证失误;如无明显不适，或身体轻松，原有症状减轻，则可继续服用。

15. 四逆汤

方药组成：

甘草二两，炙　干姜一两半　附子一枚，生用，去皮，破八片

煎服方法：

上三味，以水三升，煮取一升二合，去滓，分温再服。强人可大附子一枚，干姜三两。

方证：

中腹寒，下腹寒，急迫等。

常见症状：

四肢厥逆、下利，脉沉微等。

方论：

四逆汤为历代医家所推崇，多用于一些危重疾病的治疗。四逆汤中的"四逆"指四肢厥冷，是四逆汤证的典型症状。有的医家认为四逆汤当为回逆汤，因为四和回两字相仿，故将回误认为四。余认为此种提法不妥，因为文中还有四逆散、当归四逆汤等，不可能全部存在误认。

四逆汤见于《伤寒论》原文第 29 条："伤寒脉浮，自汗出，小便数，心烦，微恶寒，脚挛急，反与桂枝欲攻其表，此误也。得之便厥，咽中干，烦躁，吐逆者，作甘草干姜汤与之，以复其阳；若厥愈足温者，更作芍药甘草汤与之，其脚即伸；若胃气不和，谵语者，少与调胃承气汤；若重发汗，复加烧针者，四逆汤主之。"此处的"重发汗"指进一步发汗；"烧针"指古代一种发汗的方法，具体内容不详。

《伤寒论》原文 323 条："少阴病，脉沉者，急温之，宜四逆汤。"此处的"少阴病"指少阴时出现或者加重的病症，

可以是发热，也可以是下利等。因病势较剧，病情危重，需要立即采取治疗措施，故"急温之"。"温之"主要是针对方证中的中腹寒、下腹寒而言，用辛、温的药物治疗。《伤寒论》中提及四逆汤的条文还有很多，例如，原文第277条："自利不渴者，属太阴，以其脏有寒故也，当温之，宜服四逆辈。"临床应用此方当以中腹寒、下腹寒为辨证要点。

四逆汤的方证中，中腹寒为干姜证；下腹寒为附子证；急迫为甘草证。临床单独应用四逆汤的机会并不多，而四逆汤的加减方较为常用。余临床治疗腰痛、痛经、腹泻等病症时常用四逆汤加减方。应用四逆汤时需要注意，干姜宜捣碎，附子宜先煎。至于方中甘草，有的医家认为是为了抑制附子的毒性，余认为此观点不妥。四逆汤中甘草的应用，当以甘草证为准。

16. 葛根汤

方药组成：

葛根四两　麻黄三两，去节　桂枝二两，去皮　生姜三两，切　甘草二两，炙　芍药二两　大枣十二枚，擘

煎服方法：

上七味，以水一斗，先煮麻黄、葛根，减二升，去白沫，内诸药，煮取三升，去滓，温服一升，覆取微似汗。余如桂枝法将息及禁忌。诸汤皆仿此。

方证：

腹动亢进，腹直肌痉挛，手臂外侧皮肤粟粒感，颈项强，上腹寒，急迫等。

常见症状：

发热、恶寒、无汗、头痛、颈痛、腹痛、下利等。

方论：

葛根汤临床应用广泛，在颈椎病、腰椎间盘突出症、膝骨关节病、肩周炎、面肌痉挛、面神经麻痹、痛经等病症的治疗中常可用到。葛根汤见于《伤寒论》原文第 31 条："太阳病，项背强几几，无汗恶风，葛根汤主之。"此条中可以看出主要症状为"项背强几几"，称之为"太阳病"，故"项背强几几"这一症状在太阳时加重。第 32 条："太阳与阳明合病者，必自下利，葛根汤主之。"此条中"太阳与阳明合病"是指太阳时和阳明时出现下利或者下利加重，也可以是发热伴下利。葛根汤证出现下利，有时患者并无颈项部的不适感，而是伴有腰痛或腹痛，此时当仔细诊查，看患者是否存在葛根证。葛根汤在《金匮要略》中也有论及。《金匮要略·痉湿暍病脉证治》："太阳病，无汗而小便反少，气上冲胸，口噤不得语，欲作刚痉，葛根汤主之。"此条中"气上冲胸"为桂枝证，"口噤"指面部肌肉痉挛，张口困难，影响语言和进食。

葛根汤的方证中，腹动亢进为桂枝证；腹直肌痉挛为芍药证；手臂外侧皮肤粟粒感为麻黄证；颈项强为葛根证；上腹寒为生姜证；急迫为甘草证。葛根汤是余在临床非常常用的方剂。余应用葛根汤，得益于对表部的理解。《伤寒论》中也提及表部，例如，原文第 10 条："风家，表解而不了了者，十二日愈。"就提及表部。但是《伤寒论》并未对表部明确定义。"三部六病"学说将表部定义为人体与阳光、空气接触的部分，此定义简明扼要，同时也符合临床实际。余在临床，表部的病症，常用葛根汤，例如儿童常见的面部不自主抽动，频繁眨眼；再如有些患者颈部两侧疼痛，仔细诊查为胸锁乳突肌痉挛等，这些病症辨证时只要符合葛根汤证，皆可用葛根汤治疗。

这里需要提一下，葛根分为柴葛根和粉葛根，余临床验证两者功效并无明显差异。治疗表部疾病，两者均可应用。

17. 葛根加半夏汤

方药组成：

葛根_{四两} 麻黄_{三两，去节} 甘草_{二两，炙} 芍药_{二两} 桂枝_{二两，去皮} 生姜_{二两，切} 半夏_{半升，洗} 大枣_{十二枚，擘}

煎服方法：

上八味，以水一斗，先煮葛根、麻黄，减二升，去白沫，内诸药，煮取三升，去滓，温服一升。覆取微似汗。

方证：

腹动亢进，腹直肌痉挛，手臂外侧皮肤粟粒感，上腹寒，颈项强，呕吐，急迫等。

常见症状：

发热、恶寒、无汗、头痛、颈痛、恶心或呕吐等。

方论：

葛根加半夏汤见于《伤寒论》第 33 条："太阳与阳明合病，不下利，但呕者，葛根加半夏汤主之。"此条与第 32 条"太阳与阳明合病者，必自下利，葛根汤主之"，相互衔接。两条原文均提及"太阳与阳明合病"，因此其所述主症当于太阳时和阳明时出现或加重。就葛根加半夏汤证而言，其主症当是发热恶寒伴呕吐，也可以是发热不显而以呕吐为主。

葛根加半夏汤证与葛根汤证，两者均为表部病变影响到里部。葛根加半夏汤证表现为里部病变的呕吐，葛根汤证表现为里部病变的下利，然而两者治疗均以解表为主。这就提示临床诊治疾病，处方用药，一定要抓住疾病的主要矛盾，不要被一些表象所迷惑。

葛根加半夏汤证和葛根汤证的常见症状与胃肠型感冒的症状相似。胃肠型感冒，患者多有恶心、呕吐、腹痛、腹泻等症状。依余之经验，胃肠型感冒单纯用葛根加半夏汤或者葛根汤的机会并不多，常在葛根汤证或葛根加半夏汤证的基础上，合并黄连证、黄柏证、黄芩证、干姜证等。因此临床诊治疾病，务必仔细辨证，切不可先有定见。

葛根加半夏汤的方证中，腹动亢进为桂枝证；腹直肌痉挛为芍药证；手臂外侧皮肤粟粒感为麻黄证；上腹寒为生姜证；颈项强为葛根证；呕吐为半夏证；急迫为甘草证。葛根加半夏汤证的主症为呕吐，很多医家认为，此处加半夏因为其有呕吐症状。此种观点虽然可取，但半夏的药证并非仅有呕吐，其他还有咳嗽、咽痛等。余在临床曾用葛根加半夏汤治疗急性扁桃体炎取效，因此余认为就方证而言，葛根加半夏汤证当为葛根汤证合半夏证更为确切。

18. 葛根黄芩黄连汤

方药组成：

葛根半斤　甘草二两，炙　黄芩三两　黄连三两

煎服方法：

上四味，以水八升，先煮葛根，减二升，内诸药，煮取二升，去滓，分温再服。

方证：

颈项强，心下痞，膻中动等。

常见症状：

发热、下利、心烦、口苦、烧心、颈项强痛等。

方论:

葛根黄芩黄连汤在临床较为常用,如急性肠炎、细菌性痢疾等的治疗常可用到。葛根黄芩黄连汤见于《伤寒论》原文第 34 条"太阳病,桂枝证,医反下之,利遂不止,脉促者,表未解也;喘而汗出者,葛根黄芩黄连汤主之。"此条中的太阳病指病症出现于太阳时,或于太阳时加重;桂枝证指桂枝汤类证,临床上葛根黄芩黄连汤证,确实常伴有腹动亢进的情况;脉促并非指脉来数而时一止,而是指脉象数急。关于此条所述,历代医家存在争论,多集中于"喘而汗出"。有的医家认为此条中有"喘而汗出",葛根黄芩黄连汤中并无治喘之药,而《伤寒论》原文第 63 条"发汗后,不可更行桂枝汤,汗出而喘,无大热者,可与麻黄杏仁甘草石膏汤",第 162 条"下后,不可更行桂枝汤,若汗出而喘,无大热者,可与麻黄杏子甘草石膏汤",均提及"汗出而喘",治疗均用麻黄杏仁甘草石膏汤,因此认为此两条原文与第 34 条存在错简。余并不认同此种观点,首先,葛根黄芩黄连汤的条文为第 34 条,麻黄杏仁甘草石膏汤的条文为第 63 条和第 162 条,两者相距较远,错简的可能性较小。其次,临床上确实可以见到患者下利不止,以至身体虚弱,出现"喘而汗出"的情况,因此余的观点是,尊重原著,临床进一步验证。

葛根黄芩黄连汤方药简单,临床应用时,掌握其组成药物的应用指征非常重要。首先是葛根,葛根证的确定,常可通过问诊获知。葛根黄芩黄连汤证的患者常伴有颈部或腰背部不适感,或困、或痛、或僵硬等。如患者自身感觉不明显,医者可通过触诊确定。其次是黄芩,黄芩的药证为心下痞,口苦,心烦等。临床上,葛根黄芩黄连汤证,心下痞并不多见,常可见口苦或者心烦。再次是黄连，黄连的药证为膻中动或者烧心，通过腹诊或者问诊即可确定。最后是甘草，在葛根黄芩黄连汤中，主要起缓解病势，以防体液进一步丢失的作用。

这里需要强点一点，临床上有的医生遇到患者，辨为葛根黄芩黄连汤证，但应用该方后效果不显，这时要考虑是否忽略了黄柏证。黄柏证的确定，主要依据患者舌苔黄腻和小便不利。此外男性患者如小便正常，也可以据舌苔黄腻，阴部潮湿这一指征。女性患者如小便正常，无论舌苔是否黄腻，可直接依据白带色黄；如果舌苔黄腻，也可依据阴部潮湿。余认为临床上葛根黄芩黄连加黄柏汤较葛根黄芩黄连汤的应用机会多，范围也较广。

19. 麻黄汤

方药组成：

麻黄三两, 去节　桂枝二两, 去皮　甘草一两, 炙　杏仁七十个, 去皮尖

煎服方法：

上四味，以水九升，先煮麻黄，减二升，去上沫，内诸药，煮取二升半，去滓，温服八合。覆取微似汗，不须啜粥，余如桂枝法将息。

方证：

腹动亢进，手臂外侧皮肤粟粒感，喘，急迫等。

常见症状：

发热、恶寒、无汗、头痛、喘息、鼻塞、流涕，脉浮紧等。

方论：

麻黄汤以主药麻黄命名，由麻黄、桂枝、杏仁、甘草等四

味药组成。历代医家常将麻黄汤和桂枝汤比较,麻黄汤证无汗,脉浮紧,称为表实证;桂枝汤证汗出,恶风定为表虚证。然而在临床上,单独应用麻黄汤的机会并不多,可用于呼吸系统、神经系统等疾病的治疗。

麻黄汤见于《伤寒论》原文第 35 条:"太阳病,头痛发热,身疼腰痛,骨节疼痛,恶风,无汗而喘者,麻黄汤主之。"此条提及太阳病,故条文所述病症多见于太阳时或于太阳时加重。"头痛""身疼腰痛""骨节疼痛",均为表部症状。表部以肺为中心,故喘亦可归为表部病变。此条内容也印证了"三部六病"学说中,表部定义的科学性。

《伤寒论》原文第 37 条:"太阳病,十日以去,脉浮细而嗜卧者,外已解也,设胸满胁痛者,与小柴胡汤;脉但浮者,与麻黄汤。"第 51 条:"脉浮者,病在表,可发汗,宜麻黄汤。"第 52 条:"脉浮而数者,可发汗,宜麻黄汤。"此三条原文均论及麻黄汤,虽然文中并未提及具体症状,但可以推测,当为发热、恶寒、头身疼痛、喘息等。三条原文分别强调其脉象为"脉但浮""脉浮""脉浮而数",其他论及麻黄汤的条文,亦有类似表述,由此可知,麻黄汤证的常见脉象为浮脉。

《伤寒论》原文第 36 条:"太阳与阳明合病,喘而胸满者,不可下,宜麻黄汤。"此条所论的主要症状为"喘而胸满",由于是太阳与阳明合病,因此可知"喘而胸满"这一症状,出现于太阳时和阳明时或于太阳时和阳明时加重。"喘而胸满",当分为两部分理解,"喘"指喘息;至于"胸满",余认为应当是胸部憋闷,当然这一观点仍需临床进一步验证。

《伤寒论》原文第 46 条:"太阳病,脉浮紧,无汗,发热，身疼痛，八九日不解，表证仍在，此当发其汗。服药已微除，其人发烦目瞑，剧者必衄，衄乃解。所以然者，阳气重故也。麻黄汤主之。"此条中"此当发其汗，服药已微除"和"衄乃解"在康平本《伤寒论》中为注文。发烦指烦躁；目瞑指眩晕；衄当指衄血。有的医家认为"其人发烦目瞑，剧者必衄"这些症状是患者服用麻黄汤后的机体反应，也可以看作是瞑眩现象即疾病向愈的表现。因此主张将条文中的"麻黄汤主之"，置于"其人发烦目瞑"之前。余亦认同此种观点。条文本身所采用的此种笔法，在《伤寒论》中较为多见。

《伤寒论》原文第55条："伤寒脉浮紧，不发汗，因致衄者，麻黄汤主之。"此条大意是没有及时应用汗法，而使病情有变，出现衄血的情况，治疗可用麻黄汤。此条可与第46条相互参照，此条是用麻黄汤治疗衄血，而第46条是服用麻黄汤后出现衄血，症状不同而所用方药相同。由此可知临床不必拘泥于患者的具体症状，当以辨证为主，有此方证即用此方。麻黄汤的方证中，腹动亢进为桂枝证；手臂外侧皮肤粟粒感为麻黄证；喘为杏仁证；急迫为甘草证。

20. 小柴胡汤

方药组成：

柴胡半斤　黄芩三两　人参三两　半夏半升，洗　甘草炙　生姜各三两，切　大枣十二枚，擘

煎服方法：

上七味，以水一斗二升，煮取六升，去滓，再煎取三升，温服一升，日三服。

方药加减：

若胸中烦而不呕者，去半夏、人参，加栝蒌实一枚；若

渴，去半夏，加人参合前成四两半、栝楼根四两；若腹中痛者，去黄芩，加芍药三两；若胁下痞硬，去大枣，加牡蛎四两；若心下悸、小便不利者，去黄芩，加茯苓四两；若不渴，外有微热者，去人参，加桂枝三两，温覆微汗愈；若咳者，去人参、大枣、生姜，加五味子半升、干姜二两。

方证：

胸胁苦满，心下痞硬，上腹寒，呕，急迫等。

常见症状：

往来寒热、心烦、呕吐、口苦等。

方论：

小柴胡汤在《伤寒论》中占有特殊地位，其重要性不亚于桂枝汤，备受历代医家推崇，临床应用非常广泛，常用于呼吸、消化、循环等系统疾病的治疗。柴胡和桂枝是临床常用药，也是《伤寒论》的钥匙所在。《伤寒论》中的许多方剂，都和柴胡、桂枝相关，因此有的医家认为掌握了小柴胡汤和桂枝汤，可解半部《伤寒论》。

小柴胡汤见于《伤寒论》原文第 37 条："太阳病，十日以去，脉浮细而嗜卧者，外已解也，设胸满胁痛者，与小柴胡汤；脉但浮者，与麻黄汤。"此条论及麻黄汤和小柴胡汤的鉴别。太阳病已去，仅留"脉浮细而嗜卧"，若有"胸满胁痛"可与小柴胡汤；若无"胸满胁痛"则用麻黄汤。该条文中"胸满胁痛"是腹证，是胸胁苦满之剧者。从此处条文中也可看出，脉象在此条文所论述的条件下只是作为参考，起关键作用的是腹诊。

《伤寒论》原文第 96 条："伤寒五六日中风，往来寒热，胸胁苦满，默默不欲饮食，心烦喜呕，或胸中烦而不呕，或渴，或腹中痛，或胁下痞硬，或心下悸，小便不利，或不渴，身有微热，或咳者，小柴胡汤主之。"此条文常被当作是论述小柴胡汤的经典条文，其中往来寒热，指恶寒与发热交替出现，先恶寒而后出现发热，继而又出现恶寒，如此循环往复。此条文中"或胸中烦而不呕，或渴，或腹中痛，或胁下痞硬，或心下悸，小便不利，或不渴，身有微热，或咳者"，提出了小柴胡汤的加减。有的医家认为此处的文字并非《伤寒论》原有，而是后世所加，但无明确佐证。余认为此处条文提及的加减，在临床有一定的实用性，可作为参考，临床时必须仔细辨证，慎重加减，做到加减有据。

《伤寒论》原文第 100 条："伤寒，阳脉涩，阴脉弦，法当腹中急痛，先与小建中汤，不差者，小柴胡汤主之。"条文中的"阳脉涩，阴脉弦"，有的医家认为是切诊寸口脉时，浮取诊得脉涩，沉取诊得脉弦。余认为"阳脉涩"可以是寸口脉涩，"阴脉弦"可以是腹主动脉呈现弦象，当然这一观点有待临床进一步验证。此条主要论及急性腹痛的治疗，其中小建中汤和小柴胡汤应用时存在先后。临床上遇到比较瘦弱的患者出现腹痛时，由于腹直肌痉挛较甚，波及胸胁部位，腹诊时不易确定是否存在胸胁苦满。因此在治疗时，先应用较为稳妥的小建中汤，如果无效，再用偏于苦寒的小柴胡汤。

《伤寒论》原文第 230 条："阳明病，胁下硬满，不大便而呕，舌上白苔者，可与小柴胡汤。上焦得通，津液得下，胃气因和，身濈然汗出而解。"此条提及阳明病，可知病症于阳明时出现或加重；胁下硬满指胸胁苦满程度较重。有胸胁苦满同时出现不大便而呕，此种情况多见于大柴胡汤证。大柴胡汤证多见舌苔黄厚，而条文中描述为"舌上白苔"，因此考虑还是小柴胡汤证。临床上遇到胸胁苦满，不大便而呕，舌上白苔的情况，应带仔细辨证，排除大黄证，才可用小柴胡汤。

小柴胡汤的应用，关键在于腹诊时诊得胸胁苦满这一客观指征。《伤寒论》原文第 101 条："伤寒中风，有柴胡证，但见一证便是，不必悉具。凡柴胡汤病证而下之，若柴胡证不罢者，复与柴胡汤，必蒸蒸而振，却复发热汗出而解。"此条存在争议，条文中的"但见一证便是"，其中的"一证"，有的医家认为是小柴胡汤证众多或有症状，寒热往来、不欲饮食、心烦喜呕等，其中的一种，但见其一即可用小柴胡汤。此种观点与临床实际不符，"一证"当指胸胁苦满，胸胁苦满是小柴胡汤证的必有指征。

《伤寒论》中论及小柴胡汤的条文还有许多，此处不再一一列举。这里需要说明一下，有的医家临床应用小柴胡汤时，常用党参代替人参，余认为此种观点不可取。人参与党参功效不同，药证亦不相同，因此不可相互替代。余临床验证，小柴胡汤还是用人参为好。小柴胡汤的方证中，胸胁苦满为柴胡证；心下痞硬为人参证；上腹寒为生姜证；呕为半夏证；急迫为甘草证。

21. 大青龙汤

方药组成：

麻黄六两，去节　桂枝二两，去皮　甘草二两，炙　杏仁四十枚，去皮尖　生姜三两，切　大枣十枚，擘　石膏如鸡子大，碎

煎服方法：

上七味，以水九升，先煮麻黄，减二升，去上沫，内诸药，煮取三升，去滓，温服一升，取微似汗。汗出多者，温粉粉之。一服汗者，停后服。若复服，汗多亡阳遂虚，恶风，烦

躁，不得眠也。

方证：

腹动亢进，手臂外侧皮肤粟粒感，上鱼际脉或口渴、小便黄，喘，上腹寒，急迫等。

常见症状：

发热、恶寒、无汗、头身疼痛、烦躁、乏力等。

方论：

大青龙汤临床较为常用，之所以称为"大"，因与小青龙汤相比，除有石膏清热之功外，其发汗之力更胜。小青龙汤中麻黄用量为三两，而大青龙汤中麻黄用量为六两，为《伤寒论》众多方剂中，发汗之力最大者。大青龙汤和小青龙汤的名称中均有"青龙"二字，这与方中主药麻黄有关。麻黄色青，与古代四大神兽青龙、白虎、玄武、朱雀中的青龙相匹配。

大青龙汤见于《伤寒论》原文第 38 条："太阳中风，脉浮紧，发热恶寒，身疼痛，不汗出而烦躁者，大青龙汤主之。若脉微弱，汗出恶风者，不可服之，服之则厥逆，筋惕肉瞤，此为逆也。"此条中的"不汗出而烦躁"在临床较为常见，多见于发热而无汗的患者，因为汗不出，体温较高，而出现烦躁；"若脉微弱，汗出恶风者"是指大青龙汤的禁忌情况，其关键点在于"脉微弱"。患者有此脉象，提示身体机能较弱，不能承受大力发汗。厥逆指四肢冰凉；筋惕肉瞤指肌肉不自主跳动；这些都是误用大青龙汤后患者出现的症状。鉴于大青龙汤药效峻猛，误用易导致不良后果，因此临床应用务必谨慎。

《伤寒论》原文第 39 条："伤寒脉浮缓，身不疼，但重，乍有轻时，无少阴证者，大青龙汤发之。"此条中所述脉象为浮缓，与大青龙汤证常见浮紧脉相对；"身不疼"也与第 38 条中的"身疼痛"相对；"身不疼，但重"是指周身困倦，四肢沉重；"乍有轻时"指周身乏力、困倦的症状突然短暂缓解。条文中所述病状，是大青龙汤证的特殊情况，临床也可见到。此类患者并无发热恶寒、身体疼痛等症状，仅表现为周身困倦、乏力。此条中"无少阴证者"在康平本《伤寒论》中为注文。余认为"无少阴证者"，在临床有一定指导意义。常见于少阴时的真武汤证，也有类似四肢沉重、乏力的症状。例如，《伤寒论》原文第 316 条："少阴病，二三日不已，至四五日，腹痛，小便不利，四肢沉重疼痛，自下利者，此为有水气，其人或咳，或小便利，或下利，或呕者，真武汤主之。"因此临床遇到此类患者，需仔细辨证。

大青龙汤的方证中，腹动亢进为桂枝证；手臂外侧皮肤粟粒感为麻黄证；上鱼际脉或口渴、小便黄为石膏证；喘为杏仁证；上腹寒为生姜证；急迫为甘草证。

22. 小青龙汤

方药组成：

麻黄_{去节}　芍药　细辛　干姜　甘草_炙　桂枝_{各三两，去皮}
五味子_{半升}　半夏_{半升，洗}

煎服方法：

上八味，以水一斗，先煮麻黄，减二升，去上沫，内诸药，去滓，温服一升。

方药加减：

若渴，去半夏，加栝楼根三两；若微利，去麻黄，加荛花，如一鸡子，熬令赤色；若噎者，去麻黄，加附子一枚，炮；若小便不利，少腹满者，去麻黄，加茯苓四两；若喘，去麻黄加杏仁半升，去皮尖。

方证：

咳，痰多，腹动亢进，腹直肌痉挛，中腹寒，手臂外侧皮肤粟粒感，急迫等。

常见症状：

发热、恶寒、鼻塞、流涕、咳嗽、咳痰等。

方论：

小青龙汤临床常用于治疗急、慢性气管支气管炎、支气管哮喘、肺炎等。小青龙汤见于《伤寒论》第 40 条："伤寒表不解，心下有水气，干呕，发热而咳，或渴，或利，或噎，或小便不利、少腹满，或喘者，小青龙汤主之。"此条中"心下有水气"并非指心下部位振水音或水泛波，而是指患者咳痰，痰为液体，认为来源于心下；"或噎"有的医家认为是嗳气即打嗝，余认为"噎"指患者自觉咽喉部位阻塞不畅，是支气管痉挛的一种表现。对于条文中的加减，历代医家多有争议，"或利，或噎，或小便不利、少腹满，或喘"这些症状对应的药物加减均去麻黄，而麻黄为方中主药，因此林亿等认为此处加减"疑非仲景意"，余亦认为去麻黄不妥。

《伤寒论》原文第 41 条："伤寒，心下有水气，咳而微喘，发热不渴。服汤已渴者，此寒去欲解也，小青龙汤主之。"此条中"服汤已渴者，此寒去欲解也"，在康平本《伤寒论》中为注文。小青龙汤证并无口渴，如有口渴，多伴有石膏证。临床上如患者为小青龙汤证，服用小青龙汤后，出现口渴，往往是疾病向愈的表现。

《金匮要略·妇人杂病脉证并治》："妇人吐涎沫，医反下之，心下即痞，当先治其吐涎沫，小青龙汤主之。涎沫止，乃治痞，泻心汤主之。"此条中"吐涎沫"当伴有表证，否则不必用小青龙汤。此条文大概意思是表证未解，而误用下法，出现"心下即痞"，治疗先用小青龙汤解表，而后用泻心汤治痞。临床上确实有咳喘伴心下痞的情况，治疗时依具体情况而定，可先解表而后用泻心汤，也可两者合用。

小青龙汤的方证中，咳为半夏证；痰多而咳为五味子证；腹动亢进为桂枝证；腹直肌痉挛为芍药证；中腹寒为干姜证；手臂外侧皮肤粟粒感为麻黄证；急迫为甘草证。方中细辛的药证余并不掌握，故此处所论方证有待进一步研究。另外，需要强调一点，小青龙汤证的患者多咳痰轻稀，苔白而滑，如临床遇到不符合以上特点的患者，应当注意是否合并其他药证或方证。

23. 干姜附子汤

方药组成：

干姜一两　附子一枚，生用，去皮，切八片

煎服方法：

上三味，以水三升，煮取一升，去滓，顿服。

方证：

中腹寒，下腹寒等。

常见症状：

夜晚安静、白天烦躁，脉沉微等。

方论：

干姜附子汤方药简单，仅干姜、附子两味药组成，但该方在临床不可轻忽，四逆汤、通脉四逆汤等均在其基础上演化而来。

干姜附子汤见于《伤寒论》原文第 61 条："下之后，复发汗，昼日烦躁不得眠，夜而安静，不呕，不渴，无表证，脉沉微，身无大热者，干姜附子汤主之。"此条所述症状，皆由误治而引起。"昼日烦躁不得眠，夜而安静"是指白天烦躁不安，夜晚安静；"身无大热"是指体温正常或略高。由以上症状可推测，患者身体处于衰竭状态，需借助白天自然界的能量，维持机体功能，因此必须迅速改善症状。干姜附子汤由四逆汤去甘草而来，两者虽然方药组成仅差一味甘草，但其主治却有不同。去除甘草后，该汤药性更为剧烈，同时附子生用，进一步增强药效。服用时浓煎顿服，以期在短时间内扭转病情。

余在临床没有单独应用过干姜附子汤，一些论述只是推测，有待临床进一步验证。

24. 桂枝加芍药生姜各一两人参三两新加汤

方药组成：

桂枝三两, 去皮　芍药四两　甘草二两, 炙　人参三两　大枣十二枚, 擘　生姜四两

煎服方法：

上六味，以水一斗二升，煮取三升，去滓，温服一升。本云：桂枝汤，今加芍药、生姜、人参。

方证：

腹动亢进，腹直肌痉挛，心下痞硬，上腹寒，急迫等。

常见症状：

发热，恶寒，汗出，身体疼痛等。

方论：

为求方便，将桂枝加芍药生姜各一两人参三两新加汤简称为桂枝新加汤。康平本《伤寒论》于此方并无记载。《伤寒

论》诸方的方名中虽有药物加减，如桂枝加芍药汤、葛根加半夏汤等，但方剂名称中含有药物剂量的仅此一首。因此有的医家认为此方并非《伤寒论》原文记载，而是后世所加。余认为此方在临床确有应用，应当重视，故录于此处。

桂枝新加汤见于《伤寒论》原文第 62 条："发汗后，身疼痛，脉沉迟者，桂枝加芍药生姜各一两人参三两新加汤主之。"此条所述文意较为简单。"发汗后"可知原有表证，如发热、恶寒等，汗不如法或误用麻黄类方剂发汗，而出现脉沉迟。此处"身疼痛"可以是发汗之前就有，发汗后并无改善或加重；也可以是发汗后出现。"脉沉迟"提示患者机体里部和枢部机能下降，其主要矛盾并不在表部。

桂枝新加汤由桂枝汤增量芍药和生姜，加人参而成。桂枝新加汤的方证可以看作是桂枝汤证合人参证。人参的药证为心下痞硬，通过腹诊可以获知。腹诊时可触及患者心下部位略有隆起而稍硬，深压时抵抗不强，有中空感。桂枝新加汤证较桂枝汤证腹直肌痉挛、上腹寒更甚，多见于形体消瘦之人，同桂枝汤证的鉴别要点在于心下痞硬。

桂枝新加汤的方证中，腹动亢进为桂枝证；腹直肌痉挛为芍药证；心下痞硬为人参证；上腹寒为生姜证；急迫为甘草证。这里需要强调一点，临床应用桂枝新加汤时，有的医家对方中人参颇有疑虑，尤其患者伴有外感症状时，更是拒用人参，认为人参是大补之药，用于外感疾病有害无益。余不认同此种观点，临床上有是证用是药，只要辨证准确，用之无害。

25. 麻黄杏仁甘草石膏汤

方药组成：

麻黄四两，去节　杏仁五十个，去皮尖　甘草二两，炙　石膏半斤，

碎，绵裹

煎服方法：

上四味，以水七升，煮麻黄，减二升，去上沫，内诸药，煮取二升，去滓，温服一升。本云：黄耳杯。

方证：

手臂外侧皮肤粟粒感，上鱼际脉，喘，急迫等。

常见症状：

喘息、咳嗽、发热、汗出等。

方论：

麻黄杏仁甘草石膏汤简称麻杏甘石汤，临床常用于气管支气管炎、支气管哮喘等的治疗。麻杏甘石汤见于《伤寒论》原文第 63 条："发汗后，不可更行桂枝汤，汗出而喘，无大热者，可与麻黄杏仁甘草石膏汤。"此条运用倒装文法，"不可更行桂枝汤"应置于"无大热者"之后。此处的"无大热"有的医家认为"大"是发热的部位，而不是发热的程度，而"无大热"中的"热"是指疾病性质，因此"无大热"就是无表热。余认为此种提法并不妥当，临床麻杏甘石汤证发热并不多见，因此"无大热"应当是指体温不高或仅有轻微发热。此条所述，乃是误用汗法或汗不如法，治疗后出现"汗出而喘"，此时整体病症已不符合桂枝汤证，故"不可更行桂枝汤"。

《伤寒论》原文第 162 条："下后，不可更行桂枝汤，若汗出而喘，无大热者，可与麻黄杏子甘草石膏汤。"此条与上条文意相近，也是采用倒装文法。上条是误用汗法或汗不如法，而此条则是误用下法。由此可知，无论经过发汗或者泻下，只要患者所体现的方证符合麻杏甘石汤证，即可用之。当然也有不经汗、下，患者原本就是麻杏甘石汤证的情况。

麻杏甘石汤证临床以喘为主，有时也伴咳嗽，多为干咳，或者痰少而黏。麻杏甘石汤中有石膏，有的医家认为麻杏甘石汤证必有口渴。这种观点并不准确，临床上麻杏甘石汤证也有无口渴的情况，此时必有上鱼际脉，因此麻杏甘石汤证的确定需要腹诊、脉诊相结合。

麻杏甘石汤的方证中，手臂外侧皮肤粟粒感为麻黄证；上鱼际脉为石膏证；喘为杏仁证；急迫为甘草证。临床上麻杏甘石汤证需与桂枝加厚朴杏子汤证相鉴别。两者均有汗出而喘，麻杏甘石汤证其汗液多黏，有时有汗腥味，可伴有口渴，一般不恶寒，手臂外侧皮肤抚之有粟粒感，多有上鱼际脉。桂枝加厚朴杏子汤证汗液多清稀，一般无异常气味，无口渴，多伴有恶风，手臂外侧皮肤抚之较为细腻，无上鱼际脉。

26. 桂枝甘草汤

方药组成：

桂枝四两，去皮　甘草二两，炙

煎服方法：

上二味，以水三升，煮取一升，去滓，顿服。

方证：

腹动亢进，急迫等。

常见症状：

心悸、汗出等。

方论：

桂枝甘草汤方药简单，临床单独应用机会很少，然由其加减而成的方剂甚多，如桂枝汤、桂枝去芍药汤、桂枝加龙骨牡蛎汤、桃核承气汤等。这些方剂在临床应用广泛，因此掌握桂枝甘草汤的应用指征甚为重要。

　　桂枝甘草汤见于《伤寒论》原文第 64 条："发汗过多，其人叉手自冒心，心下悸，欲得按者，桂枝甘草汤主之。"此条中"发汗过多"指桂枝甘草汤证的成因，由于过度发汗所致；"其人叉手自冒心"指患者双手交叉重叠置于心胸部位；"心下悸"指腹主动脉搏动亢进；"欲得按"指因心跳较为剧烈，患者欲用手按压胸部，以缓解不适感。桂枝甘草汤证中桂枝的药证为腹动亢进，这一点非常明确。至于甘草在此汤证中的作用，余认为主要体现在两个方面。一是缓解病势，在此汤证中主要缓解由于疾病而引起的强烈的不适感，日本学者将这种不适感称为急迫。二是补虚，桂枝甘草汤证多由于过度发汗所致，因此体液丢失较多，甘草在此处有补充体液的作用。此作用在《伤寒论》原文第 75 条"未持脉时，病人手叉自冒心。师因教试令咳而不咳者，此必两耳聋无闻也。所以然者，以重发汗，虚故如此。发汗后，饮水多必喘，以水灌之亦喘"中，也有体现。此条中也有"叉手自冒心"，与第 64 条相似，然症状较重，出现"两耳无所闻"，原因为"重发汗"也就是发汗过多，疾病性质为"虚"。桂枝甘草汤的方证中，腹动亢进为桂枝证；急迫为甘草证。

　　桂枝甘草汤证由于无芍药证，故腹诊时腹部较为软弱，而腹动亢进较桂枝汤证更为明显。桂枝甘草汤的服用方法为顿服，以期集中药力，迅速起效。

27. 茯苓桂枝甘草大枣汤

方药组成：

茯苓半斤　　桂枝四两，去皮　　甘草二两，炙　　大枣十五枚，擘

煎服方法：

上四味，以甘澜水一斗，先煮茯苓减二升，内诸药，煮取三升，去滓温服一升，日三服。

作甘澜水法：取水二斗，置大盆内，以杓扬之，水上有珠子五六千颗相逐，取用之。

方证：

脐下悸，腹动亢进，急迫等。

常见症状：

自觉脐下悸动，小便不利等。

方论：

茯苓桂枝甘草大枣汤简称苓桂甘枣汤，临床并不常用，其方可以看作由桂枝甘草汤加茯苓、大枣而成，也可看作茯苓桂枝白术甘草汤去白术加大枣而成。苓桂甘枣汤虽与以上两方近似，但其主治却不相同。

苓桂甘枣汤见于《伤寒论》原文第65条："发汗后，其人脐下悸者，欲作奔豚，茯苓桂枝甘草大枣汤主之。"此条论及"欲作奔豚"的成因、症状及治疗。"发汗后"指"欲作奔豚"多由误汗或汗不如法引起；"脐下悸"是他觉症状，腹诊时脐下皮肤，可触及轻微搏动感。理解"欲作奔豚"首先要弄清楚"奔豚"的含义。"奔豚"在《金匮要略》中有记载。《金匮要略·奔豚气病脉证治》："师曰：奔豚病，从少腹起上冲咽喉，发作欲死，复还止，皆从惊恐得之。"由此可知"奔豚"是患者自觉有气从下腹部上冲至胸和咽喉部位，呈间歇性发作。"欲作奔豚"临床多表现为，患者自觉脐下部位有气上冲，时发时止，上冲幅度一般不超过脐水平线。"欲作奔豚"与"奔豚"相比，发作时范围较为局限，仅限于脐下，程度也较轻。

苓桂甘枣汤的方剂命名将茯苓置于首位，可知其在整个方剂中起重要作用。有的医家认为苓桂甘枣汤中含有茯苓，因此适用此方的患者必有小便不利，余认为此种观点有失偏颇。苓桂甘枣汤证临床多见小便不利，但也有小便正常的情况。临床应用苓桂甘枣汤当以有无茯苓证判断，而小便情况只是作为参考。茯苓的药证为悸，可以是心下悸也可以是脐下悸，在苓桂甘枣汤证中主要表现为脐下悸。苓桂甘枣汤的方证中，心下悸或脐下悸为茯苓证；腹动亢进为桂枝证；急迫为甘草证。

苓桂甘枣汤证在《伤寒论》原文中见于发汗后，临床也有不经发汗而出现该方证的情况。苓桂甘枣汤中并无芍药，因此方证中无腹直肌痉挛，但此类患者腹诊时，腹部并不虚软，而是较为充实，按压中腹部和下腹时，可伴有压痛和牵引疼痛。

28. 厚朴生姜半夏甘草人参汤

方药组成：

厚朴半斤，炙，去皮　生姜半斤，切　半夏半升，洗　甘草二两
人参一两

煎服方法：

上五味，以水一斗，煮取三升，去滓，温服一升，日三服。

方证：

中腹部鼓音，呕吐，上腹寒，心下痞硬，急迫等。

常见症状：

腹胀、腹痛、恶心、呕吐等。

方论：

厚朴生姜半夏甘草人参汤多用于消化系统疾病的治疗，临床较为常用。厚朴生姜半夏甘草人参汤见于《伤寒论》原文

第66条："发汗后，腹胀满者，厚朴生姜半夏甘草人参汤主之。"此条提及"发汗后"，同《伤寒论》中众多条文类似，虽言"发汗后"但临床上不经发汗也可见到此种病状。"腹胀满者"指患者自觉腹部憋胀，腹诊时可诊得中腹部鼓音。厚朴生姜半夏甘草人参汤证有腹胀满，同时可见患者腹部膨隆，但按压时并无明显抵抗和压痛，腹力较弱。为了与承气汤等方证相区别，有的医家将此称为"虚胀"。余认为严格来讲，并不能认为是"虚胀"，承气汤等方证的腹胀多由饮食、粪便、瘀血等引起，而厚朴生姜半夏甘草人参汤证的腹胀由多余气体引起，也可看作是实证。

厚朴生姜半夏甘草人参汤证的常见症状中有呕吐和腹痛，呕吐和腹痛的形成多由于腹腔压力较大所致，腹痛性质为胀痛。厚朴生姜半夏甘草人参汤命名时将厚朴置于首位，可见厚朴在方中起主要作用。患者服用此汤后多有排气增多的情况，随之症状缓解。此汤方药组成与半夏厚朴汤有类似之处，以余之经验此汤也可用于治疗"梅核气"即《金匮要略·妇人杂病脉证并治》中记载的"咽中如有炙脔"。

厚朴生姜半夏甘草人参汤的方证中，中腹部鼓音为厚朴证；呕吐为半夏证；上腹寒为生姜证；心下痞硬为人参证；急迫为甘草证。心下痞硬为人参的药证，方中人参的用量为一两，与之相对厚朴的用量为半斤即八两，两者比例为1:8，可知心下痞硬较为轻微。当然临床处方时要依据患者的具体情况调整药物的用量和比例，不可拘泥。

29. 茯苓桂枝白术甘草汤

方药组成：

茯苓四两　桂枝三两, 去皮　白术　甘草炙, 各二两

煎服方法：

上四味，以水六升，煮取三升，去滓，分温三服。

方证：

心下悸或脐下悸，腹动亢进，水泛波或振水音，急迫等。

常见症状：

头晕、小便不利、心下逆满等。

方论：

茯苓桂枝白术甘草汤简称苓桂术甘汤，在临床应用较多，也是《伤寒论》中非常重要的一首方剂。以茯苓、桂枝为主药的方剂统称为苓桂剂，苓桂术甘汤是苓桂剂中的代表方剂，茯苓甘草汤、茯苓桂枝甘草大枣汤等均可在其基础上衍化。

苓桂术甘汤见于《伤寒论》原文第 67 条："伤寒若吐、若下后，心下逆满，气上冲胸，起则头眩，脉沉紧，发汗则动经，身为振振摇者，茯苓桂枝白术甘草汤主之。"此条采用倒装文法，"茯苓桂枝白术甘草汤"应置于"脉沉紧"之后。条文并未提及患者原有症状，只是笼统称为伤寒，推测患者原先可能有发热的情况。此条文大意为，患者患"伤寒"，经"吐""下"等误治之后出现"心下逆满，气上冲胸，起则头眩"等症状。"心下逆满"指心下部位憋闷不适，其形成原因有二，其一，由于心下部位水饮停聚；其二，则是患者自觉有气上冲；"气上冲胸"是患者自觉有气从腹部向胸部上冲，这是腹动亢进引起的自觉症状；"起则头眩"指患者由卧位变为坐位或由坐位变为立位时出现头晕；"脉沉紧"则提示疾病的主要矛盾不在表部；"发汗则动经，身为振振摇者"指因误汗或汗不如法而致患者出现手足震颤，不能自主的情况，此时可以考虑应用真武汤治疗。

苓桂术甘汤在《金匮要略》中亦有记载。《金匮要略·咳嗽痰饮病脉证并治》："心下有痰饮，胸胁支满，目眩，苓桂术甘汤主之。"此条中"心下有痰饮"指水饮聚于心下，腹诊时心下部位可诊得振水音，这是白术的应用指征；"胸胁支满"与《伤寒论》第67条中的"心下逆满"相类似，只是范围较广，波及胸胁部位，是"心下逆满"之剧者。

虽然《伤寒论》中提及"起则头眩"，但临床应用苓桂术甘汤治疗眩晕时，不必拘泥该眩晕是否与体位变化相关。苓桂术甘汤的治疗范围不仅仅局限于头晕，有的医家将其用于某些眼科疾病的治疗，也取得较好疗效。因此临床应用苓桂术甘汤，不必拘泥于疾病的名称和症状，只要符合苓桂术甘汤证，即可用之。苓桂术甘汤的方证中，心下悸或脐下悸为茯苓证；腹动亢进为桂枝证；水泛波或振水音白术证；急迫为甘草证。

30. 芍药甘草附子汤

方药组成：

芍药　甘草炙，各三两　　附子一枚，炮，去皮，破八片

煎服方法：

上三味，以水五升，煮取一升五合，去滓，分温三服。

方证：

腹直肌痉挛或腓肠肌痉挛，下腹寒，急迫等。

常见症状：

腹痛、三叉神经痛、腓肠肌痉挛、上肢肌肉痉挛、手足冷、背恶寒等。

方论：

芍药甘草附子汤由芍药甘草汤加附子而成，其方证可以看作是芍药甘草汤证合附子证。芍药甘草附子汤见于《伤寒论》

第 68 条："发汗，病不解，反恶寒者，虚故也，芍药甘草附子汤主之。"此条大意是发汗后，病症没有缓解，反而出现恶寒。条文中的"虚故也"在康平本《伤寒论》中为注文。条文中的"恶寒"，余认为当以背恶寒为主，是附子证的常见症状。例如，《伤寒论》原文第 304 条："少阴病，得之一二日，口中和，其背恶寒者，当灸之，附子汤主之。"此条所述附子汤的主治中有背恶寒。另外，也可以是下腹部恶寒，这种情况多见于女性，当然也可以是周身恶寒，这些情况在临床均可遇到。

芍药甘草附子汤证的常见症状以疼痛和痉挛为主，其方证中腹直肌或腓肠肌痉挛为芍药证；下腹寒为附子证；急迫甘草证等。临床时只要患者符合以上方证即可用芍药甘草附子汤治疗，腹痛、腰痛、腿疼等均有机会用到。应用此方时，需注意芍药的一些禁忌情况，前文芍药甘草汤中已有论及，此处不再赘述。

31. 茯苓四逆汤

方药组成：

茯苓四两　人参一两　附子一枚，生用，去皮，破八片　甘草二两，炙　干姜一两半

煎服方法：

上五味，以水五升，煮取三升，去滓，温服七合，日二服。

方证：

心下悸或脐下悸，下腹寒，中腹寒，心下痞硬，急迫等。

常见症状：

烦躁、发热、汗出、小便不利、手足冷等。

方论：

茯苓四逆汤由四逆汤加茯苓、人参而成，见于《伤寒论》

第 69 条："发汗，若下之，病仍不解，烦躁者，茯苓四逆汤主之。"此条大意是应用汗法或下法之后，患者原有病症并无缓解，而且进一步出现了烦躁的症状。有的医家认为茯苓四逆汤证的烦躁并不剧烈，因为依据其方药组成看，茯苓四逆汤以温热药为主，疾病主要矛盾为寒。余认为此种观点不妥，不能依据烦躁程度来区分用药、用方。大青龙汤证，大承气汤证等均可见到烦躁，疾病性质为实热，但在临床上茯苓四逆汤证可见到烦躁欲死的情况，其烦躁程度与前两者并无明显差别，甚至较前两者严重。因此处方时，必须以辨证为主，一些症状只是作为参考。

茯苓四逆汤以茯苓用量最大，而且方剂命名时置于首位，因此茯苓为主药。而其方证也可以看作是四逆加人参汤证合茯苓证。第 69 条中特别强调烦躁，因此有的医家认为此处的烦躁以茯苓为主治。余认为此处的烦躁不具备药证性质，是整个方证的临床表现之一。提及烦躁，干姜附子汤证也有烦躁，呈昼夜规律，白天烦躁，夜晚安静。而茯苓四逆汤证的烦躁并无明显昼夜变化，其烦躁程度较干姜附子汤证更甚。药物组成方面，茯苓四逆汤中有炙甘草二两，余认为甘草在此方中有两方面的作用：一是患者经汗、下后体液丢失，用以补虚；二是患者表现为烦躁，用以缓解急迫。

临床应用茯苓四逆汤时，需掌握其应用指征，在症状方面除了烦躁，常可见到四肢厥冷。这一点从《伤寒论》其他方剂的命名可以看出，例如四逆散、当归四逆汤、四逆汤等，凡名称中带有"四逆"的方证，其临床表现多有四肢厥冷。腹诊方面，首先确定茯苓证，因为白术、泽泻、猪苓等均可治疗小便不利，故不能以小便情况来确定是否应用茯苓，必须依靠腹诊。茯苓四逆汤的方证中，心下悸或脐下悸为茯苓证；心下痞硬为人参证；中腹寒为干姜证；下腹寒为附子证；急迫为甘草证。临床上只要符合以上指征即可应用茯苓四逆汤，同时应当注意，干姜宜捣碎，附子宜先煎。

32. 五苓散

方药组成：

猪苓十八铢，去皮　　泽泻一两六铢　　白术十八铢　　茯苓十八铢

桂枝半两，去皮

服用方法：

上五味，捣为散，以白饮和服方寸匕，日三服。多饮暖水，汗出愈，如法将息。

方证：

腹动亢进，水泛波或振水音，心下悸或脐下悸，口渴，小便不利等。

常见症状：

发热、汗出、口渴、小便不利、呕吐、头晕等。

方论：

五苓散是临床常用方剂，单方、合方均可用到，常用于消化、呼吸、内分泌、神经等系统疾病的治疗。五苓散见于《伤寒论》第71条："太阳病，发汗后，大汗出，胃中干，烦躁不得眠，欲得饮水者，少少与饮之，令胃气和则愈。若脉浮，小便不利，微热消渴者，五苓散主之。"此条中"太阳病"指太阳时出现或加重的病症；"发汗后，大汗出"指采用汗法后，大量出汗；"胃中干"指机体大量出汗，导致脱水，此处的"胃"并非解剖意义的胃，而是代指；"少少与饮之"有的医家认为是少量饮水，余认为少量频饮更为妥当；"小便

不利"指小便次数和量减少；"微热"指体温轻度升高；"消渴"指口渴多饮，饮不解渴。整个条文的大意是，太阳病经过发汗后，机体缺水，出现烦躁，予之适量饮水，症状即可缓解。如果发汗后，出现脉浮，小便不利，体温轻度升高伴有消渴，则用五苓散治疗。《伤寒论》第72条："发汗已，脉浮数，烦渴者，五苓散主之。"此条文意与上条相似，此处的"烦渴"较"消渴"更甚，临床可见到有些五苓散证的患者，由于口渴而大量饮水，直至胃部憋胀，依然无法缓解口渴。

当然临床上也有不经发汗，而本身即为五苓散证的情况。例如，《伤寒论》第74条："中风发热，六七日不解而烦，有表里证，渴欲饮水，水入则吐者，名曰水逆，五苓散主之。"此条中"中风发热"可以指发热时伴有汗出，临床上五苓散证也有不汗出的情况，因此具体含义有待临床进一步验证；"有表里证"，表证指发热，汗出，脉浮等，里证指渴欲饮水，水入则吐。条文中"名曰水逆"，在康平本《伤寒论》中为注文。

五苓散在《金匮要略》中亦有记载。《金匮要略·痰饮咳嗽病脉证并治》中："假令瘦人脐下有悸，吐涎沫而癫眩，此水也，五苓散主之。"此条中"脐下有悸"指脐下悸，为茯苓证；"吐涎沫"由胃内停水所致；"癫眩"并非指癫痫，而是眩晕。由此可知五苓散证的常见症状可以有吐涎沫，眩晕等。《伤寒论》和《金匮要略》中还有其他记载五苓散的条文，此处不再一一列举。

五苓散的方证中，腹动亢进为桂枝证；水泛波或振水音为白术证；心下悸或脐下悸为茯苓证；口渴、小便不利为泽泻证。其中猪苓的药证余并不掌握，故此处所论方证有待进一步研究。五苓散临床应用时必须掌握其应用指征，其中口渴，小便不利是必有症状，在此基础上同时伴有腹动亢进，水泛波或振水音，心下悸或脐下悸等这些腹证即可用五苓散。临床应用此方时不必将药物做成散剂，汤剂即可。五苓散服用方法中提及的白饮当为米汤。方寸匕是用以量取药末的器具，一方寸匕金石类药物约合 2 克，草木类药物约合 1 克。

33. 茯苓甘草汤

方药组成：

茯苓二两　桂枝二两,去皮　甘草一两,炙　生姜三两,切

煎服方法：

上四味，以水四升，煮取二升，去滓，分温三服。

方证：

心下悸或脐下悸，腹动亢进，上腹寒，急迫等。

常见症状：

心下悸动、发热、汗出、小便不利等。

方论：

茯苓甘草汤临床较为常用，见于《伤寒论》原文第 73 条："伤寒汗出而渴者，五苓散主之；不渴者，茯苓甘草汤主之。"此条论及五苓散和茯苓甘草汤的鉴别，文字较为简练，以口渴与否为鉴别要点，对其他症状进行省略。条文开头提及伤寒，结合临床，条文大意为，发热、汗出、小便不利，如伴有口渴则用五苓散，若无口渴，则用茯苓甘草汤。茯苓甘草汤证和五苓散证还有其他鉴别指征，但以口渴最为直观。

《伤寒论》原文第 356 条："伤寒厥而心下悸，宜先治水，当服茯苓甘草汤，却治其厥。不尔，水渍入胃，必作利也。"条文中"厥"指手足逆冷；"心下悸"指患者自觉心下部位悸

动感，腹诊时可诊得心下悸；"水渍"指水液浸泡。条文大意是，伤寒，手足逆冷，心下部位有悸动感，当先服用茯苓甘草汤；而后如果仍有手足逆冷，宜随证治之，不然易出现下利的情况。此条提及茯苓甘草汤证的又一主要症状，即患者自觉心下部位悸动感，临床常见患者以此为主诉就诊。

综合以上条文可知，茯苓甘草汤证的常见症状，可以是发热、汗出、小便不利，也可以是心下悸动、小便不利。当然临床也可见到不汗出，小便基本正常的情况，此时辨证主要依靠腹诊。茯苓甘草汤的方证中，心下悸或脐下悸为茯苓证；腹动亢进为桂枝证；上腹寒为生姜证；急迫为甘草证。

34. 栀子豉汤

方药组成：

栀子十四个，擘　香豉四合，绵裹

煎服方法：

上二味，以水四升，先煮栀子，得二升半，内豉，煮取一升半，去滓，分为二服，温进一服。得吐者，止后服。

方证：

心中懊憹等。

常见症状：

心中懊憹、胸中窒、心中结痛、失眠等。

方论：

栀子豉汤临床应用广泛，消化、呼吸、泌尿、神经等系统疾病的治疗中常可用到。栀子豉汤见于《伤寒论》原文第76条："发汗后，水药不得入口为逆，若更发汗，必吐下不止。发汗吐下后，虚烦不得眠，若剧者，必反复颠倒，心中懊憹，栀子豉汤主之；若少气者，栀子甘草豉汤主之；若呕者，栀子生姜豉汤主之。"此条论及栀子豉汤、栀子甘草豉汤、栀子生姜豉汤及其所主病状。条文中的"虚烦"指患者"烦",腹诊时心下部位较为软弱,然并非完全虚软,只是无明显抵抗感。《伤寒论》原文第375条即对"虚烦"有较为直观的描述:"下利后更烦,按之心下濡者,为虚烦也,宜栀子豉汤主之。""反复颠倒"指卧床休息时来回翻身,不得入眠;"心中懊憹"可以分为两部分理解,"心中"指胸骨部位,"懊憹"指烦躁、愤怒感,两者相合,"心中懊憹"指患者自觉胸骨部位有烦躁、愤怒的感觉;"少气"指少气不足以息,呼吸表浅,在此条文中由于发汗、吐下致体液丢失过多而引起。

《伤寒论》原文第77条:"发汗若下之,而烦热胸中窒者,栀子豉汤主之。"条文中的"烦热"当分开来看,"烦"指心中懊憹,"热"指体温升高;"胸中窒"指胸中如有物阻塞不舒。条文大意为患者经汗、下后,心中懊憹,发热,胸中阻塞不适,治以栀子豉汤。这里需要指出,"胸中窒"在许多疾病中都可见到,如消化系统疾病中的反流性食管炎,但是如果患者仅有"胸中窒"而无心中懊憹,余认为不宜用栀子豉汤治疗,当然正确与否有待临床进一步验证。

《伤寒论》原文第78条:"伤寒五六日,大下之后,身热不去,心中结痛者,未欲解也,栀子豉汤主之。"条文中的"心中结痛"指胸骨部位疼痛感,可以理解为"胸中窒"之剧者。条文大意为患者发热五六日,用下法后,患者仍发热,同时出现胸骨部位疼痛,治以栀子豉汤。同原文第77条,余认为此条中省略了心中懊憹。

《伤寒论》原文第228条:"阳明病下之,其外有热,手足温,不结胸,心中懊憹,饥不能食,但头汗出者,栀子豉汤主之。"条文中"阳明病"指阳明时出现或加重的病症;"其外有热"指发热,体温升高;"不结胸"指无结胸的症状;"饥不能食"指患者有饥饿感,但进食后,胃部不适,甚至呕吐;"但头汗出"指身体其他部位无汗,仅头部汗出。条文大意为,阳明病,经下法治疗后,患者发热,手足温,无结胸症状,心中懊恼,饥不能食,头部汗出,治以栀子豉汤。临床确实可遇到"心中懊恼,饥不能食"的患者,应用栀子豉汤可取效。还有一种情况,患者"饥不能食",但是无"心中懊恼",而是自觉胃部有烦躁、愤怒感,类似于嘈杂,此种情况同样也适合用栀子豉汤治疗。

栀子豉汤的方证中,心中懊恼为栀子证,因方中香豉的药证余并不掌握,故此处所论方证有待进一步研究。临床应用栀子豉汤时,需要注意其禁忌。《伤寒论》原文第81条:"凡用栀子汤,病人旧微溏者,不可与服之。"此条提出如果患者长期下利或者大便稀,则不宜服用栀子豉汤。余认为如果患者确实有栀子豉汤证,同时伴有长期大便溏或者腹泻的情况,并非完全不能应用栀子豉汤,栀子减量即可,但必须谨慎。

35. 栀子甘草豉汤

方药组成:

栀子十四个,擘　甘草二两,炙　香豉四合,绵裹

煎服方法:

上三味,以水四升,先煮栀子、甘草,取二升半,内豉,煮取一升半,去滓,分二服,温进一服。得吐者,止后服。

方证:

心中懊恼,少气等。

常见症状：

心中懊憹、胸中窒、心中结痛、失眠、少气等。

方论：

栀子甘草豉汤由栀子豉汤加甘草而成，其方证可以看作是栀子豉汤证合甘草证。栀子甘草豉汤见于《伤寒论》原文第76条："发汗后，水药不得入口为逆，若更发汗，必吐下不止。发汗吐下后，虚烦不得眠，若剧者，必反复颠倒，心中懊憹，栀子豉汤主之；若少气者，栀子甘草豉汤主之；若呕者，栀子生姜豉汤主之。"条文中栀子豉汤的适应证为心中懊憹同时伴有少气。依据条文所述，"少气"是由于发汗、吐下致体液丢失过多而引起，方中加用甘草，有补虚的作用。临床应用时，不必拘泥于"少气"的有无，只要在栀子豉汤证的基础上有甘草证，即可用栀子甘草豉汤。

栀子甘草豉汤的应用禁忌同栀子豉汤。

36. 栀子生姜豉汤

方药组成：

栀子十四个，擘　生姜五两　香豉四合，绵裹

煎服方法：

上三味，以水四升，先煮栀子、生姜，取二升半，内豉，煮取一升半，去滓，分二服，温进一服。得吐者，止后服。

方证：

心中懊憹，上腹寒等。

常见症状：

心中懊憹、发热、恶心、呕吐等。

方论：

栀子生姜豉汤也是由栀子豉汤衍化而来，其方证可以看作

是栀子豉汤证合生姜证。栀子生姜豉汤见于《伤寒论》原文
第76条:"发汗后,水药不得入口为逆,若更发汗,必吐下不
止。发汗吐下后,虚烦不得眠,若剧者,必反复颠倒,心中懊
恼,栀子豉汤主之;若少气者,栀子甘草豉汤主之;若呕者,
栀子生姜豉汤主之。"条文中提及栀子生姜豉汤证的主要症状
为呕。余认为此处的"呕"并非剧烈呕吐,而是轻微呕吐,
或患者自觉恶心。如果临床遇到呕吐剧烈的患者,则应考虑处
方时加用半夏,当然这只是余的经验,具体结论有待临床进一
步验证。

　　栀子生姜豉汤的方药组成中,生姜用量为五两,剂量较
大。生姜的药证为上腹寒,因此栀子生姜豉汤证的患者,腹诊
时上腹寒应更为明显。临床上如患者符合心中懊恼和上腹寒这
两个指征,即可酌情应用栀子生姜豉汤。栀子生姜豉汤的应用
禁忌同栀子豉汤。

37. 栀子厚朴汤

方药组成:

栀子十四个,擘　　厚朴四两,炙,去皮　　枳实四枚,水浸,炙令黄

煎服方法:

上三味,以水三升半,煮取一升半,去滓,分二服,温进
一服。得吐者,止后服。

方证:

心中懊恼,上腹部、中腹部、下腹部鼓音等。

常见症状:

心中懊恼、发热、腹胀等。

方论:

栀子厚朴汤方药简单,由栀子、厚朴、枳实等三味药组

成，见于《伤寒论》原文第 79 条："伤寒下后，心烦腹满，卧起不安者，栀子厚朴汤主之。"条文中提及"伤寒"，可推测患者治疗前可能有发热的症状；"心烦"指心中懊恼；"腹满"指患者自觉腹部憋胀；"卧起不安"类似于第 76 条中的"反复颠倒"，指心神不宁，影响睡眠。

栀子厚朴汤所主的症状中有"心烦腹满"，这种情况在大、小承气汤证中也可见到，鉴别依靠腹诊。大、小承气汤证腹诊时腹部坚实，抵抗感较强。栀子厚朴汤证腹诊时，腹部较为软弱，无明显抵抗感。临床上也可遇到心中懊恼，无明显腹部憋胀的患者，但腹诊时腹部鼓音明显，这种情况也可用栀子厚朴汤。

栀子厚朴汤的方证中，心中懊恼为栀子证；上腹部和下腹部腹部鼓音为枳实证；中腹部鼓音为厚朴证。此方的应用禁忌同栀子豉汤。

38. 栀子干姜汤

方药组成：

栀子十四个，擘　　干姜二两

煎服方法：

上二味，以水三升半，煮取一升半，去滓，分二服，温进一服。得吐者，止后服。

方证：

心中懊恼，中腹寒等。

常见症状：

心中懊恼、发热、下利等。

方论：

栀子干姜汤见于《伤寒论》原文第 80 条："伤寒，医以丸药大下之，身热不去，微烦者，栀子干姜汤主之。"此条中的"伤寒"指患者原有发热；"丸药"依据文意当是有泻下作用的丸药，其后有"大下之"，可推测泻下作用强烈，药性较剧；"身热不去"指服用丸药泻下之后，仍有发热，进一步印证患者原有发热症状；"微烦"轻度心中懊恼。条文大意为患者发热，服用丸药泻下之后，仍发热，而且伴有轻微心中懊恼，治以栀子干姜汤。

临床上只需抓住心中懊恼，中腹寒这一指征，即可应用栀子干姜汤，其中心中懊恼为栀子证；中腹寒为干姜证。栀子干姜汤证的常见症状中有下利，同样第79条所述病状中可能有下利，因文中提及"医以丸药大下之"。临床应用此方时不必拘泥于是否服用泻下药物和是否存在下利。

这里需要强调一点，在《伤寒论》中下利是栀子汤类的应用禁忌，例如，《伤寒论》原文第81条："凡用栀子汤，病人旧微溏者，不可与服之。"此条中"旧微溏"指患者长期以来大便稀溏。栀子干姜汤证的下利多为新发。临床上应用栀子汤类方剂时，需仔细辨证，如遇便溏的患者，应用时当谨慎。

39. 真武汤

方药组成：

茯苓　芍药　生姜切，各三两　白术二两　附子一枚，炮，去皮，破八片

煎服方法：

上五味，以水八升，煮取三升，去滓，温服七合，日三服。

方药加减：

若咳者，加五味子半升、细辛一两、干姜一两。若小便利

者，去茯苓。若下利者，去芍药，加干姜二两。若呕者，去附子，加生姜足前为半斤。

方证：

下腹寒，心下悸或脐下悸，水泛波或振水音，腹直肌痉挛，上腹寒等。

常见症状：

发热、汗出、小便不利、腹痛、下利、心下悸、头晕等。

方论：

真武汤又名玄武汤，临床应用广泛，常用于呼吸、消化、循环、泌尿等系统疾病的治疗。真武汤的主药为附子，其色黑，与中国古代神话中的北方之神真武相匹配，故以真武命名。真武汤见于《伤寒论》原文第 82 条："太阳病发汗，汗出不解，其人仍发热，心下悸，头眩，身𤙲动，振振欲擗地者，真武汤主之。"条文中"太阳病"指太阳时出现或加重的病症，依据文意，此处当是以发热为主；"汗出不解"指发汗后太阳病不解，仍于太阳时发热或发热加重；"心下悸"指患者自觉心下部位有悸动感，腹诊时可诊得心下悸；"头眩"指头晕目眩；"身𤙲动"指身体肌肉不自主颤动；"振振欲擗地"指身体颤动不能保持平衡，几欲摔倒。条文大意为太阳病发汗后，患者仍发热，继而出现心下部位悸动感，身体肌肉颤动，难以保持平衡，治以真武汤。

《伤寒论》原文第 316 条："少阴病，二三日不已，至四五日，腹痛，小便不利，四肢沉重疼痛，自下利者，此为有水气，其人或咳，或小便利，或下利，或呕者，真武汤主之。"条文中"少阴病"指少阴时出现或加重的病症，此处当是发热；"四肢沉重疼痛"指患者自觉肢体困倦沉重，伴有疼痛；

"自下利者，此为有水气"在康平本《伤寒论》为注文；"或小便利"指小便增多；"或下利"有的医家认为应当是"或不利"，余认为当尊重原著，但可进一步临床验证；"或呕"余认为当是恶心。此条大意为少阴病经过二三日病情为缓解，四五日后出现腹痛，小便不利，肢体沉重疼痛，伴有下利，也可以出现咳嗽，或小便增多，或者下利，或者恶心等症状，治以真武汤。

以上两条原文均论及真武汤，一条是太阳病，一条为少阴病，而两者治疗时均用真武汤。前文已对《伤寒论》六病的定义进行了论述，此处两条原文进一步佐证《伤寒论》中的六病是以时间为提纲归类疾病的，也体现了《伤寒论》对疾病概括、归类的科学性。这也提示研究《伤寒论》时，六病的病名有时仅作为参考，不可拘泥。

真武汤的方证中，下腹寒为附子证；心下悸或脐下悸为茯苓证；水泛波或振水音为白术证；腹直肌痉挛为芍药证；上腹寒为生姜证。真武汤后的方药加减中有"若呕者，去附子，加生姜足前为半斤"，此处存在争议，有的医家认为真武汤以附子为主药，不应去附子。余认为当以有无附子证为准，有则用之，无则去之，以临床辨证为准。

40. 小建中汤

方药组成：

桂枝三两，去皮　芍药六两　生姜三两，切　甘草二两，炙　大枣十二枚，擘　胶饴一升

煎服方法：

上六味，以水七升，煮取三升，去滓，内饴，更上微火消解，温服一升，日三服。呕家不可用小建中汤，以甜故也。

方证：

腹动亢进，腹直肌痉挛，上腹寒，舟状腹，急迫等。

常见症状：

形体消瘦、腹痛、心悸、鼻衄、遗精、手足热等。

方论：

小建中汤可以看作由桂枝汤倍芍药加胶饴而成，也可以看作有桂枝加芍药汤加胶饴而成，常用于营养不良或恶病质而致身体消瘦的患者。小建中汤见于《伤寒论》原文第 100 条："伤寒，阳脉涩，阴脉弦，法当腹中急痛，先与小建中汤，不差者，小柴胡汤主之。"此条主要论及腹痛的治疗，条文中"阳脉涩，阴脉弦"指寸口脉浮取而涩，沉取而弦，正如前文所述，余认为"阳脉涩"指寸口脉涩，"阴脉弦"指腹主动脉呈弦象。小建中汤证的患者多身体消瘦，腹部呈舟状，腹直肌较常人纤细，痉挛时如弓弦，伴随腹主动脉搏动，故称"阴脉弦"。当然这一观点只是余之推测，有待临床进一步验证。至于小建中汤和小柴胡汤的先后应用，余在前文已有提及，此处不再赘述。

《伤寒论》第 102 条："伤寒二三日，心中悸而烦者，小建中汤主之。"条文中的"心中悸"指心悸、心慌；"烦"并非一般意义上的烦躁，而是由于心悸发作而心神不宁。《伤寒论》中用于治疗心悸的方剂还有很多，例如，《伤寒论》原文第 177 条："伤寒，脉结代，心动悸，炙甘草汤主之。"此条所述症状与上条类似，但治疗却不相同，因此临床诊治疾病，不可先入为主，或仅凭一点即处方用药，需全面仔细辨证。

《金匮要略·血痹虚劳病脉证并治》中："虚劳里急，悸，衄，腹中痛，梦失精，四肢酸疼，手足烦热，咽干口燥，小建中汤主之。"条文中的"虚劳"指身体消瘦；"里急"指腹直肌痉挛；"悸"指心悸；"衄"指鼻出血；"梦失精"指梦遗；"手足烦热"指手掌和足心有热感。条文大意为患者身体消瘦，心悸，鼻出血，腹痛，梦遗，四肢酸疼，手脚心发热，咽干口燥，治以小建中汤。条文中所述的症状并非小建中汤证所特有，如"悸""手足烦热"等，因此应用小建中汤，必须掌握其方证。《金匮要略》中还有其他记载小建中汤的条文，此处不再一一列举。

小建中汤的方证中，腹动亢进为桂枝证；腹直肌痉挛为芍药证；上腹寒为生姜证；舟状腹为胶饴证；急迫甘草证。在小建中汤的煎服方法中记载其应用禁忌，"呕家不可用小建中汤，以甜故也"。大意为经常呕吐的人，不宜服用小建中汤，康平本《伤寒论》中并无这一记载。余认为此种提法有一定参考价值，"呕家不可用小建中汤"，并非"甜故"，而是因为这种情况下，并不是单纯的小建中汤证，而是有可能合并其他方证或药证，如单独应用小建中汤则与证不相符，有可能导致疾病进一步加重。

这里需要说明一下小建中汤证和桂枝加芍药汤证的鉴别。小建中汤和桂枝加芍药汤在方药组成上，两者仅相差一味胶饴，但其方证存在不同，临床上两者容易混淆。桂枝加芍药汤证的患者形体居中，无明显消瘦，腹诊时可诊得腹直肌痉挛，但腹部并不凹陷，有时甚至有轻微隆起；而小建中汤证的患者形体消瘦明显，腹诊时也有腹直肌痉挛，但腹部呈舟状凹陷。因此两者鉴别要点在于形体差异。

41. 大柴胡汤

方药组成：

柴胡半斤　黄芩三两　芍药三两　半夏半升，洗　生姜五两，切

枳实_{四枚，炙}　大枣_{十二枚，擘}　大黄_{二两}

煎服方法：

上八味，以水一斗二升，煮取六升，去滓，再煎，温服一升，日三服。一方加大黄二两，若不加，恐不为大柴胡汤。

方证：

胸胁苦满，心下急，腹直肌痉挛，上腹寒等。

常见症状：

往来寒热、心烦、呕吐、腹胀、便秘，舌苔黄厚，脉沉弦等。

方论：

大柴胡汤为余临床常用方剂，消化、呼吸、循环等系统疾病的治疗常可用到。"三部六病"学说中的一些协调类方剂如调胃汤、调肠汤等，就是由大柴胡汤演化而来。大柴胡汤的方药组成有两种版本，一种不加大黄，一种加大黄。宋本和康平本《伤寒论》中大柴胡汤并未加大黄，而《金匮要略》中则加大黄。余认为依据临床实际和《金匮要略》原文，其方药组成当含有大黄，否则不能称其为大柴胡汤。

大柴胡汤见于《伤寒论》原文第103条："太阳病，过经十余日，反二三下之，后四五日，柴胡证仍在者，先与小柴胡。呕不止，心下急，郁郁微烦者，为未解也，与大柴胡汤，下之则愈。"此条中的"太阳病"指太阳时出现或加重的疾病；"过经"在康平本《伤寒论》中为注文，可理解为经过；"反二三下之"指多次用泻下药物治疗，"二三"为约数；"柴胡证"指胸胁苦满；"呕不止"指频繁呕吐；"心下急"为腹证，指心下部位隆起，坚实，按压多伴有疼痛，患者可自觉上腹部憋胀，甚者胀痛；"郁郁微烦"指情绪低落伴轻微心烦。

条文大意为，太阳病，经过十余日，其间多次使用下法治疗，后几日柴胡证仍在者，先与小柴胡汤，如疾病未愈，同时有频繁呕吐，心下急等症状时，可用大柴胡汤治疗。此条提及小柴胡汤和大柴胡汤的应用顺序，一般而言两者的应用，依据腹诊可以鉴别，但在一些特殊情况下需要先用小柴胡汤，这是为了保证用药的安全性。此条中患者经多次泻下，虽有大柴胡汤证，但为防其进一步泻下损伤身体，先用小柴胡汤，如病不解，再用大柴胡汤。还有一种情况，也可参考此条，如患者长期腹泻或者大便稀溏，虽有大柴胡汤证，可先与小柴胡汤，如病不愈，再考虑应用大柴胡汤，其意与《伤寒论》原文第 280 条："太阴为病，脉弱，其人续自便利，设当行大黄、芍药者，宜减之，以其人胃气弱易动故也"，所述相似。

《伤寒论》原文第 136 条："伤寒十余日，热结在里，复往来寒热者，与大柴胡汤；但结胸，无大热者，此为水结在胸胁也，但头微汗出者，大陷胸汤主之。"此条文意简单，主要论及大柴胡汤证和大陷胸汤证的鉴别。两者均可见到类似心下急的情况，大陷胸汤证多见心下部位疼痛，按之石硬，或从心下至少腹硬满而痛不可近；而大柴胡汤证虽有心下急，但并无石硬，按压时可有疼痛，但并非拒按。余临床并未用过大陷胸汤，以上论述仅是依据《伤寒论》原文记载所进行的推测。

《伤寒论》原文第 165 条："伤寒发热，汗出不解，心中痞硬，呕吐而下利者，大柴胡汤主之。"此条中"心中痞硬"并非人参证的心下痞硬，而是较心下急程度稍轻。条文大意为患者发热，经发汗后，其病未愈，同时有心中痞硬、呕吐、下利的情况，治以大柴胡汤。从此条可以看出，患者有急性胃肠炎时，只要符合大柴胡汤证，即可用大柴胡汤治疗。以余之经验，急性胃肠炎治疗时，半夏泻心汤类方剂较大柴胡汤的应用机会多，临床当仔细辨证。

《金匮要略·腹满寒疝宿食病脉证治》中记载："按之心下满痛者，此为实也，当下之，宜大柴胡汤。"此条中"心下满痛"指腹诊时按压患者心下部位，患者感觉憋胀、疼痛；"当下之"指应当用下法治疗，进一步佐证大柴胡汤的方药组成含有大黄。条文大意为如果患者心下部位按压时有憋胀、疼痛的感觉，此为实，应当用下法，治以大柴胡汤。余认为仅凭"按之心下满痛"不能认定为大柴胡汤证，当有胸胁苦满，上腹寒等。

大柴胡汤的方证中，胸胁苦满为柴胡证；腹直肌痉挛为芍药证；上腹寒为生姜证；心下急为枳实证和大黄证相合。这里需要强调一点，大柴胡汤证患者的舌苔多黄厚，但在临床也可见到白厚苔，甚至是正常的舌苔，此时的辨证则主要依靠腹诊。

42. 柴胡加芒硝汤

方药组成：

柴胡二两十六铢　黄芩一两　人参一两　甘草一两，炙　生姜一两，切　半夏二十铢，本云五枚，洗　大枣四枚，擘　芒硝二两

煎服方法：

上八味，以水四升，煮取二升，去滓，内芒硝，更煮微沸，分温再服，不解，更作。

方证：

胸胁苦满，心下痞硬，呕，上腹寒，左下腹粪便结块，急迫等。

常见症状：

往来寒热、心烦、呕吐、口苦、便秘等。

方论：

关于其方药组成，历代医家存在争议，有的医家认为是小柴胡汤加芒硝，而有的则认为应当是大柴胡汤加芒硝。余倾向于大柴胡汤加芒硝，但是本着尊重原著的审慎态度，而且临床确实有医家应用小柴胡加芒硝汤的案例，故此处讨论小柴胡加芒硝汤，当然临床需以辨证为准，不可受此约束。

余临床并未用过小柴胡加芒硝汤，故一些论述只是推测，有待临床进一步验证。柴胡加芒硝汤见于《伤寒论》原文第104条"伤寒十三日不解，胸胁满而呕，日晡所发潮热，已而微利，此本柴胡证，下之以不得利，今反利者，知医以丸药下之，此非其治也。潮热者，实也，先宜服小柴胡汤以解外，后以柴胡加芒硝汤主之。"条文中"伤寒"是对外感热病的概称，均有发热，后面的"胸胁满而呕，日晡所发潮热"是对此处"伤寒"的具体描述；"十三日"并非确切的天数，而是大概时间，是约数；"日晡所"指申时，即下午三点到五点的时间段，又称晡时；"潮热"指定时发热，如潮水按时而来，多伴有周身汗出；"此本柴胡证，下之以不得利，今反利者，知医以丸药下之，此非其治也。潮热者，实也"，在康平本《伤寒论》中为注文。条文大意为，患者患伤寒，十余日不愈，胸胁苦满、呕吐、潮热，同时有轻微下利，治疗时先服小柴胡汤，如不愈，则服柴胡加芒硝汤。此条论及小柴胡汤和柴胡加芒硝汤的应用顺序，因患者有轻微下利的症状，故先服用小柴胡汤，以保证用药的安全性，以免贸然泻下，对患者身体造成损伤。

柴胡加芒硝汤证可以看作是小柴胡汤证合芒硝证。《伤寒论》中含有芒硝的方剂其方证多有腹部结块，如调胃承气汤证、桃核承气汤证、大黄牡丹汤证等，因此结合一些医家病案，可以推测，柴胡加芒硝汤证除了小柴胡汤的方证，还可于患者左下腹即降结肠、乙状结肠部位触及粪便结块。柴胡加芒硝汤的方证中，胸胁苦满为柴胡证；心下痞硬为人参证；呕为半夏证；上腹寒生姜证；左下腹粪便结块为芒硝证；急迫为甘草证。

43. 桃核承气汤

方药组成：

桃仁五十个，去皮尖　大黄四两　桂枝二两，去皮　甘草二两，炙
芒硝二两

煎服方法：

上五味，以水七升，煮取二升半，去滓，内芒硝，更上火，微沸下火，先食温服五合，日三服，当微利。

方证：

腹动亢进，心下坚块或中腹部坚块，少腹急结等，急迫等。

常见症状：

腹痛、月经不调、腰痛、四肢关节痛、头痛、头晕、耳鸣，舌质紫暗等。

方论：

桃核承气汤临床应用非常广泛，消化、呼吸、循环、神经等系统疾病的治疗常可用到。一些皮肤病，如湿疹、神经性皮炎等的治疗也可用桃核承气汤。桃核承气汤开创了传统中医活血化瘀这一治法的先河，为一些疑难病的治疗奠定了基础。掌握桃核承气汤的应用指征非常重要。

桃核承气汤见于《伤寒论》原文第106条："太阳病不

解，热结膀胱，其人如狂，血自下，下者愈。其外不解者，尚未可攻，当先解其外；外解已，但少腹急结者，乃可攻之，宜桃核承气汤。"条文中"太阳病"指太阳时出现或加重的疾病，依据文意此处当是"其人如狂"；"膀胱"在此处并非解剖意义上的膀胱，而是概指下腹部，是代称；"其人如狂"指神志异常，甚至烦躁谵语；"血自下"指瘀血自下，可以从大便出，也可从阴道出；"其外不解"指发热恶寒等外感症状未解；"少腹急结"是腹证，指腹诊时可于患者下腹部触及约手指粗细的条索状物，质硬，按压疼痛，多见于左下腹。条文大意为，太阳病不解，其人如狂，血自下者愈。外感症状未解者，不可攻下，当先解表，外证已愈，如有少腹急结，治以桃核承气汤。

桃核承气汤不仅用于瘀血的治疗，还可用于出血的治疗，如崩漏、鼻衄、齿衄等，只要有此方证即可用之。当然适合用桃核承气汤治疗的出血病症，就其疾病本质而言，仍是瘀血。桃核承气汤证多见于女性，然依余之经验，男性有此方证者亦不在少数。桃核承气汤的方证为少腹急结，心下坚块或中腹部坚块，腹动亢进，急迫等。其中腹动亢进为桂枝证；心下坚块或中腹部坚块为大黄证与芒硝证相合；少腹急结为腹部瘀血性硬结包含桃仁证；急迫为甘草证。如患者只有少腹急结，心下坚块或中腹部坚块，而腹主动脉搏动不明显，则可能是其他方证，如大黄牡丹汤证。

桃核承气汤的煎服方法中提及"当微利"，在康平本《伤寒论》中为注文。余临床观察，患者服用桃核承气汤后，一般会出现下利的症状，大便一日约三到五次，甚者十余次，多成糊状而质黏，排便后患者会有轻松和舒适的感觉，也有患者服后病症减轻而大便并无明显变化。如患者服后出现明显腹痛，大便水泻，便后周身乏力，则可能药不对症，当立即停止服用。

这里需要强调一下桃核承气汤的应用禁忌。桃核承气汤药性较剧，作用强烈，身体虚衰不能耐受者以及孕妇均当慎用。此方活血化瘀作用较强，如患者有凝血功能障碍或患有可引起血小板明显减少的疾病，虽有桃核承气汤证，亦当慎用。

44. 柴胡加龙骨牡蛎汤

方药组成：

柴胡四两　龙骨　黄芩　生姜切　铅丹　人参　桂枝去皮　茯苓各一两半　半夏二合半，洗　大黄二两　牡蛎一两半，熬　大枣六枚，擘

煎服方法：

上十二味，以水八升，煮取四升，内大黄，切如碁子，更煮一两沸，去滓，温服一升。本云，柴胡汤今加龙骨等。

方证：

胸胁苦满，口苦或心烦，心下痞硬，腹动亢进，脐上动，脐下动，心下悸或脐下悸，心下硬，上腹寒，呕等。

常见症状：

往来寒热、烦躁、惊狂、谵语，身重难以转侧，小便不利等。

方论：

柴胡加龙骨牡蛎汤临床常可用到，多用于治疗失眠、梅尼埃病、心律失常、癫痫等。有的医家认为此方并非《伤寒论》原方，而是后人所加，因依据命名习惯此方当称为小柴胡加龙骨牡蛎汤，且在康平本《伤寒论》中将其称为"又方"。余认

为应当尊重原著和临床实际，临床上确实可以见到柴胡加龙骨牡蛎汤证。

柴胡加龙骨牡蛎汤见于《伤寒论》第107条："伤寒八九日，下之，胸满烦惊，小便不利，谵语，一身尽重，不可转侧者，柴胡加龙骨牡蛎汤主之。"此条中的"伤寒"指外感热病，当有发热，其他症状并不明确；"下之"指用下法治疗；"胸满烦惊"指心下部位胀满不适，情志烦躁不安；"谵语"指神志不清，语无伦次；"一身尽重，不可转侧"指自觉身体沉重，甚至翻身困难。条文大意为，患者患伤寒八九日，经下法治疗后，心下部位憋胀烦闷，小便不利，神志不清，甚至胡言乱语，身体沉重，不能转侧。

柴胡加龙骨牡蛎汤的方药组成中有铅丹，铅丹是重金属铅的氧化物，有毒，余临床并未用过此药。余临床应用柴胡加龙骨牡蛎汤时，常去掉铅丹，一般只要辨证准确仍可取效，但在一些疑难病的治疗方面，余认为可以考虑加入铅丹。柴胡加龙骨牡蛎汤的煎服方法中提及"内大黄，切如棋子"，"棋子"指围棋子；其后"本云，柴胡汤今加龙骨等"，此句文字在康平本《伤寒论》中为注文。

临床应用柴胡加龙骨牡蛎汤必须掌握其应用指征。柴胡加龙骨牡蛎汤的方证中有胸胁苦满，这是柴胡类方证的必有腹证。心下痞硬和心下硬，在此方证中两者重合，心下痞硬是人参证，心下硬是大黄证，腹诊时可于患者中脘、下脘部位触及轻微隆起，按压时腹底较硬，抵抗感强。这与单纯心下痞硬不同，单纯心下痞硬腹诊时，触及轻微隆起，按压抵抗不强，深压有中空感。脐上动和脐下动分别为牡蛎证和龙骨证。心下悸或脐下悸为茯苓证。动和悸的区别前文已有论述，此处不再重复。上腹寒为生姜证；呕为半夏证；口苦或心烦为黄芩证。

45. 桂枝去芍药加蜀漆牡蛎龙骨救逆汤

方药组成：

桂枝三两，去皮　甘草二两，炙　生姜三两，切　大枣十二枚，擘　牡蛎五两，熬　蜀漆三两，洗去腥　龙骨四两

煎服方法：

上七味，以水一斗二升，先煮蜀漆减二升，内诸药，煮取三升，去滓，温服一升。本云：桂枝汤，今去芍药，加蜀漆、牡蛎、龙骨。

方证：

腹动亢进，脐上动，脐下动，上腹寒，急迫等。

常见症状：

烦躁、惊狂、失眠等。

方论：

桂枝去芍药加蜀漆牡蛎龙骨救逆汤由桂枝汤去芍药，加蜀漆、牡蛎、龙骨而成，临床多用于治疗由惊吓或情感刺激而导致的精神症状，也有医家将其内服用于烧烫伤的治疗。此方煎服方法中有"本云：桂枝汤，今去芍药，加蜀漆、牡蛎、龙骨"，在康平本《伤寒论》中为注文。

该方见于《伤寒论》原文第112条："伤寒脉浮，医以火迫劫之，亡阳，必惊狂，卧起不安者，桂枝去芍药加蜀漆牡蛎龙骨救逆汤主之。"条文中"伤寒"是概称，虽原有症状不明确，但应当有发热；"医以火迫劫之"指医生用烧针、火熏等方法强迫发汗；"亡阳"在康平本《伤寒论》中为注文。此条大意为患者患伤寒，脉浮，医者用火法强迫其发汗，致使患者出现惊狂，烦躁不安的症状，治以桂枝去芍药加蜀漆牡蛎龙骨

救逆汤。

《金匮要略·惊悸吐血下血胸满瘀血病脉证治》中"火邪者，桂枝去芍药加蜀漆牡蛎龙骨救逆汤主之。"条文中的"火邪"指烧针、火熏等致病因素。例如，《伤寒论》原文第114条："太阳病，以火熏之，不得汗，其人必躁，到经不解，必清血，名为火邪。"此条论及因"火熏"而至"清血"，故将"火熏"称之为火邪。

桂枝去芍药加蜀漆牡蛎龙骨救逆汤的方证中，腹动亢进为桂枝证；脐上动为牡蛎证；脐下动为龙骨证；上腹寒为生姜证；急迫为甘草证。方中有蜀漆，此药有毒且临床难觅，因蜀漆是常山的幼苗，故一些医家以常山代之。常山有较强的催吐、祛痰作用，临床一般用量为5~10g。余曾研究此方加蜀漆的依据，以确定蜀漆的应用指征，但并无所获，故此处所论方证，有待进一步研究。参考一些医家所论，有的认为之所以加蜀漆，是因患者有痰涎，这种提法可以参考，一些患者服用该方后症状缓解时，会呕吐痰涎，当然这种观点还需临床进一步验证。

46. 桂枝加桂汤

方药组成：

桂枝五两　芍药三两　生姜三两,切　甘草二两,炙　大枣十二枚,擘

煎服方法：

上五味，以水七升，煮取三升，去滓，温服一升。本云：桂枝汤，今加桂满五两，所以加桂者，以泄奔豚气也。

方证：

腹动亢进，腹直肌痉挛，上腹寒，急迫等。

常见症状：

奔豚、心悸、眩晕、头痛等。

方论：

桂枝加桂汤由桂枝汤加量桂枝而成，是《伤寒论》中的一首著名方剂，因其治疗一种特殊的病症——奔豚，而为广大医者所知晓。奔豚在临床常可见到，因此桂枝加桂汤为临床常用，但并非所有的奔豚都适合用此汤治疗，只有符合桂枝加桂汤证，用之方可获效。例如，《金匮要略·奔豚气病脉证治》中"奔豚，气上冲胸，腹痛，往来寒热，奔豚汤主之。"此条也论及奔豚，但治疗用奔豚汤。奔豚汤由甘草、川芎、当归、黄芩、芍药、半夏、葛根、生姜、李根白皮等九味药组成，与桂枝加桂汤的方药组成截然不同，因此治疗奔豚同样需要辨证论治。

桂枝加桂汤见于《伤寒论》原文第 117 条："烧针令其汗，针处被寒，核起而赤者，必发奔豚。气从少腹上冲心者，灸其核上各一壮，与桂枝加桂汤，更加桂二两也。"条文中"烧针令其汗"指用烧针的方法，强迫患者发汗；"针处被寒"指施针部位受寒；"核起而赤"指施针部位肿起，颜色发红；"一壮"指将艾做成艾炷，灸完为一壮；"更加桂二两也"在康平本《伤寒论》为注文。条文大意为，采用烧针的方法，强迫患者发汗，施针部位受寒，肿起而颜色发红，必定会引起奔豚发作。可在肿起部位进行艾灸，同时治以桂枝加桂汤。从以上条文可以看出，奔豚的发生，多与误汗或过量发汗有关。

桂枝加桂汤与桂枝汤，两者不仅是桂枝用量不同，在《伤寒论》的记载中主治亦有差别。桂枝加桂汤证，腹诊时患者腹动亢进较桂枝汤证更为明显，同时患者自觉间歇发作的奔豚。桂枝汤证在症状方面多表现为发热、汗出、恶风等，无奔豚发作。依余之经验，桂枝加桂汤和桂枝汤两者虽有不同，但在临床应用时，并无明显界限，如桂枝汤证的患者，腹动亢进非常明显时，虽无奔豚，亦可加量桂枝，即用桂枝加桂汤。患奔豚的患者，服用桂枝加桂汤，起效时多有矢气的现象。桂枝加桂汤的方证中，腹动亢进为桂枝证；腹直肌痉挛为芍药证；上腹寒为生姜证；急迫为甘草证。

这里需要说明一下，关于桂枝加桂汤，有的医家认为不是桂枝汤加量桂枝，而是加肉桂。桂枝是樟科常绿乔木肉桂的嫩枝，而肉桂则是其树皮，两者是同一种植物的不同部位。从各家本草的记载看，桂枝和肉桂的作用不同。余倾向认为桂枝加桂汤是加桂枝，因为《伤寒论》原文中并未记载肉桂。之所以有的医家，用桂枝加桂汤时加肉桂也可取效，余认为并非肉桂之功，仍是桂枝的作用。桂枝汤或桂枝加桂汤，其方中药物的比例在临床应用时，并无严格的限定。桂枝汤将其方中药物的剂量减少，临床仍可获效。桂枝加桂汤中即使加入肉桂，但方中有桂枝，仍可起效。

47. 桂枝甘草龙骨牡蛎汤

方药组成：

桂枝一两，去皮　甘草二两，炙　牡蛎二两，熬　龙骨二两

煎服方法：

上四味，以水五升，煮取二升半，去滓，温服八合，日三服。

方证：

腹动亢进，脐上动，脐下动，急迫等。

常见症状：

心悸、烦躁、失眠、癫痫等。

方论：

桂枝甘草龙骨牡蛎汤由桂枝甘草汤加龙骨、牡蛎而成，常用于心律失常、失眠、遗精等疾病的治疗。此汤见于《伤寒论》原文第118条："火逆下之，因烧针烦躁者，桂枝甘草龙骨牡蛎汤主之。"条文中的"火逆"指误用火法；"下之"指用下法，但在此处文义不通，因其后紧跟"因烧针烦躁"，两者并不连贯，因此推测原文疑似有错漏。有的医家认为此处并无错漏，应当是先用火法，而后再用下法，继而再用烧针，此处争议有待进一步研究。从上述条文可以看出，桂枝甘草龙骨牡蛎汤证的形成，多由于误汗，例如用烧针的方法强迫患者发汗，当然临床也可见到不经误治而出现桂枝甘草龙骨牡蛎汤证的情况。

桂枝甘草龙骨牡蛎汤的方证中，腹动亢进为桂枝证；脐上动为牡蛎证；脐下动为龙骨证；急迫为甘草证。此方由桂枝甘草汤演化而来，两者主治和应用指征均不同。两方证的常见症状均有心悸，桂枝甘草龙骨牡蛎汤证有惊狂、癫痫等，而桂枝甘草汤证一般很少有此类症状。桂枝甘草龙骨牡蛎汤证腹诊时，无腹直肌痉挛，按压腹部时无明显抵抗感和压痛，腹部较为柔软，腹动亢进，且有脐上动和脐下动；而桂枝甘草汤证虽有腹动亢进，但无明显脐上动和脐下动。

《伤寒论》中含有龙骨、牡蛎的方剂，其主治多有情志方面的病变。桂枝甘草龙骨牡蛎汤、桂枝加龙骨牡蛎汤和桂枝去芍药加蜀漆牡蛎龙骨救逆汤，三者方药组成相近，均有桂枝、龙骨、牡蛎等，但其方证却不同，具体鉴别将在后文桂枝加龙骨牡蛎汤中论述。

48. 抵当汤

方药组成：

水蛭熬　虻虫各三十个，去翅足，熬　桃仁二十个，去皮尖　大黄三两，酒洗

煎服方法：

上四味，以水五升，煮取三升，去滓，温服一升，不下更服。

方证：

少腹硬满等。

常见症状：

惊狂、癫痫，痛经、月经不调、闭经，子宫肌瘤、不孕不育，脱发、健忘等。

方论：

抵当汤其方名中"抵当"二字，有的医家认为"抵当"是"抵掌"之误，"抵掌"为方中水蛭一药的别名；而有的医家则认为"抵当"应当是"至当"，即最为恰当之义。余认为各医家对方名的理解虽然存在分歧，但各家均认为此方为活血化瘀之猛剂。

抵当汤见于《伤寒论》原文第 124 条："太阳病六七日，表证仍在，脉微而沉，反不结胸，其人发狂者，以热在下焦，少腹当硬满，小便自利者，下血乃愈。所以然者，以太阳随经，瘀热在里故也，抵当汤主之。"条文中"太阳病"指太阳时出现或加重的疾病；"表证仍在"指仍有发热恶寒等症状；"脉微而沉"并非指脉象略沉，而是微脉和沉脉的复合脉，是病邪内结之象；"反不结胸"指无结胸的症状和体征；"其人发狂"指精神异常，心烦、躁狂等；"热在下焦"指病邪结于

下腹部，"下焦"在此处指下腹部或少腹；"少腹当硬满"指少腹硬而膨满；"小便自利"有的医家认为是小便多，余认为应当是小便无明显异常；"下血乃愈"指用活血化瘀的方法既可以治愈，也可以指服用药物后瘀血排出而愈；"所以然者，以太阳随经，瘀热在里故也"，此处文字在康平本《伤寒论》为注文，可以理解为，之所以出现那些病状，是瘀血结于少腹所致。此条大意为，太阳病六七日，如果仍有表证，脉微而沉，无结胸，其人发狂，这是由于病邪结于少腹部。如少腹硬满，小便自利，治以抵当汤。

《伤寒论》原文第 125 条："太阳病身黄，脉沉结，小腹硬，小便不利者，为无血也。小便自利，其人如狂者，血证谛也，抵当汤主之。"条文中"太阳病"指太阳时出现或加重的疾病；"身黄"指周身皮肤发黄；"为无血也"指不存在瘀血；"其人如狂"与第 124 条中的"其人发狂"类似，均指精神异常，多表现为烦躁，惊狂；"血证谛也"可以理解为确实是血证。

以上两条原文提及"少腹硬满"和"少腹硬"，这是抵当汤证的必有腹证，余将其统一为少腹硬满，指少腹部硬而膨满。少腹硬满作为腹证，腹诊时可触及患者整个下腹部较为坚实，抵抗较强，而且有膨隆感，可伴有压痛。临床遇此腹证，且患者小便自利，则可用抵当汤治疗。《伤寒论》原文第 237 条："阳明证，其人喜忘者，必有畜血。所以然者，本有久瘀血，故令喜忘，屎虽硬，大便反易，其色必黑者，宜抵当汤下之。"此条也论及抵当汤，条文中"喜"可作"善"解，"喜忘"即健忘；"畜"同"蓄"，"畜血"即瘀血。此条病状描述并未提及"少腹硬满"，余认为此处存在省略。这里需要说明一点，有的患者服用抵当汤后，会出现腹部疼痛，此种情况多为药物的正常反应，也可看作是瞑眩。

49. 抵当丸

方药组成：

水蛭二十个，熬　虻虫二十个，去翅足，熬　桃仁二十五个，去皮尖

大黄三两

服用方法：

上四味，捣分四丸，以水一升，煮一丸，取七合服之，晬时当下血，若不下者更服。

方证：

少腹硬满等。

常见症状：

发热，月经不调，脱发、健忘，不孕不育等。

方论：

抵当丸见于《伤寒论》第 126 条："伤寒有热，少腹满，应小便不利，今反利者，为有血也，当下之，不可余药，宜抵当丸。"条文中"伤寒有热"指患者发热；"少腹满"与少腹硬满同；"为有血也"指有瘀血，在康平本《伤寒论》中为注文；"不可余药"指将药全部喝完，在康平本《伤寒论》中也是注文。条文大意为患者发热，少腹满，应小便不利，现在小便自利，这是有瘀血的缘故，当下瘀血，治以抵当丸。

抵当丸与抵当汤，两者药物组成相同，但剂型不同，服用方法不同，功效也略有差别。有的医家遵从汤者荡也，丸者缓也，认为抵当丸之功效较抵当汤弱，余亦认可这一观点。抵当丸药物剂量较抵当汤小，分为四丸，服用时水煮，每服一丸。抵当丸的服用方法中并未提及去滓，因此推测药汤与药渣一同

服下，这种服用方法，使药效更为持久。原文中提及"晬时当下血"，"晬时"指周时即一昼夜，可知其起效时间约一天之后。而抵当汤在其服用方法中记载"温服一升，不下更服"，时间紧凑，可知其起效较抵当丸快。抵当汤证多有烦躁、惊狂等精神症状，病情较急，需用猛药直折病势，而抵当丸证则病势较缓，可用丸药徐图。

临床抵当丸不易购得，余临床多用大黄䗪虫丸代替，其效亦可。这里需要强调一点，《伤寒论》中论及抵当汤和抵当丸的条文，均提及小便自利，这在临床有非常重要的鉴别意义。抵当汤和抵当丸，两者方证均有少腹硬满，但临床上尿潴留有时也可见到此种腹证，此时需要依据小便情况进行鉴别。如小便不利，淋漓不尽，或者失禁，考虑尿潴留，不宜应用抵当汤或抵当丸治疗。

50. 大陷胸丸

方药组成：

大黄半斤　葶苈子半升，熬　芒硝半升　杏仁半升，去皮、尖，熬黑

服用方法：

上四味，捣筛二味，内杏仁、芒硝，合研如脂，和散，取如弹丸一枚；别捣甘遂末一钱匕，白蜜二合，水二升，煮取一升，温顿服之，一宿乃下，如不下，更服，取下为效，禁如药法。

方证：

心下硬满而痛不可近，甚者从心下至少腹硬满而痛不可近等。

常见症状：

结胸、颈项强、汗出等。

方论：

大陷胸丸由大陷胸汤加葶苈子、杏仁、白蜜而成，见于《伤寒论》原文第 131 条："病发于阳，而反下之，热入因作结胸；病发于阴，而反下之，因作痞也。所以成结胸者，以下之太早故也。结胸者，项亦强，如柔痉状，下之则和，宜大陷胸丸。"条文中"病发于阳"至"以下之太早故也"这段文字，余认为是后世医家所加。"病发于阳"指疾病的主要矛盾在表部，误用下法，病邪结于心下而成结胸；"病发于阴"指疾病的主要矛盾集中于里部，但并未成可下之症，误用下法，而成痞；"痞"主要指心下尤其是剑突下似胀非胀，闷闷不舒，如有物阻塞的感觉；"结胸"指心下部位硬满而痛不可近，甚者从心下至少腹硬满而痛不可近，腹诊时心下多有膨隆感；"柔痉"指颈项强急，甚者角弓反张，同时伴有汗出的一类疾病。条文大意简言之，有结胸的患者，颈项强，同时伴有汗出，可用下法，治以大陷胸丸。服用方法中，"合研"指一同研磨；"禁如药法"指严格按照条文中所述方法制作。

大陷胸丸药性剧烈，余临床未曾应用。参考《伤寒论》原文及各家医案，可知大陷胸丸证，病情相对较轻，病势较缓。其服用方法中提及"一宿乃下"，而大陷胸汤的煎服方法中则有"温服一升。得快利，止后服"。两者相较，可知大陷胸汤起效更快。临床应用大陷胸丸时，需掌握大结胸的判断指征。大结胸多指患者心下硬满而痛不可近，甚者从心下至少腹硬满而痛不可近，严格来讲大结胸并非某种疾病，而是一些疾病症状和体征的结合。《伤寒论》中大陷胸丸证多由误下所致，也有不经误下，而疾病本身表现为大结胸的情况。

51. 大陷胸汤

方药组成：

大黄六两，去皮　芒硝一升　甘遂一钱匕

煎服方法：

上三味，以水六升，先煮大黄取二升，去滓，内芒硝，煮一两沸，内甘遂末，温服一升。得快利，止后服。

方证：

心下硬满而痛不可近，甚者从心下至少腹硬满而痛不可近等。

常见症状：

腹痛、腹胀，发热、头汗出、口渴、心烦，便秘等。

方论：

大陷胸汤药性峻烈，余在临床未曾应用。参考《伤寒论》原文论述和各家医案，可知大陷胸汤常用于急性腹膜炎、急性肠梗阻、急性胰腺炎等疾病的治疗。大陷胸汤的方名中有"陷胸"二字，其含义可参考宋金时期著名医家成无己的观点，"结胸为高邪，陷下以平之，故治结胸曰陷胸汤"。

大陷胸汤见于《伤寒论》第134条："太阳病，脉浮而动数，浮则为风，数则为热，动则为痛，数则为虚，头痛发热，微盗汗出，而反恶寒者，表未解也。医反下之，动数变迟，膈内拒痛，胃中空虚，客气动膈，短气躁烦，心中懊恼，阳气内陷，心下因硬，则为结胸，大陷胸汤主之。若不结胸，但头汗出，余处无汗，剂颈而还，小便不利，身必发黄。"条文中"太阳病"指太阳时出现或加重的疾病，此处当有发热；"脉浮而动数"指脉象浮数；"浮则为风，数则为热，动则为痛，数则为虚"在康平本《伤寒论》中为注文，可看作是对"脉浮而动数"的解释；"膈内拒痛"指胸膈部位疼痛拒按；"胃中空虚，客气动膈"在康平本《伤寒论》中亦为注文，"胃中空虚"可以理解为心下部位按压时无明显抵抗；"阳气内陷"指疾病的主要矛盾由表部转为里部；"剂颈而还"指颈部以上出汗，颈部以下无汗，"剂"通齐。条文大意为患者本是太阳病，发热、恶寒、头痛、轻微汗出，误用下法，若病邪结于胸膈，心下硬，疼痛拒按，则为结胸，治以大陷胸汤；若无结胸的症状，但头汗出，颈部以下无汗，小便不利，则易形成黄疸。

《伤寒论》原文第 135 条："伤寒六七日，结胸热实，脉沉而紧，心下痛，按之石硬者，大陷胸汤主之。"条文中"伤寒六七日"指发热六七日；"结胸热实"指病邪结于胸膈部位。条文大意为患者发热六七日，病邪结于胸膈部位，脉象沉紧，心下部位疼痛，按压坚硬，如触岩石，治以大陷胸汤。此条所论之结胸并非由误治而成，而是自然发病。

《伤寒论》原文第 136 条："伤寒十余日，热结在里，复往来寒热者，与大柴胡汤；但结胸，无大热者，此为水结在胸胁也，但头微汗出者，大陷胸汤主之。"条文中"无大热"指体温不高或有微热。此条论及大陷胸汤和大柴胡汤的鉴别。大陷胸汤证一般无寒热往来，上腹部多疼痛拒按，大柴胡汤证有胸胁苦满和心下急，整个上腹部按压较硬，深度按压时可有疼痛，多有寒热往来。

《伤寒论》原文第 137 条："太阳病，重发汗而复下之，不大便五六日，舌上燥而渴，日晡所小有潮热，从心下至少腹硬满而痛，不可近者，大陷胸汤主之。"条文中"太阳病"指太阳时出现或加重的疾病，此处当有发热；"重发汗而复下之"指先用汗法，而后再用下法，两者皆为误治；"日晡所"指申酉之时，即傍晚。此条所述之病状类似于大承气汤证，如不大便五六日，口渴，腹部硬满，伴有潮热，但大承气汤证一般无腹部疼痛拒按，借此可以鉴别。

52. 小陷胸汤

方药组成：

黄连一两　半夏半升，洗　栝楼实大者一枚

煎服方法：

上三味，以水六升，先煮栝楼，取三升，去滓，内诸药，煮取二升，去滓，分温三服。

方证：

膻中动，心下微硬，心下压痛，咳或呕等。

常见症状：

上腹痛、心烦、烧心、呕吐，咳嗽等。

方论：

小陷胸汤为临床常用方剂，多用于消化、呼吸等系统疾病的治疗。在《伤寒论》中小陷胸汤主要用于小结胸病的治疗。

小陷胸汤方药简练，见于《伤寒论》原文第 138 条："小结胸病，正在心下，按之则痛，脉浮滑者，小陷胸汤主之。"条文中"小结胸病"在康平本《伤寒论》中为"小结胸者"。余认为小结胸并非现代意义上的疾病，而是某些疾病在其发展过程中，部分症状和体征的概称；"正在心下"指小结胸的病位，相当于剑突下至中脘的部分；"按之则痛"指按压时出现疼痛，不按不痛或疼痛不显。

临床上需要将小陷胸汤证和大陷胸汤证进行鉴别，前者病位较为局限，仅限于剑突下至中脘部位，也有少数情况波及两侧胸胁和下脘，而后者病变部位较为广泛，多为整个上腹部，甚者波及全腹。腹诊时小陷胸汤证其心下部位略有抵抗，可有轻度隆起，按时疼痛，间不容发，而大陷胸汤证腹部膨隆，触之坚硬，痛不可近。

此外小陷胸汤证腹诊时还需与心下痞硬相鉴别，两者均有局限性隆起和一定的抵抗感。心下痞硬其部位多位于上脘和中脘，而小陷胸汤证多位于剑突与中脘之间；其次心下痞硬按压时无明显疼痛，而小陷胸汤证按压时有明显疼痛。

小陷胸汤由黄连、半夏、栝楼等三味药组成，其应用指征与这三味药的药证密切相关。膻中动为黄连的药证，有的患者膻中动不明显，有烧心这一症状亦可；心下压痛为栝楼的药证，这里强调一下，心下压痛由轻度按压产生，间不容发；咳或呕为半夏的药证，三者相合可为小陷胸汤的方证。小陷胸汤临床上除单用外，更为常见的是与其他方剂的联合应用。比如小柴胡汤合小陷胸汤、小青龙汤合小陷胸汤、半夏泻心汤合小陷胸汤、大柴胡汤合小陷胸汤等，合方应用时需仔细辨证，有是证用是方。

53. 文蛤散

方药组成：

文蛤五两

服用方法：

上一味，为散，以沸汤和一方寸匕服，汤用五合。

方证：

渴而饮水，饮不解渴等。

常见症状：

口渴等。

方论：

文蛤散仅有一味药，方药简单。余并无此方的应用经验。文蛤散见于《伤寒论》原文第141条："病在阳，应以汗解之，反以冷水潠之，若灌之，其热被劫不得去，弥更益烦，肉上粟起，意欲饮水，反不渴者，服文蛤散；若不差者，与五苓散。寒实结胸，无热证者，与三物小陷胸汤，白散亦可服。"条文中"病在阳"指病位在表部；"冷水潠之"指用口含冷水喷洒，潠同噀；"若灌之"指用冷水浇；"肉上粟起"指皮肤上起鸡皮疙瘩；"反不渴者"在康平本《伤寒论》中为"反小渴者"。余亦认为此处当有渴，否则与其后"若不差者，与五苓散"存在矛盾。条文大意为患者疾病主要集中于表部，应当用发汗的方法治疗，反而用冷水喷洒或浇，病邪不得祛除，而更加烦躁，皮肤上起鸡皮疙瘩，口渴饮水，而饮不解渴，治以文蛤散；若服药后口渴不解，可与五苓散治疗。恩师康守义认为此条所论应当是文蛤汤，而非文蛤散。文蛤散有止渴之功，而无解表之效。文蛤汤由文蛤、麻黄、石膏、甘草、生姜、大枣等组成，可以看作越婢汤加文蛤，兼具解表和止渴的功效，尤其条文中的"肉上粟起"即皮肤起鸡皮疙瘩，这是麻黄的应用指征。还有"其热被劫不得去，弥更益烦"这一描述与《伤寒论》原文第38条中"不汗出而烦躁"有类似之处。第38条主要论及大青龙汤，大青龙汤的方药组成与文蛤汤近似，因此将第144条中的文蛤散改为文蛤汤有一定的道理。

《金匮要略·消渴小便不利淋病脉证并治》："渴欲饮水不

止者，文蛤散主之。"此条并未论及其他症状，只提及口渴，结合《伤寒论》中关于文蛤散的论述，可知其有止渴作用。其所治之渴，应当是渴而饮水，饮不解渴，同时无五苓散证的小便不利。

54. 三物小白散

方药组成：

桔梗三分　　巴豆一分，去皮心，熬黑研如脂　　贝母三分

服用方法：

上三味为散，内巴豆，更于臼中杵之，以白饮和服，强人半钱匕，羸者减之。病在膈上必吐，在膈下必利，不利，进热粥一杯，利过不止，进冷粥一杯。

方证：

心下硬满而痛不可近等。

常见症状：

上腹痛，咳嗽，舌苔白滑，脉沉迟等，无发热、口渴、烦躁等热证。

方论：

三物小白散见于《伤寒论》原文第 141 条："病在阳，应以汗解之，反以冷水潠之，若灌之，其热被劫不得去，弥更益烦，肉上粟起，意欲饮水，反不渴者，服文蛤散；若不差者，与五苓散。寒实结胸，无热证者，与三物小陷胸汤，白散亦可服。"条文中"寒实结胸"是指结胸的一种特殊情况，病邪性质为寒；"无热证"指无发热、汗出、心烦、口渴、舌苔黄等症状或体征。

三物小白散又名桔梗白散，用于治疗寒实结胸。寒实结胸亦可以看作是某些疾病发展过程中，一些症状和体征的概称。

因其病邪性质为寒，故治疗时用药与热性的大结胸不同，不用大黄、芒硝等寒凉药物，而用巴豆等辛热之药。

三物小白散中，桔梗、贝母药性较为平和，而巴豆有大毒且药性峻烈，余在临床未曾应用。曾有医家用此方治疗白喉、肺脓肿、结核性胸膜炎等疾病，可以参考。

55. 柴胡桂枝汤

方药组成：

桂枝一两半，去皮　黄芩一两半　人参一两半　甘草一两，炙　半夏二合半，洗　芍药一两半　大枣六枚，擘　生姜一两半，切　柴胡四两

煎服方法：

上九味，以水七升，煮取三升，去滓，温服一升。本云人参汤，作如桂枝法，加半夏、柴胡、黄芩。复如柴胡法，今用人参，作半剂。

方证：

胸胁苦满，心烦或口苦，心下痞硬，腹动亢进，腹直肌痉挛，呕，上腹寒，急迫等。

常见症状：

寒热往来、汗出、身体疼痛、呕吐、心烦、口苦，脉弦，舌苔薄白等。

方论：

柴胡桂枝汤由小柴胡汤和桂枝汤相合而成，临床应用非常广泛，其应用概率高于单独小柴胡汤和桂枝汤，常用于消化、呼吸、循环等系统疾病的治疗。此方为余临床时常用的基础方，许多疾病的治疗均在其基础上加减。大柴胡汤证的患者体形较胖，小柴胡汤证和柴胡桂枝汤证次之，柴胡桂枝干姜汤证和桂枝汤证偏瘦，当代随着环境和人们生活方式的改变，肥胖

人群日益增多，因此柴胡类方剂的应用概率呈上趋势。

柴胡桂枝汤见于《伤寒论》原文第 146 条："伤寒六七日，发热微恶寒，支节烦疼，微呕，心下支结，外证未去者，柴胡桂枝汤主之。"条文中"伤寒六七日"指患者原有疾病有发热这一症状，疾病已持续六七日；"支节烦疼"指四肢关节疼痛，患者因疼痛而烦躁不安；"微呕"指轻微呕吐；"心下支结"指心下部位隆起，按压较硬，可以看作心下痞硬和腹直肌痉挛相结合而产生的一种腹证；"外证未去"指发热、恶寒、四肢疼痛等表证未解。条文大意为患者发热六七日，伴有恶寒，四肢关节疼痛，轻微呕吐，心下支结，表证未解，治以柴胡桂枝汤。

柴胡桂枝汤证可以看作是小柴胡汤证合桂枝汤证，其方证中，胸胁苦满为柴胡证；心烦或口苦为黄芩证；心下痞硬为人参证；腹动亢进为桂枝证；腹直肌痉挛为芍药证；呕为半夏证；上腹寒生姜证；急迫为甘草证。临床上如遇此方证，单独应用小柴胡汤或者桂枝汤往往不能取效，须两者合方而用，这也体现出有是证用是方的原则。柴胡桂枝汤证确实有"发热微恶寒"的情况，但更为常见的是寒热往来、汗出等，临床不必拘泥此类症状，只要符合其方证即可用之。柴胡桂枝汤的方证中有心烦或口苦，此为黄芩的药证。临床上有的患者并无明显心烦、口苦，此时可不用黄芩。

柴胡桂枝汤虽由小柴胡汤和桂枝汤组成，但方中药物剂量较单独小柴胡汤或桂枝汤小。这也是《伤寒论》方剂的一个特点，单方或方中药味较少时，药物剂量相对较大，合方或者方中药味较多时，药物剂量相对较小。如前所述之桂枝麻黄各半汤、桂枝二越婢一汤等即是此种情况。

56. 柴胡桂枝干姜汤

方药组成：

柴胡半斤　桂枝三两，去皮　干姜二两　栝楼根四两　黄芩三两
牡蛎二两，熬　甘草二两，炙

煎服方法：

上七味，以水一斗二升，煮取六升，去滓再煎，取三升，温服一升，日三服，初服微烦，复服汗出便愈。

方证：

胸胁苦满，心烦，口黏，脐上动，腹动亢进，中腹寒，急迫等。

常见症状：

往来寒热、心烦、口苦、头汗出，大便溏，口黏等。

方论：

柴胡桂枝干姜汤又称柴胡桂姜汤，临床常用，在消化、呼吸等系统疾病的治疗中常可用到。

柴胡桂枝干姜汤见于《伤寒论》原文第 147 条："伤寒五六日，已发汗而复下之，胸胁满微结，小便不利，渴而不呕，但头汗出，往来寒热，心烦者，此为未解也，柴胡桂枝干姜汤主之。"条文中"伤寒五六日"指患者发热五六日；"已发汗而复下之"指先用汗法而后再用下法；"胸胁满微结"指胸胁苦满程度轻微；"小便不利"指经汗、下后，体液丢失，小便减少；"渴而不呕"此处的"渴"并非真正意义上的口渴，而是口黏；"但头汗出"指颈部以上汗出，余处无汗。此条论及患者经汗、下等误治后出现柴胡桂枝干姜汤证，当然也有不经误治而本身就为此方证的情况。

《金匮要略·疟病脉证并治》中记载："柴胡桂姜汤，治

症寒多，微有热，或但寒不热。服一剂如神。"此条主要论及柴胡桂姜汤治疗疟疾，该病表现为恶寒多发热少，或仅有恶寒而无发热。"服一剂如神"疑似后世医家所加，并非原文。

柴胡桂枝干姜汤证的腹证特点为腹力较弱，无腹直肌痉挛，无心下痞硬，腹动亢进明显，脐上动，中腹寒，轻度胸胁苦满。该方证腹诊时最易忽略胸胁苦满，因程度轻微，医者往往失差，导致辨证失误，影响疗效，因此腹诊时必须仔细诊查两侧胸胁部位，必要时以方测证。

这里需要强调一下柴胡桂枝干姜汤证的常见症状。第147条中提及"口渴"，有的医家认为是轻微口渴，余认为是口黏即瓜蒌根证。此外临床常见其有大便溏这一症状，这是由于方证中有干姜证，当然也可有大便正常的情况。另外还有一症状"但头汗出"即颈部以上出汗，余处无汗，同样临床也可见到周身汗出的情况。以上症状并非柴胡桂枝干姜汤证所特有，临床需综合分析。

柴胡桂枝干姜汤的方证中，胸胁苦满为柴胡证；心烦为黄芩证；口黏为天花粉证；脐上动为牡蛎证；腹动亢进为桂枝证；中腹寒为干姜证；急迫为甘草证。此方证需要与柴胡桂枝汤证鉴别。前者胸胁苦满轻微，无心下痞硬，无腹直肌痉挛，腹力较弱，脐上动明显，中腹寒。而后者胸胁苦满较为明显，有心下痞硬，腹直肌痉挛，腹力较强，上腹寒，无明显脐上动。在症状方面，两者均可见寒热往来、口苦、心烦等，但前者多有口黏和周身汗出，而后者无口黏，仅有头部汗出，但可见呕吐。

57. 半夏泻心汤

方药组成：

半夏半升,洗　黄芩　干姜　人参　甘草炙,各三两　黄连一

两　大枣十二枚，擘

煎服方法：

上七味，以水一斗，煮取六升，去滓再煎，取三升，温服一升，日三服。

方证：

心下痞，心下痞硬，中腹寒，膻中动或烧心，呕等。

常见症状：

心下痞、呕吐、下利、烧心、口苦等。

方论：

半夏泻心汤临床较为常用，可用于消化、呼吸等系统疾病的治疗，如慢性浅表性胃炎、慢性萎缩性胃炎、急性胃炎、急性胃肠炎等。此方常单独或联合其他方剂应用。

半夏泻心汤见于《伤寒论》原文第 149 条："伤寒五六日，呕而发热者，柴胡汤证具，而以他药下之，柴胡证仍在者，复与柴胡汤。此虽已下之，不为逆，必蒸蒸而振，却发热汗出而解。若心下满而硬痛者，此为结胸也，大陷胸汤主之。但满而不痛者，此为痞，柴胡不中与之，宜半夏泻心汤。"条文中"伤寒五六日"指发热五六日；"柴胡汤证具"指柴胡汤的应用指证已经具备；"此虽已下之，不为逆"在康平本《伤寒论》中为注文，可以理解为虽经误下，再用柴胡汤，依然是可行的；"蒸蒸而振，却发热汗出而解"指身体战栗，随后发热汗出而病愈；"此为痞"在康平本《伤寒论》中也为注文，其中的"痞"为自觉症状，指患者自觉心下部位，似胀非胀，闷闷不舒，如有物堵塞，多见于剑突下和上脘部位。条文大意为患者发热五六日，呕吐、发热，柴胡汤的应用指征已经齐备，而误用下法，若柴胡汤证仍在，可继续服用柴胡汤，而后身体战栗、发热、汗出，则病愈；若误下后，出现心下满而硬痛，这是结胸，治以大陷胸汤；如果误下后，心下部位胀闷不适，如有物堵塞，这是痞，不适合用柴胡汤治疗，当用半夏泻心汤。此处条文论述了小柴胡汤证误下后出现的两种变证，两者病位均在心下，但症状和腹证有很大不同，治疗时所用方药亦不相同。

半夏泻心汤在《金匮要略》中亦有记载。《金匮要略·呕吐哕下利病脉证治》中："呕而肠鸣，心下痞者，半夏泻心汤主之。"此条大意为患者呕吐伴有腹中鸣响，同时有心下痞，可用半夏泻心汤治疗。

半夏泻心汤其方证中，心下痞为黄芩证；心下痞硬为人参证；中腹寒为干姜证；膻中动或烧心为黄连证；呕为半夏证；急迫为甘草证。腹证方面，半夏泻心汤证一般腹力偏弱，但需注意合并其他方证的情况，如合并桂枝汤证或大柴胡汤证等，此时必须仔细辨证。临床应用时需注意，如患者虽有心下痞，但无黄连证即无膻中动或烧心，则非半夏泻心汤证，其他泻心汤应用时亦是如此。通常患者服用半夏泻心汤后，如方药对症，会出现矢气增多的情况，这是好转的征兆。患者原本并无下利，服用半夏泻心汤后出现下利，此时当谨慎对待。如下利后，心下痞减轻或消失，腹部舒适，身体轻松，则方药对症；如心下痞依旧，或增其他不适症状，则可能是辨证失误。

58. 大黄黄连泻心汤

方药组成：

大黄二两　黄连一两　黄芩一两

服用方法：

上三味，以麻沸汤二升，渍之须臾，绞去滓，分温再服。

方证：

心下痞，膻中动或烧心，心下硬或大便干等。

常见症状：

心下痞、心烦、口苦、烧心、鼻衄，便秘，苔黄等。

方论：

大黄黄连泻心汤又称三黄泻心汤，临床应用广泛，多用于治疗消化、呼吸、循环等系统疾病的治疗。另外，一些皮肤病的治疗也常可用到此方，如痤疮、神经性皮炎、带状疱疹等。关于大黄黄连泻心汤的方药组成，有一定争议。此方在宋本《伤寒论》中仅有大黄、黄连两味药，而无黄芩，林亿等认为"诸本皆二味，又后附子泻心汤，用大黄、黄连、黄芩、附子，恐是前方中亦有黄芩，后但加附子也，故后云附子泻心汤，本云加附子也。"康平本《伤寒论》中此方则有黄芩。在《伤寒论》中，凡称泻心汤者其方药组成中皆有黄芩、黄连，结合临床验证，余亦认为此方当有黄芩。

大黄黄连泻心汤见于《伤寒论》原文第 154 条："心下痞，按之濡，其脉关上浮者，大黄黄连泻心汤主之。"条文中"心下痞"为自觉症状，指患者自觉心下部位，似胀非胀，闷闷不舒，如有物堵塞；"按之濡"指剑突下按压时腹力较弱，然绝非毫无抵抗感，"濡"同"软"；"其脉关上浮者"指患者出现浮脉，此处存有争议，有的学者认为此处文字为后世医家所加，非《伤寒论》原文。

《伤寒论》原文第 164 条："伤寒大下后，复发汗，心下痞，恶寒者，表未解也，不可攻痞，当先解表，表解乃可攻痞。解表宜桂枝汤，攻痞宜大黄黄连泻心汤。"条文大意为患者发热，经泻下和发汗等方法治疗后，出现心下痞同时伴有恶寒，这是表证未解，当先解表，表证解后，方可攻痞，解表宜桂枝汤，攻痞宜大黄黄连泻心汤。此条指出了表证和心下痞并存时的治疗顺序即先解表后治痞，这一观点在临床具有指导意义。临床如遇患者有表证未解时当慎用攻下。当然不可一概而论，需抓住主要矛盾。

《金匮要略》中亦有关于大黄黄连泻心汤的记载，只是方名不同。《金匮要略·惊悸吐衄下血胸满瘀血病脉证治》中："心气不足，吐血，衄血，泻心汤主之。"条文中"心气不足"在《千金要方》中为"心气不定"，指患者精神不安；"衄血"可以是鼻衄或齿衄。此条中的泻心汤其方药组成与大黄黄连泻心汤相同，只是服用方法不同。前者《金匮要略》中记载"上三味，以水三升，煮取一升，顿服之"，而后者用"麻沸汤"即开水，稍加浸泡，绞汁服用。

大黄黄连泻心汤其方证中心下痞为黄芩证；膻中动或烧心为黄连证；心下硬为大黄证。临床上需要注意，部分大黄黄连泻心汤证的患者，大便偏稀，质黏，此种情况处方时，不能因为患者大便稀，而去掉大黄，否则无效。

59. 附子泻心汤

方药组成：

大黄_{二两}　黄连_{一两}　黄芩_{一两}　附子_{一枚，炮，去皮，破，别煮取汁}

服用方法：

上四味，切三味，以麻沸汤二升渍之，须臾，绞去滓，内附子汁，分温再服。

方证：

心下痞，心下硬，膻中动或烧心，下腹寒等。

常见症状：

心下痞、心烦、口苦，背恶寒、汗出、烧心，便秘，衄血等。

方论：

附子泻心汤由大黄黄连泻心汤加附子而成，临床单独应用此方的机会并不多，常与其他方剂联合，用于治疗消化、呼吸、神经等系统疾病。附子泻心汤见于《伤寒论》原文第155条："心下痞，而复恶寒汗出者，附子泻心汤主之。"条文中"恶寒汗出"可以是背恶寒伴有汗出，也可以是周身恶寒伴有汗出。

附子泻心汤方证中，心下痞为黄芩证；心下硬为大黄证；膻中动或烧心为黄连证；下腹寒为附子证。此方证中有附子证，有此方证的患者常有背恶寒这一症状。这里需要强调一点，临床如遇附子泻心汤证的患者，处方时如不加附子，则往往不能取效，附子在此方中的作用非常关键。附子的用量可参照下腹寒的程度而定。如下腹寒明显，附子用量可适当加大。

附子泻心汤证有恶寒汗出，需要与表证鉴别，尤其是桂枝汤证合大黄黄连泻心汤证的情况。例如，《伤寒论》原文第164条所述："伤寒大下后，复发汗，心下痞，恶寒者，表未解也，不可攻痞，当先解表，表解乃可攻痞。解表宜桂枝汤，攻痞宜大黄黄连泻心汤。"此条文论及心下痞伴有表证时的治疗顺序，临床如遇心下痞伴有恶寒、汗出的患者，需依据四诊所得，综合分析，以确定患者是否合并表证。如患者确有表证，可遵循先解表后治痞这一原则。

附子泻心汤的服用方法有别于其他方剂，先用开水将大黄、黄芩、黄连三药稍加浸泡，而后绞去滓，取汁与附子所煎药液相混，分两次温服。此法为《伤寒论》所记载，余未曾试用。余临床应用此方时均用煎剂，即先煎附子，而后与黄芩、黄连同煎，大黄后下。

60. 生姜泻心汤

方药组成：

生姜四两，切　甘草三两，炙　人参三两　干姜一两　黄芩三两　半夏半升，洗　黄连一两　大枣十二枚，擘

煎服方法：

上八味，以水一斗，煮取六升，去滓，再煎取三升，温服一升，日三服。

方证：

心下痞，上腹寒，心下痞硬，呕，膻中动或烧心，中腹寒，急迫等。

常见症状：

心下痞、噫气、呕吐，腹泻，口苦、心烦、烧心等。

方论：

生姜泻心汤由半夏泻心汤加生姜减干姜用量而成，临床较为常用，多用于治疗消化、呼吸等系统疾病的治疗。生姜泻心汤见于《伤寒论》原文第157条："伤寒，汗出，解之后，胃中不和，心下痞硬，干噫食臭，胁下有水气，腹中雷鸣，下利者，生姜泻心汤主之。"条文中"伤寒"指患者发热，依据后文"汗出，解之后"可知患者可能有表证，即发热，恶寒；"汗出，解之后"指经过发汗，表证解除；"胃中不和"其中"胃"在《伤寒论》中可以指部位，即心下或上腹部，也可以指消化道，"胃中不和"可理解为胃肠功能失调，具体到此条文，余认为当与"心下痞"同义；"心下痞硬"为他觉症状，

是腹证;"干噫食臭"指患者嗳气,同时可闻及食腐气味,噫同嗳;"胁下有水气"中的"胁下"并非指胸胁下,而是指中腹部和下腹部,患者下利,水液丢失,古人朴素地认为下利时的水液来源于中腹部和下腹部,同时为与上腹部区别,故称"胁下有水气"。为更好地理解,可参考余在小青龙汤中有关"心下有水气"的论述;"腹中雷鸣"指肠道蠕动加快,肠腔内水液和气体相互作用而产生鸣响。条文大意为患者有表证,经发汗,表证解除后,表现为心下痞,干噫食臭,腹中鸣响,下利,治以生姜泻心汤。关于此条原文,余认为其病状描述中省略了"心下痞"。"泻心汤"之所以称为"泻心"因其专为治"心下痞"而设,此条原文并未明确提及"心下痞",故余认为原文中存在省笔。

生姜泻心汤的方证中,心下痞为黄芩证;上腹寒为生姜证;心下痞硬为人参证;呕为半夏证;膻中动或烧心为黄连证;中腹寒为干姜证;急迫为甘草证。方证中的心下痞和心下痞硬,两者不可混淆。心下痞是自觉症状,是黄芩证;而心下痞硬为他觉症状,为人参证,腹诊时可触及上脘和中脘部位略有隆起,按压稍硬。生姜泻心汤其方剂名称冠以生姜,可知生姜在此方中有重要作用。生姜的药证为上腹寒,生姜泻心汤证腹诊时上腹寒尤为明显,同时患者也会有干噫食臭的症状。生姜泻心汤生姜和干姜同用,两者药证不同,作用亦不相同,如此用法,进一步证明《伤寒论》用方、用药之精当。

61. 甘草泻心汤

方药组成:

甘草四两,炙　黄芩三两　干姜三两　半夏半升,洗　人参三两
大枣十二枚,擘　黄连一两

煎服方法：

上七味，以水一斗，煮取六升，去滓，再煎，取三升，温服一升，日三服。

方证：

心下痞，心下痞硬，膻中动或烧心，中腹寒，呕，急迫等。

常见症状：

心下痞、呕吐，下利，烧心、口苦、心烦等。

方论：

甘草泻心汤的方药组成，宋本、康平本《伤寒论》中均无人参，而《金匮要略》所载甘草泻心汤中有人参。另据宋臣林亿所论"上生姜泻心汤法，本云理中人参黄芩汤，今详泻心以疗痞，痞气因发阴而生，是半夏、生姜、甘草泻心三方，皆本于理中也，其方必各有人参，今甘草泻心中无者，脱落之也。又按《千金》并《外台秘要》治伤寒䘌食用此方皆有人参，知脱落无疑。"综上所论以及结合临床实际，余亦认为此方中当有人参。

甘草泻心汤由半夏泻心汤加量甘草而成，见于《伤寒论》原文第 158 条："伤寒中风，医反下之，其人下利日数十行，谷不化，腹中雷鸣，心下痞硬而满，干呕心烦不得安，医见心下痞，谓病不尽，复下之，其痞益甚，此非结热，但以胃中虚，客气上逆，故使硬也，甘草泻心汤主之。"条文中"谷不化"指大便中有未消化的食物；"客气上逆"指病邪上逆。条文大意为患者发热，伴有表证，医者治疗时误用下法，致其下利，一日数十行，夹有未消化的食物，腹中鸣响，心下痞硬，干呕心烦不得安静，医者见其心下部位膨隆而硬，认为病邪未祛尽，再次用下法治疗，痞硬程度愈发加重，这是因为此非实证，病邪上逆所致，治以甘草泻心汤。甘草泻心汤的方剂命名冠以甘草，可见甘草在方中的作用不可轻忽。条文提及"其人下利日数十行"，可知其病势较急，体液丢失较多，因此甘草在此处一则缓解病势，另则补虚。

甘草泻心汤在《金匮要略》中亦有记载。《金匮要略·百合狐惑阴阳毒脉证治》："狐惑之为病，状如伤寒，默默欲眠，目不得闭，卧起不安，蚀于喉为惑，蚀于阴为狐，不欲饮食，恶闻食臭，其面目乍赤、乍黑、乍白，蚀于上部则声喝，甘草泻心汤主之。"条文大意为狐惑病的病状与伤寒相似，神情淡漠，欲睡眠而目不得闭，卧起不安，病邪侵袭喉部为惑，侵袭阴部为狐，不欲饮食，面色或赤、或黑、或白，病邪侵袭上部则出现声音嘶哑，治以甘草泻心汤。此条所述病状类似于现代医学之白塞病即眼—口—生殖器综合征。一些医家在治疗这一疾病时应用甘草泻心汤，可取得一定疗效。余多将此方用于急性胃肠炎、口腔溃疡等疾病的治疗。

甘草泻心汤其方药组成与半夏泻心汤近似，只是加重甘草用量，因此临床上需要对甘草泻心汤证和半夏泻心汤证进行鉴别。两者的鉴别要点在于甘草证。甘草的药证为急迫，因此甘草泻心汤证可以看作是半夏泻心汤证急迫之剧者。

62. 赤石脂禹余粮汤

方药组成：

赤石脂一斤，碎　太一禹余粮一斤，碎

煎服方法：

上二味，以水六升，煮取二升，去滓，分温三服。

方证：不详。

常见症状：

脱肛、久泄等。

方论：

赤石脂禹余粮汤临床很少用到，余并未掌握其应用指征。此方见于《伤寒论》原文第 159 条："伤寒服汤药，下利不止，心下痞硬，服泻心汤已，复以他药下之，利不止，医以理中与之，利益甚，理中者，理中焦，此利在下焦，赤石脂禹余粮汤主之。复不止者，当利其小便。"条文中"理中者，理中焦，此利在下焦"，以及"复不止者，当利其小便"，在康平本《伤寒论》中均为注文。条文大意为患者发热，服用汤药后，出现下利，心下痞硬，服用泻心汤后，下利不止，于是用理中汤治疗，下利更甚。理中汤主要治疗中焦病变，此种下利主要由于下焦病变，治以赤石脂禹余粮汤。服用此汤，仍下利不止者，可用利小便的方法止泻。

余临床应用赤石脂禹余粮汤，多采用排除法即其他方剂不能奏效的情况下，考虑应用此方。

63. 旋覆代赭汤

方药组成：

旋覆花三两　人参二两　生姜五两　代赭一两　甘草三两, 炙
半夏半升, 洗　大枣十二枚, 擘

煎服方法：

上七味，以水一斗，煮取六升，去滓，再煎，取三升，温服一升，日三服。

方证：

胸中痞或脐上痞，上腹寒，呕或咽部异物感，心下痞硬等。

常见症状：

胸中痞或脐上痞，嗳气，呕吐，便秘等。

方论：

旋覆代赭汤见于《伤寒论》原文第 161 条："伤寒发汗，若吐，若下，解后，心下痞硬，噫气不除者，旋覆代赭汤主之。"条文中"伤寒"指发热性疾病；"解后"指热退；"噫气不除"对于此处解释，众多医家存在不同观点。有的医家认为是嗳气频繁，连续不断；有的认为是服用泻心汤后，噫气仍不能缓解；恩师康守义认为是想嗳气而不得，临床确实经常遇到此种情况，余较认同恩师观点。胸中痞是指胸骨部位，自觉似胀非胀，闷闷不舒，如有物阻塞。脐上痞和胸中痞症状表现类似，只是部位不同。当然条文中"噫气不除"的确切含义仍有待临床进一步验证。此条条文大意为患者发热，经发汗，或吐、下后，热退，心下痞硬，嗳气后不适症状不能缓解，治以旋覆代赭汤。

旋覆代赭汤临床应用时，需要抓住其主证，如此方可有的放矢。依余经验旋覆代赭汤证的主要表现为胸中痞或脐上痞。胸中痞或脐上痞临床常见，由于患者自身不易描述，常被医者忽略。关于胸中痞或脐上痞，余并未确定是旋覆花和代赭石中哪味药的药证。余临床遇到此类患者，常在辨证基础上，加用旋覆花和代赭石。旋覆代赭汤的方证中，除胸中痞或脐上痞外，其余上腹寒为生姜证；呕为半夏证；心下痞硬为人参证。此方方药组成中有半夏，故其方证中有呕。余临床曾治疗一些患者，胸中痞无呕吐，但伴有咽部异物感，服用此汤后胸中痞缓解，咽部异物感消失。咽部异物感为半夏证，故此方的方证中可加入咽部异物感。

这里需要指出，旋覆代赭汤在煎煮时，方中旋覆花富含茸毛，混入药液易刺激患者咽喉和消化道，引起咳嗽、恶心等不适症状，故需要纱布包煎。方中代赭石为矿石类药物，宜打碎先煎，否则其有效成分不易煎出，影响药效。

64. 桂枝人参汤

方药组成：

桂枝四两，别切　甘草四两，炙　白术三两　人参三两　干姜三两

煎服方法：

上五味，以水九升，先煮四味，取五升，内桂，更煮取三升，去滓。温服一升，日再夜一服。

方证：

腹动亢进，中腹寒，水泛波或振水音，心下痞硬，急迫等。

常见症状：

发热、汗出，下利，身痛等。

方论：

桂枝人参汤由理中汤加桂枝而成，多用于急性胃肠炎的治疗。桂枝人参汤见于《伤寒论》原文第163条："太阳病，外证未除，而数下之，遂协热而利，利下不止，心下痞硬，表里不解者，桂枝人参汤主之。"条文中"太阳病"指太阳时出现或加重的疾病；"外证未除"指发热、恶寒等表证未解；"数下之"指频繁攻下；"协热而利"指下利同时伴有发热，"协"同挟；"表里不解"指表部的发热和里部的下利，表里同病。条文大意为太阳病，有发热、恶寒等表证，而屡次用下法治疗，遂出现下利伴有发热的情况，下利不止，心下痞硬，表里同病，治以桂枝人参汤。

在桂枝人参汤的方证中，腹动亢进为桂枝证，中腹寒为干

姜证，水泛波或振水音为白术证，心下痞硬为人参证，急迫为甘草证。余临床应用此方，除治疗胃肠道疾病外，还将其用于心悸、痰多、夜尿多等病症的治疗。临床无论何种疾病，只要符合桂枝人参汤证即可酌情用之。

《伤寒论》中用于治疗协热而利的方剂除桂枝人参汤外，还有葛根汤、葛根芩连汤、四逆汤等。例如，《伤寒论》原文第32条："太阳与阳明合病，必自下利，葛根汤主之。"第34条："太阳病，桂枝证，医反下之，利遂不止，脉促者，表未解也；喘而汗出者，葛根黄芩黄连汤主之。"第372条："下利腹胀满，身体疼痛者，先温其里，乃攻其表，温里宜四逆汤，攻表宜桂枝汤。"以上三条原文均论及协热而利，然所用方剂却各不相同。临床上需要将桂枝人参汤证与其他三证相鉴别。

桂枝人参汤证与葛根汤证相鉴别，后者可见手臂外侧皮肤粟粒感，发热、恶寒、无汗，头项强痛，腹诊时腹力较强，腹主动脉搏动亢进，腹直肌痉挛；前者也有发热、恶寒，身痛，腹动亢进，但多伴有汗出，腹力较弱，无明显腹直肌痉挛及手臂外侧粟粒感，中腹寒明显。

桂枝人参汤证与葛根黄芩黄连汤证相鉴别，后者可见头项强痛，心下痞或口苦、心烦，膻中动或烧心等，而前者并无以上症状和腹证。

桂枝人参汤证与四逆汤证相鉴别，两者腹力较弱，后者无明显腹动亢进，除中腹寒外，下腹寒亦较为明显；前者腹动亢进明显，心下痞硬，下腹寒不明显。

以上所论是各方证单独存在时的鉴别，临床较此更为复杂，需仔细辨证，谨慎处方。

65. 黄芩汤

方药组成：

黄芩三两　芍药二两　甘草二两，炙　大枣十二枚，擘

煎服方法：

上四味，以水一斗，煮取三升，去滓，温服一升，日再夜一服。

方证：

心下痞或心烦、口苦，腹直肌痉挛，急迫等。

常见症状：

下利、腹痛、里急后重，发热、心烦、口苦，心下痞等。

方论：

黄芩汤见于《伤寒论》原文第 172 条："太阳与少阳合病，自下利者，与黄芩汤；若呕者，黄芩加半夏生姜汤主之。"条文中"太阳与少阳合病"指太阳时和少阳时出现或加重的疾病，此处可以指发热。黄芩汤临床多用于急性胃肠炎、急性细菌性痢疾等疾病的治疗。此方以黄芩命名，可知黄芩为方中主药。黄芩汤的方证中，心下痞或心烦、口苦为黄芩证；腹直肌痉挛为芍药证；急迫为甘草证。黄芩的药证前文已述，为心下痞或口苦、心烦等，但并不完备，故此处所论方证有待进一步完善。

黄芩汤证的常见症状有下利、发热，即协热而利，此种情况需要同其他可见协热而利的方证相鉴别。这里主要论述黄芩汤证与葛根芩连汤证的鉴别。两者均可见协热而利，方中均有黄芩，因此心下痞或心烦、口苦等症状两者均可见到。前者腹直肌痉挛较为明显，无膻中动或烧心；后者有颈项强痛等葛根证，同时有膻中动或烧心，而腹直肌痉挛不明显。

66. 黄芩加半夏生姜汤

方药组成：

黄芩三两　芍药二两　甘草二两,炙　大枣十二枚,擘　半夏半升,洗　生姜一两半,一方三两,切

煎服方法：

上六味，以水一斗，煮取三升，去滓，温服一升，日再夜一服。

方证：

心下痞或口苦、心烦，腹直肌痉挛，呕，上腹寒，急迫等。

常见症状：

下利、腹痛、呕吐，发热、心烦、口苦，里急后重，心下痞等。

方论：

黄芩加半夏生姜汤由黄芩汤加半夏、生姜而成，因此其方证可以看作是黄芩汤证合半夏证、生姜证。此方见于《伤寒论》原文第 172 条："太阳与少阳合病，自下利者，与黄芩汤；若呕者，黄芩加半夏生姜汤主之。"从条文中可以看出，黄芩加半夏生姜汤与黄芩汤所主病状相似，只是前者有呕吐的症状。临床上黄芩加半夏生姜汤证与黄芩汤证鉴别时，除前者有呕吐症状外，腹诊时上腹寒亦是两者的区别之处。

黄芩加半夏生姜汤亦见于《金匮要略》。《金匮要略·呕吐哕下利病脉证治》中记载："干呕而利者，黄芩加半夏生姜汤主之。"从条文中可以看出黄芩加半夏生姜汤所主病状有呕吐和下利，这与半夏泻心汤类似。临床黄芩加半夏生姜汤证和半夏泻心汤证需进行鉴别。两者常见症状相似，均有心下痞、

呕吐、下利等，鉴别主要依据腹证。前者有腹直肌痉挛，腹力较强，上腹寒；后者腹力较弱，心下痞硬，膻中动，无明显上腹寒，而有中腹寒。

　　黄芩加半夏生姜汤其方证中，心下痞或心烦、口苦为黄芩证；腹直肌痉挛为芍药证；呕吐为半夏证；上腹寒为生姜证；急迫为甘草证。临床上，患者如符合上述指征即可应用黄芩加半夏生姜汤，但需注意其应用禁忌。《伤寒论》原文第 333 条："伤寒脉迟，六七日，而反与黄芩汤彻其热。脉迟为寒，今与黄芩汤，复除其热，腹中应冷，当不能食，今反能食，此名除中，必死。"此条论及黄芩汤的应用禁忌，所述内容同样适用于黄芩加半夏生姜汤，故列于此处。条文中"伤寒"指发热性疾病的统称；"脉迟"指脉搏跳动一息不足四至，每分钟不足六十次；"彻其热"指退热，"彻"同撤；"除中"指本应不能食而反能食，是里部功能衰竭而出现的反常现象，多预后不良。条文大意为患者发热六七日，脉迟，予黄芩汤退热，脉迟提示疾病性质为寒，服用黄芩汤，使疾病进一步加重，造成除中。临床上遇到患者脉迟的情况，应用黄芩汤或黄芩加半夏生姜汤时需要谨慎，当综合分析，避免造成不良后果。

67. 黄连汤

方药组成：

黄连三两　　甘草三两，炙　　干姜三两　　桂枝三两，去皮　　人参二两　　半夏半升，洗　　大枣十二枚，擘

煎服方法：

上七味，以水一斗，煮取六升，去滓，温服，昼三夜二。

方证：

膻中动或烧心，腹动亢进，心下痞硬，中腹寒，呕，急

迫等。

常见症状：

烧心、腹痛、呕吐、腹泻等。

方论：

黄连汤临床常用于消化、呼吸、循环等系统疾病的治疗，如急性胃肠炎、心律失常等。黄连汤见于《伤寒论》原文第173条："伤寒，胸中有热，胃中有邪气，腹中痛，欲呕吐者，黄连汤主之。"条文中"伤寒"是外感热病的统称；"胸中有热"指患者自觉胃部和胸骨部位灼热感，即烧心；"胃中有邪气"指病邪聚于腹部，此处的"胃"并非解剖意义上的"胃"，而是代指部位，即腹部。条文大意为患者发热、烧心、腹痛、呕吐，治以黄连汤。

黄连汤的方证中，膻中动或烧心为黄连证；腹动亢进为桂枝证；心下痞硬为人参证；中腹寒为干姜证；呕为半夏证；急迫为甘草证。黄连汤与半夏泻心汤两者药物组成相似，前者有桂枝而无黄芩，后者有黄芩而无桂枝。两者方证的常见症状亦相似，均可见到呕吐、腹泻等，因此临床需要进行鉴别。黄连汤证无心下痞，而有腹动亢进；而半夏泻心汤证多有心下痞或心烦、口苦，无腹动亢进。

黄连汤以黄连命名，可知黄连在方中有重要作用。临床应用此方时，一定要确定患者是否有黄连证，如无明显黄连证，而用此方，常可引起患者不适，如出现咳嗽、咽痛等。黄连证的确定需要依靠腹诊和问诊。通过腹诊确定患者有无膻中动，通过问诊确定患者有无烧心。

在黄连汤的煎服方法中有"昼三夜二"，此处文字在康平本《伤寒论》中为注文。余临床嘱患者服用汤药，多为日三服，即早上、中午均餐前半小时服用，晚上为餐后一小时或睡前服用。

68. 桂枝附子汤

方药组成：

桂枝四两，去皮　附子三枚，炮，去皮，破　生姜二两，切　大枣十二枚，擘　甘草二两，炙

煎服方法：

上五味，以水六升，煮取二升，去滓，分温三服。

方证：

腹动亢进，下腹寒，上腹寒，急迫等。

常见症状：

发热，关节疼痛、身痛、腰痛，心悸等。

方论：

桂枝附子汤由桂枝汤去芍药加附子而成，临床多用于急性风湿性关节炎、类风湿性关节炎、颈椎病、腰椎间盘突出症、坐骨神经痛、膝关节积液等疾病的治疗。桂枝附子汤见于《伤寒论》原文第 174 条："伤寒八九日，风湿相搏，身体疼烦，不能自转侧，不呕，不渴，脉浮虚而涩者，桂枝附子汤主之。若大便硬，小便自利者，去桂加白术汤主之。"条文中"伤寒八九日"指患者发热八九日；"风湿相搏"指外邪与体内水湿相搏结；"不能自转侧"指由于疼痛而活动受限；"脉浮虚而涩"指脉浮而无力兼有涩象；"小便自利"指小便基本正常，与小便不利相对而言。条文大意为，患者发热八九日，外邪与水湿搏结，身体疼痛，活动受限，无呕吐、口渴，脉象浮虚而涩，治以桂枝附子汤；如果患者大便硬，小便自利，则治以去桂加白术汤。

　　桂枝附子汤亦见于《金匮要略·痉湿暍病脉证治》："伤寒八九日，风湿相搏，身体疼烦，不能自转侧，不呕，不渴，脉浮虚而涩者，桂枝附子汤主之；若其人大便坚，小便自利者，去桂加白术汤主之。"此条所述内容与《伤寒论》原文第174条基本一致，文意大致相同。

　　桂枝附子汤其方证中，腹动亢进为桂枝证；下腹寒为附子证；上腹寒为生姜证；急迫为甘草证。桂枝附子汤与桂枝去芍药加附子汤药物组成相同，主要区别在于附子的用量，前者附子用量为三枚，后者附子用量为一枚。桂枝去芍药加附子汤见于《伤寒论》原文第21条："太阳病，下之后，脉促胸满者，桂枝去芍药汤主之"，以及第22条"若微寒者，桂枝去芍药加附子汤主之"。从上述条文可知，桂枝附子汤与桂枝去芍药加附子汤，虽药物组成相同，但所主病状并不相同，后者主要用于心动过速的治疗。

　　此处需要强调，桂枝附子汤中附子用量较大，煎药时附子当先煎一小时以上，而后再与其他药物同煎，避免中毒。

69. 桂枝附子去桂加白术汤

方药组成：

附子三枚，炮，去皮，破　　白术四两　　生姜三两，切　　甘草二两，炙　　大枣十二枚，擘

煎服方法：

上五味，以水六升，煮取二升，去滓，分温三服。初一服，其人身如痹，半日许复服之，三服都尽，其人如冒状，勿怪，此以附子、术并走皮内，逐水气未得除，故使之耳。法当加桂四两。此本一方二法，以大便硬，小便自利，去桂也；以大便不硬，小便不利，当加桂。附子三枚恐多也，虚弱家及产

妇，宜减服之。

方证：

下腹寒，水泛波或振水音，上腹寒，急迫等。

常见症状：

发热，身痛、关节痛、腰痛，大便干等。

方论：

桂枝附子去桂加白术汤由桂枝附子汤去桂枝加白术而成，应用范围与桂枝附子汤类似，多用于各种关节疼痛、颈椎病、腰椎间盘突出症、肩周炎等的治疗。此方见于《伤寒论》原文第174条："伤寒八九日，风湿相搏，身体疼烦，不能自转侧，不呕，不渴，脉浮虚而涩者，桂枝附子汤主之。若其人大便硬，小便自利者，去桂加白术汤主之。"此条论及桂枝附子汤和桂枝附子去桂加白术汤，依据原文描述，之所以去桂枝加白术，因"其人大便硬，小便自利"。但是"大便硬，小便自利"仅是患者的症状，无特异性，凭此不足以确定桂枝和白术的加减。因此余认为，当是在桂枝附子汤证的基础上，无桂枝证，而有白术证，如此则更便于临床应用。此方的方证中，下腹寒为附子证；水泛波或振水音为白术证；上腹寒为生姜证；急迫为甘草证。

桂枝附子去桂加白术汤亦见于《金匮要略·痉湿喝病脉证治》："伤寒八九日，风湿相搏，身体疼烦，不能自转侧，不呕，不渴，脉浮虚而涩者，桂枝附子汤主之；若大便坚，小便自利者，去桂加白术汤主之。"此条所述与《伤寒论》中所载基本相同。此方在《伤寒论》和《金匮要略》中药物组成相同，只是用药剂量不同，在《金匮要略》中的药物剂量约为《伤寒论》中的一半。其方药组成为"白术二两，附子一枚半（炮），甘草一两（炙），生姜一两半，大枣六枚。"

桂枝附子去桂加白术汤的煎服方法中提及"初一服，其人身如痹，半日许复服之，三服都尽，其人如冒状，勿怪，此以附子、术并走皮内，逐水气未得除，故使之耳"。其中"其人身如痹"指身体麻木；"其人如冒状"指头晕。此段文字大意为，一服之后，出现身体麻木，半日后再服，三服完毕，出现头晕的症状，不必过度担心，这是白术、附子共同作用于皮内，驱逐水气，然并未除尽所致。以上出现的身体麻木和头晕可以看作是瞑眩，但附子中毒时也会出现上述症状，因此临床遇到此种情况必须谨慎对待。

煎服方法中所载"此本一方二法，以大便硬，小便自利，去桂也；以大便不硬，小便不利，当加桂。附子三枚恐多也，虚弱家及产妇，宜减服之"。此段文字在康平本《伤寒论》中为注文。此处指出桂枝附子去桂加白术汤的应用禁忌，即身体虚弱之人以及产妇，应用此方时当慎重。

70. 甘草附子汤

方药组成：

甘草二两，炙　附子二枚，炮，去皮，破　白术二两　桂枝四两，去皮

煎服方法：

上四味，以水六升，煮取三升，去滓，温服一升，日三服。初服得微汗则解，能食。汗止复烦者，将服五合。恐一升多者，宜服六七合为始。

方证：

下腹寒，水泛波或振水音，腹动亢进，急迫等。

常见症状：

关节疼痛，汗出、恶风，小便不利，身体浮肿等。

方论：

甘草附子汤为临床常用方剂，多用于急性风湿性关节炎、类风湿性关节炎、腰椎间盘突出症、坐骨神经痛、膝关节积液等疾病的治疗。此方见于《伤寒论》原文第 175 条："风湿相搏，骨节疼烦，掣痛不得屈伸，近之则痛剧，汗出短气，小便不利，恶风不欲去衣，或身微肿者，甘草附子汤主之。"条文中"风湿相搏"指风邪和湿邪相互搏结，这是古代对病因的朴素认识；"掣痛不得屈伸"指由于疼痛而关节活动受限；"近之则痛剧"指疼痛部位拒按；"身微肿"指身体轻度浮肿，也可以是疼痛部位的浮肿。条文大意为，风湿两邪相互搏结，骨节疼痛，不得屈伸，痛处拒按，汗出短气，小便不利，恶风，或身体轻度浮肿，治以甘草附子汤。

甘草附子汤其方证中，下腹寒为附子证；水泛波或振水音为白术证；腹动亢进为桂枝证；急迫为甘草证。其常见症状中有"汗出短气，小便不利"。"汗出短气"指汗出伴有呼吸表浅，其原因为大量出汗，体液丢失过多所致；"小便不利"可以是汗出所致，也可以是患者有白术证。余临床多将此方与葛根汤、小柴胡汤等合方应用。方中有附子且用量较大，因此煎药时附子需先煎一小时。

71. 白虎汤

方药组成：

知母六两　　石膏一斤，碎　　甘草二两，炙　　粳米六合

煎服方法：

上四味，以水一斗，煮米熟，汤成，去滓，温服一升，日

三服。

方证：

口渴，小便黄，或伴上鱼际脉，急迫等。

常见症状：

发热、口渴、汗出、谵语等。

方论：

白虎汤因其方中主药石膏色白，故名之白虎。白虎为中国古代四大神兽之一。白虎汤见于《伤寒论》第176条："伤寒，脉浮滑，此以表有热，里有寒，白虎汤主之。"条文中"伤寒"指患者发热；"脉浮滑"为白虎汤证常见脉象。关于此条内容历代医家存有争议。宋代林亿等人认为条文中"此表有热，里有寒"中的"里有寒"，当为"里有热"，即表里俱热。《医宗金鉴》则认为"里有寒"中的"寒"，当为"邪"，与热同义。而康平本《伤寒论》中则无"此表有热，里有寒"。余认为原文应当存在错漏，确切内容有待进一步考证。

《伤寒论》原文第219条："三阳合病，腹满身重，难以转侧，口不仁，面垢，谵语遗尿。发汗则谵语。下之则额上生汗，手足逆冷。若自汗出者，白虎汤主之。"条文中"三阳合病"指太阳时、少阳时、阳明时均出现发热；"口不仁"指不能感知食物的滋味；"面垢"指面部由于汗液和油渍相混，失去正常色泽；"遗尿"指小便失禁。此条采用了倒装文法，条文中"若自汗出者，白虎汤主之"当位于"谵语遗尿"之后。条文除论及白虎汤所主病状，亦提及患者为白虎汤证时，如误用汗法或下法，则易引起谵语或手足逆冷等症状。

《伤寒论》原文第350条："伤寒，脉滑而厥者，里有热，白虎汤主之。"条文中"伤寒"指患者发热;"脉滑"指患者脉象为滑脉;"厥"指手足逆冷。此条所述内容为白虎汤证的特殊情况,即患者发热同时伴有手足逆冷。临床上调胃承气汤证、四逆汤证等亦可遇到此种情况,应用时需仔细辨证。

《伤寒论》原文第 170 条:"伤寒,脉浮,发热无汗,其表不解,不可与白虎汤;渴欲饮水,无表证者,白虎加人参汤主之。"此条提出白虎汤应用时需要注意的情况,即患者如果表证未解,则不宜用白虎汤。此处的表证主要是指有麻黄证的情况。

白虎汤的方证中,口渴、小便黄或上鱼际脉为石膏证;急迫为甘草证。方中知母、粳米的药证余并不掌握,故此处所论方证有待进一步研究。临床上单独应用白虎汤的机会并不多,而是常与其他方剂联合应用。白虎汤的应用范围与白虎加人参汤类似,可用于外感疾病的治疗,也可用于糖尿病、尿崩等疾病的治疗。当然临床不可拘泥于疾病名称,患者无论何病,有此方证则可考虑应用此方。

72. 炙甘草汤

方药组成:

甘草四两,炙　生姜三两,切　人参二两　生地黄一斤　桂枝二两,去皮　阿胶二两　麦门冬半斤,去心　麻仁半升　大枣十二枚,擘

煎服方法:

上九味,以清酒七升,水八升,先煮八味,取三升,去滓,内胶烊消尽,温服一升,日三服。一名复脉汤。

方证:

上腹寒,心下痞硬,腹动亢进,舌红少苔,少腹颗粒,少腹不仁或少腹拘急,大便干,急迫等。

常见症状：

心悸、胸闷，汗出，大便干等。

方论：

炙甘草汤因其能将结代之脉恢复正常，故又名复脉汤，临床主要用于各种心脏病的治疗，如窦性心动过缓、窦性心动过速、房性期前收缩、室性期前收缩、病毒性心肌炎等，也可将其用于气管支气管炎、贫血、甲状腺功能亢进症、失眠等的治疗。炙甘草汤见于《伤寒论》原文第 177 条："伤寒，心动悸，脉结代，炙甘草汤主之。"条文中"伤寒"指患者发热；"心动悸"指患者自觉心慌；"脉结代"指脉搏跳动时有间歇，对此《伤寒论》原文第 178 条有详细描述："脉按之来缓，时一止，复来者，名曰结。又脉来动而中止，更来小数，中有还者反动，名曰结，阴也。脉来动而中止，不能自还，因而复动者，名曰代，阴也。得此脉者，必难治。"

关于原文第 177 条，康平本《伤寒论》的记载为："伤寒解而后，脉结代，心动悸，炙甘草汤主之"。康平本与宋本《伤寒论》中此条的记载主要区别在于，前者为"伤寒解而后"，后者为"伤寒"，即两者所述病状出现的时间不同。余认为不必拘泥"伤寒"是否已解，只要患者符合炙甘草汤证，即可应用炙甘草汤。

炙甘草汤由桂枝去芍药汤演化而来，《伤寒论》原文第 21 条："太阳病，下之后，脉促胸满者，桂枝去芍药汤主之。"此条中"脉促"指脉数，即脉率较快，由此可知桂枝去芍药汤多用于脉数的情况。依余经验，炙甘草汤亦多用于快速性心律失常的治疗。

炙甘草汤证中，上腹寒为生姜证；心下痞硬为人参证；腹动亢进为桂枝证；舌红少苔为麦冬证；少腹颗粒为阿胶证；少腹不仁或少腹拘急为生地黄证；大便干为麻仁证；急迫为甘草证。这里需要说明，大便干需要排除大黄证。炙甘草汤证的患者，虽有大便干，但心下部位深压时无明显抵抗感，即无大黄证。

炙甘草汤的煎服方法中提及"以清酒七升，水八升"，为水酒共煎。关于"清酒"为何种酒，历代医家观点不一，余认为用"清酒"是为了增加药物有效成分的溶解，提高药效，临床只用水煎亦可。

73. 大承气汤

方药组成：

大黄四两，酒洗　　厚朴半斤，炙，去皮　　枳实五枚，炙　　芒硝三合

煎服方法：

上四味，以水一斗，先煮二物，取五升，去滓，内大黄，更煮取二升，去滓，内芒硝，更上微火一两沸，分温再服，得下，余勿服。

方证：

上腹部鼓音，中腹部鼓音，下腹部鼓音，上腹部或中腹部坚块等。

常见症状：

发热、汗出，腹胀、便秘、腹痛，心烦、谵语、口渴等。

方论：

大承气汤临床较为常用，余常将其用于外感热病以及消化、呼吸等系统疾病的治疗。大承气汤见于《伤寒论》原文第208条："阳明病，脉迟，虽汗出不恶寒者，其身必重，短气，腹满而喘，有潮热者，此外欲解，可攻里也，手足濈然汗

出者，此大便已硬也，大承气汤主之；若汗多，微发热恶寒者，外未解也，其热不潮，未可与承气汤，若腹大满不通者，可与小承气汤，微和胃气，勿令致大泄下。"条文中"阳明病"指阳明时出现或加重的疾病，此处指发热；"潮热"指发热犹如潮水定时而至；"外未解也"指表证未解。条文大意为，太阳病，脉迟，有汗出但不恶寒，身体沉重，短气，腹部胀满气喘，伴有潮热，此表证欲解，可以攻里，手足濈然汗出，这是大便已硬的征象，治以大承气汤；如果出汗多，微发热恶寒，这是表证未解，同时不伴有潮热，则不可用承气汤；如果腹部胀满较重，大便不通，可用小承气汤，稍微调整胃肠道机能，不可使患者过度泻下。条文中"有潮热者，此外欲解，可攻里也，手足濈然汗出者，此大便已硬也"，在康平本《伤寒论》中为注文。由以上条文可知，应用大承气汤时，需排除表证，此处的表证主要指发热、恶寒，如表证不解则当慎用。同时上述条文亦提及小承气汤，对临床区分大承气汤证和小承气汤证有一定参考价值。

《伤寒论》原文第212条："伤寒，若吐若下后，不解，不大便五六日，上至十余日，日晡所发潮热，不恶寒，独语如见鬼状，若剧者，发则不识人，循衣摸床，惕而不安，微喘直视，脉弦者生，涩者死，微者，但发热谵语者，大承气汤主之。若一服利，则止后服。"条文中"伤寒"指发热；"日晡所"指傍晚日暮之时；"独语如见鬼状"指自言自语，惊恐异常；"循衣摸床"指患者神志不清，双手不自主翻弄衣被，是疾病危重的表现；"脉弦者生，涩者死，微者，但发热"以及"若一服利，则止后服"两处文字在康平本《伤寒论》中为注文。依据此条内容，可知大承气汤也可用于精神类疾病的治疗。

大承气汤证的常见症状中，大便多硬，然依余经验在临床上，大承气汤亦可用于大便正常或者大便稀，甚至下利的情况。例如《伤寒论》原文第 321 条："少阴病，自利清水，色纯青，心下必痛，口干燥者，可下之，宜大承气汤。"条文中"少阴病"指少阴时出现或加重的疾病，此处指发热；"自利清水，色纯青"指水样便，其色青黑。此条提及大承气汤也可用于下利。临床遇到此种情况需要慎重，综合舌、脉、腹证，以及患者自身症状全面分析。一般大承气汤证的患者，舌苔多黄厚而燥且脉搏有力，当然也可见到舌苔白厚或者正常的情况。最有诊断意义的指证是患者腹部膨隆且坚实，上腹部或中腹部可触及坚块。临床上患者即使存在下利的情况，只要符合上述指征，则在辨证基础上可考虑应用大承气汤。大承气汤的方证中，上腹部鼓音、下腹部鼓音为枳实证；中腹部鼓音为厚朴证；上腹部或中腹部坚块为大黄证合芒硝证。临床典型的大承气汤证，由于腹部膨隆坚实，叩诊多为实音。

依余经验，临床上大承气汤与其他方剂合用的情况非常多，如与大柴胡汤、大青龙汤、柴胡加龙骨牡蛎汤等。因大承气汤方药峻烈，临床应用时需谨慎。应用大承气汤治疗外感疾病时需注意，患者如单纯恶寒或者恶寒发热则当谨慎应用；如寒热往来或但发热而不恶寒，同时符合大承气汤方证则可用之。《伤寒论》中提及大承气汤的条文较多，此处不再一一列举。

74. 小承气汤

方药组成：

大黄四两　　厚朴二两，炙，去皮　　枳实大者三枚，炙

煎服方法：

上三味，以水四升，煮取一升二合，去滓，分温二服，初服当更衣，不尔者，尽饮之。若更衣者，勿服之。

方证：

上腹部鼓音，中腹部鼓音，心下硬等。

常见症状：

发热，便秘、腹痛、腹胀，谵语等。

方论：

小承气汤由大承气汤去芒硝，减枳实、厚朴用量而成，因其攻下之力较大承气汤弱，故称小承气汤。临床上，小承气汤与大承气汤的应用范围类似，多用于外感热病，以及消化、呼吸等系统疾病的治疗。小承气汤见于《伤寒论》原文第208条："阳明病，脉迟，虽汗出不恶寒者，其身必重，短气，腹满而喘，有潮热者，此外欲解，可攻里也，手足濈然汗出者，此大便已硬也，大承气汤主之；若汗多，微发热恶寒者，外未解也，其热不潮，未可与承气汤，若腹大满不通者，可与小承气汤，微和胃气，勿令致大泄下。"此条文在上文大承气汤中已有论及，对小承气汤证和大承气汤证的鉴别有一定参考价值。两者均可见到腹部胀满，腹力较强，前者多有心下硬，但无明显坚块，后者可于上腹部或中腹部触及坚块。

《伤寒论》原文第209条："阳明病，潮热，大便微硬者，可与大承气汤，不硬者，不可与之。若不大便六七日，恐有燥屎，欲知之法，少与小承气汤；汤入腹中，转失气者，此有燥屎也，乃可攻之；若不转失气者，此但初头硬，后必溏，不可攻之，攻之必腹满不能食也。欲饮水者，与水则哕。其后发热者，必大便复硬而少也，以小承气汤和之。不转失气者，慎不可攻也。"条文中"失气"同矢气，俗称放屁。此条提及大承气汤和小承气汤在临床上的应用顺序，可以借鉴。小承气汤的方证中，上腹部鼓音为枳实证；中腹部鼓音为厚朴证；心下硬为大黄证。临床上可遇到有些患者腹壁较厚，膨隆坚实，叩诊为实音，且不易触及上腹部或中腹部坚块，此时不易区分患者是大承气汤证还是小承气汤证。这种情况下可以先用小承气汤，如出现排气增多，则可进一步用大承气汤攻下，如无排气增多，而出现大便先硬后溏，则不宜进一步攻下。

《伤寒论》原文第 213 条："阳明病，其人多汗，以津液外出，胃中燥，大便必硬，硬则谵语，小承气汤主之。若一服谵语止者，更莫复服。"条文中"阳明病"指阳明时发热或发热加重；"津液外出"指由于出汗较多，致使体液丢失；"若一服谵语止者，更莫复服"指服药后如果谵语不再发作，则应停止服药。此条论及小承气汤及其所主病状，其中提及谵语。《伤寒论》中谵语可见于大承气汤证、白虎汤证、柴胡加龙骨牡蛎汤证等，而此处见于小承气汤证，由此可知谵语作为一个症状，并无特异性，临床遇到患者谵语，需仔细辨证。

75. 猪苓汤

方药组成：

猪苓去皮　茯苓　泽泻　阿胶　滑石碎，各一两

煎服方法：

上五味，以水四升，先煮四味，取二升，去滓，内阿胶烊消，温服七合，日三服。

方证：

口渴，小便不利，心下悸或脐下悸，少腹颗粒等。

常见症状：

发热、口渴、心烦，尿频、尿急、小便刺痛等。

方论：

猪苓汤临床多用于泌尿系感染的治疗，如急性膀胱炎、急性肾盂肾炎等。一些外感热病、咳嗽、失眠等的治疗，也可用猪苓汤。此方见于《伤寒论》原文第 223 条，由于此条与第 221 条、222 条关系密切，故放到一起讨论。

《伤寒论》原文第 221 条："阳明病，脉浮而紧，咽燥口苦，腹满而喘，发热汗出，不恶寒，反恶热，身重。若发汗则躁，心愦愦，反谵语。若加温针，必怵惕，烦躁不得眠。若下之则胃中空虚，客气动膈，心中懊恼，舌上胎者，栀子豉汤主之。"第 221 条条文中"阳明病"指阳明时发热或发热加重的疾病；"反恶热"指发热而且怕热；"心愦愦"指烦躁不安；"怵惕"指害怕或恐惧；"舌上胎"指白苔或黄苔，也可以是黄白相间。条文大意为患者患阳明病，脉浮紧，咽喉干燥，口苦，腹部胀满而喘，发热汗出，恶热，身体沉重。如果用汗法治疗，则患者烦躁，甚至谵语；如果采用温针治疗，则患者会恐惧、烦躁，影响睡眠；如果采用下法，则会导致邪气扰动胸膈，舌上生苔。此条主要论及阳明病误治后出现的病状以及治疗方法。第 222 条："若渴欲饮水，口干舌燥者，白虎加人参汤主之。"此条内容当置于第 221 条"反恶热，身重"之后。大意为患者有第 221 条所述阳明病之症状，同时伴有渴欲饮水，口干舌燥，可治以白虎加人参汤。同样第 223 条："若脉浮发热，渴欲饮水，小便不利者，猪苓汤主之。"条文中"脉浮发热"在康平本《伤寒论》中为注文。此条大意也是在第 211 条所述阳明病症状的基础上，出现脉浮发热，口渴欲饮水，小便不利的情况，可用猪苓汤治疗。上述三条原文，对鉴别白虎加人参汤证和猪苓汤证有一定参考价值。两者临床均可见到发热、口渴等症状，鉴别时除依据脉诊和腹诊外，患者小便情况是两者的鉴别要点。白虎加人参汤证无小便不利的情况，而猪苓汤证则有小便不利，此处的小便不利指小便量少或小便淋漓涩痛。

《伤寒论》原文第 224 条："阳明病，汗出多而渴者，不可与猪苓汤，以汗多胃中燥，猪苓汤复利其小便故也。"此条论及猪苓汤的应用禁忌。患者发热，汗出较多，体液丢失，此时可出现口渴，小便不利等症状，易与猪苓汤证混淆。这种情况需仔细辨证，排除承气汤证、白虎汤证等。

《伤寒论》原文第 19 条："少阴病，下利六七日，咳而呕渴，心烦不得眠者，猪苓汤主之。"条文中"少阴病"指少阴时发热；"咳而呕"指咳嗽剧烈而引起呕吐。此条论及猪苓汤证的特殊情况，主要症状除发热外，还有下利和咳嗽。条文中虽未记载小便不利，但余认为此处当有小便不利。

猪苓汤证和五苓散证均有口渴、小便不利，临床上需对两者进行鉴别。五苓散证可见振水音或水泛波，腹动亢进。猪苓汤证有时亦可见到振水音或水泛波，猪苓汤的方药组成中无白术，此时的水泛波或振水音乃是患者大量饮水所致。同时猪苓汤证无腹动亢进，但有少腹颗粒。此外两者虽然均有小便不利，但猪苓汤证有时有淋漓涩痛等尿道刺激症状，而五苓散证则无。这里需要强调，猪苓汤证并非必有小便淋沥涩痛。余临床发现，治疗舌炎时常可用到猪苓汤。余曾用此汤治疗数例舌炎患者，这些患者均有小便不利，但无明显尿道刺痛，均取得较好疗效。

猪苓汤的方证中，口渴、小便不利为泽泻证，心下悸或脐下悸为茯苓证，少腹颗粒为阿胶证。然此方证并不完善，猪苓汤的方药组成中有猪苓和滑石，此二味药物的药证余并未掌握。猪苓汤的方证有待进一步研究和验证。

76. 茵陈蒿汤

方药组成：

茵陈蒿六两　栀子十四枚，擘　大黄二两，去皮

煎服方法：

上三味，以水一斗二升，先煮茵陈减六升，内二味，煮取三升，去滓，分三服。小便当利，尿如皂荚汁状，色正赤，一宿腹减，黄从小便去也。

方证：

黄疸，心中懊侬，心下硬等。

常见症状：

黄疸，口渴，小便不利，大便干，头汗出等。

方论：

茵陈蒿汤多用于病毒性肝炎、胆石症等疾病的治疗。此方见于《伤寒论》原文第236条："阳明病，发热汗出者，此为热越，不能发黄也。但头汗出，身无汗，剂颈而还，小便不利，渴引水浆者，此为瘀热在里，身必发黄，茵陈蒿汤主之。"条文中"阳明病"指阳明时发热或发热加重的疾病；"此为热越"在康平本《伤寒论》中为注文，指热邪出于体表，散发于外；"剂颈而还"指仅头部出汗，颈部以下无汗，剂同齐；"水浆"指可供解渴用的饮品；"此为瘀热在里"在康平本《伤寒论》中亦为注文，指病邪瘀滞于体内。条文大意为，患者阳明病，如果发热且伴有汗出，此为热邪散于体

外，故不会出现黄疸；如果仅头部出汗，颈部以下无汗，小便不利，口渴，此为病邪瘀滞体内，必定会出现黄疸，治以茵陈蒿汤。茵陈蒿汤的煎服方法中"尿如皂荚汁状，色正赤，一宿腹减，黄从小便去也"，此处文字在康平本《伤寒论》中为注文。

《伤寒论》原文第 260 条："伤寒七八日，身黄如橘子色，小便不利，腹微满者，茵陈蒿汤主之。"条文中"伤寒"指患者发热；"身黄如橘子色"指患者皮肤发黄，色泽明艳；"腹微满"指腹部轻度胀满。条文大意为，患者发热七八日，身体皮肤发黄，如橘皮色，小便不利，腹部轻度胀满，治以茵陈蒿汤。

茵陈蒿汤在《金匮要略》中亦有记载。《金匮要略·黄疸病脉证并治》："谷疸之为病，寒热不食，食即头眩，心胸不安，久久发黄为谷疸，茵陈蒿汤主之。"条文中"寒热不食"指恶寒、发热，食欲差；"食即头眩"指进食后头晕；"心胸不安"指烦躁不安。条文大意为，患者恶寒、发热，食欲减退，进食后头晕，烦躁不安，日久周身发黄，成为谷疸，治以茵陈蒿汤。

茵陈蒿汤的方证中，心中懊侬为栀子证；心下硬为大黄证。茵陈的药证余并未掌握，因此所述茵陈蒿汤的方证较为笼统，有待进一步研究和验证。临床上，茵陈蒿汤多用于肝胆疾病的治疗，但并非局限于肝胆疾病。有的医家将其用于肾脏疾病以及皮肤病的治疗，亦可取效。因此临床治疗疾病，不可先有成见，当辨证论治，确定患者符合哪些方证，而后酌情用之。

77. 吴茱萸汤

方药组成：

吴茱萸一升，洗　人参三两　生姜六两，切　大枣十二枚，擘

煎服方法：

上四味，以水七升，煮取二升，去滓，温服七合，日三服。

方证：

心下满或吐酸，心下痞硬，上腹寒等。

常见症状：

上腹痛、呕吐、吐酸，头痛等。

方论：

吴茱萸汤以吴茱萸命名，可知吴茱萸在此方中起重要作用。吴茱萸汤见于《伤寒论》原文第 243 条："食谷欲呕，属阳明也，吴茱萸汤主之。得汤反剧者，属上焦也。"此条大意为进食后出现呕吐，治以吴茱萸汤。条文中"得汤反剧者，属上焦也"，在康平本《伤寒论》中为注文。有的医家认为此处文意为，服用吴茱萸汤后，呕吐加剧，因此推测患者原非吴茱萸汤证，而是属上焦即柴胡汤证。恩师康守义认为，患者饮水或进食其他液体后，出现呕吐加剧，这是吴茱萸汤证的表现。余认为以上两种观点所述情况，在临床均可见到，皆可作为参考。

《伤寒论》原文第 309 条："少阴病吐利，手足逆冷，烦躁欲死者，吴茱萸汤主之。"条文中"少阴病"指少阴时发热或发热加重的疾病；"吐利"指呕吐、下利并作。条文所述病状类似于胃肠道痉挛时的表现。此种情况在四逆汤证中也可见到，例如《伤寒论》原文第 388 条："吐利汗出，发热恶寒，

四肢拘急，手足厥冷者，四逆汤主之。"此条所述四逆汤证的症状同第 309 条所述吴茱萸汤证的症状有相似之处，两者均有发热、呕吐、下利、手足冷等。因此有必要对吴茱萸汤证和四逆汤证进行鉴别。临床上如遇患者有发热、呕吐、下利、手足逆冷等症状，需要确定吴茱萸汤证还是四逆汤证时，需全面分析。此时凭借舌、脉以及症状不易区分，要进行鉴别，主要依据腹诊。腹诊时吴茱萸汤证可见心下满或吐酸、心下痞硬、上腹寒等，而四逆汤证则主要表现为中腹寒、下腹寒等，且腹力较弱。

《伤寒论》原文第 378 条："干呕，吐涎沫，头痛者，吴茱萸汤主之。"此条所述病状临床较为常见。条文中"干呕"可以是有呕吐的动作但无胃内容物吐出，也可是呕吐涎沫或酸涎；"头痛"可以是全头痛也可以是偏头痛。临床上如遇患者呕吐且伴有头痛，当考虑是否为吴茱萸汤证。当然临床上也可见到某些吴茱萸汤证的患者，有头痛但无呕吐。因此临床应用吴茱萸汤治疗头痛时，不必拘泥于患者有无呕吐，只要符合吴茱萸汤证即可用之。吴茱萸汤主要作用于里部，但吴茱萸汤证却可见到头痛，头痛属表部病变，此种头痛机理不明，恩师康守义将其称为牵连证。

吴茱萸汤在《金匮要略》中亦有记载。《金匮要略·呕吐下利病脉证并治》："呕而胸满者，茱萸汤主之。"条文中"胸满"是腹证即心下满，指心下部位在按压时，如有物填满，整体较硬，甚者如按木版，以下脘或脐为顶点，形似垂扇或倒三角，部分患者此种顶点位于脐下。此条文字简练，但非常重要，"胸满"为吴茱萸的药证，也是吴茱萸汤应用指征之一。吴茱萸汤的方证中，心下满或吐酸为吴茱萸证；心下痞硬为人参证；上腹寒为生姜证。

吴茱萸汤中吴茱萸用量较大，因其有小毒，故临床应用时需谨慎。

78. 麻子仁丸

方药组成：

麻子仁二升　芍药半斤　枳实半斤，炙　大黄一斤，去皮　厚朴一尺，炙，去皮　杏仁一升，去皮尖，熬，别作脂

服用方法：

上六味，蜜和丸，如梧桐子大，饮服十丸，日三服，渐加，以知为度。

方证：

大便干结，心下硬，腹直肌痉挛，上腹部鼓音，中腹部鼓音等。

常见症状：

大便干、腹胀等。

方论：

麻子仁丸又称脾约丸，由小承气汤加芍药、麻子仁、杏仁而成。此方见于《伤寒论》原文第 247 条："趺阳脉浮而涩，浮则胃气强，涩则小便数，浮涩相搏，大便则硬，其脾为约，麻子仁丸主之。"条文中"趺阳脉"指足背动脉。有的医家认为此条文辞与《伤寒论》其他条文不相符，故认为此处条文并非《伤寒论》原文，乃后世所加。余认为此处争议有待进一步研究，但麻子仁丸确有临床应用价值，因此掌握其应用指征即可。

麻子仁丸的方证中，大便干、心下硬为大黄证，腹直肌痉挛为芍药证；腹部鼓音为枳实证和厚朴证。临床也可见到仅大

便干而无心下硬的患者，此种情况亦可酌情用麻子仁丸。

麻子仁丸从剂型看为丸剂，丸者缓也，其药力较汤剂弱而缓，临床多用于治疗习惯性便秘、产后便秘以及体质虚弱之人的便秘。麻子仁丸所适宜的患者除便秘外，一般无其他明显不适症状。麻子仁丸虽药力较弱，药性较缓，但为攻下之剂，且麻子仁有毒，故孕妇忌用。

79. 栀子柏皮汤

方药组成：

肥栀子十五个，擘　甘草一两，炙　黄柏二两

煎服方法：

上三味，以水四升，煮取一升半，去滓，分温再服。

方证：

心中懊侬，舌苔黄腻，小便不利，急迫等。

常见症状：

发热，黄疸，心中懊侬，纳差，舌苔黄腻，小便不利等。

方论：

栀子柏皮汤方药简单，仅由栀子、黄柏、甘草等三味药组成，见于《伤寒论》原文第 261 条："伤寒身黄发热，栀子柏皮汤主之。"此条文字较简，只提及黄疸伴有发热即可治以栀子柏皮汤。有的医家认为栀子柏皮汤中的甘草当是茵陈，余认为首先尊重原著，原文记载如此，在没有确切证据的情况下，当以原著为准。其次参考当代医家治疗黄疸的一些医案，所用栀子柏皮汤的方药组成即是目前《伤寒论》所载，并未用茵陈代替甘草，因此余认为栀子柏皮汤中无茵陈。

栀子柏皮汤临床不仅用于黄疸的治疗，也可用于皮肤病、泌尿系感染、急性胃肠炎、急性细菌性痢疾、阴道炎等疾病的

治疗。临床上只要患者符合栀子柏皮汤证即可酌情用之。这里需要强调一点，黄疸并非某种单一疾病，许多疾病都可出现黄疸。即便是同一疾病所致黄疸，患者不同，体质亦不相同，因此治疗时需依据辨证结果，处方用药。

栀子柏皮汤的方证中，心中懊恼为栀子证；舌苔黄腻，小便不利为黄柏证；急迫为甘草证。栀子柏皮汤证和茵陈蒿汤证两者均可见到黄疸，因此有必要对其进行鉴别。两者均有心烦、口渴，小便不利等，因此单凭症状不易鉴别。此时主要依据腹诊对两者进行区分。茵陈蒿汤证有大黄证，腹诊可触及心下硬，另外可见舌苔黄厚，大便干；而栀子柏皮汤证腹诊时一般无心下硬，大便多正常或偏稀，甚至可出现腹泻。

80. 麻黄连轺赤小豆汤

方药组成：

麻黄二两，去节　连轺二两，连翘根是　杏仁四十个，去皮尖　赤小豆一升　大枣十二枚，擘　生梓白皮，切，一升　生姜二两，切　甘草二两，炙

煎服方法：

上八味，以潦水一斗，先煮麻黄再沸，去上沫，内诸药，煮取三升，去滓，分温三服，半日服尽。

方证：

手臂外侧皮肤粟粒感，喘，上腹寒，急迫等。

常见症状：

黄疸、皮肤瘙痒，发热，喘咳，身体浮肿等。

方论：

麻黄连轺赤小豆汤临床较为常用，除用于黄疸的治疗外，亦可用于治疗荨麻疹、湿疹、急性肾小球肾炎、支气管哮喘、

紫癜等。此方见于《伤寒论》原文第262条："伤寒瘀热在里，身必黄，麻黄连轺赤小豆汤主之。"条文中"伤寒"指发热；"瘀热在里"指病邪瘀滞于体内。此条存在争议，麻黄连轺赤小豆汤其方剂名称中含有麻黄，且命名时将其置于首位，可知麻黄在此方中起主要作用。麻黄主要用于表部病变，而此条则论及"瘀热在里"，可知疾病主要矛盾并非集中于表部。因此有的医家认为此条原文与第261条"伤寒身黄发热，栀子柏皮汤主之"，存在错简，两者条文内容应当互换，应改为"伤寒身黄发热，麻黄连轺赤小豆汤主之"，和"伤寒瘀热在里，身必发黄，栀子柏皮汤主之"。此种观点有一定的合理性，但余认为目前并无确切的证据支持此种观点，因此当在尊重原著的基础上进一步研究验证。

麻黄连轺赤小豆汤的方药组成中，连轺为连翘之根，目前多用连翘代之；生梓白皮不易购得，有的医家用桑白皮代之，余认为临床应用时尽可能用生梓白皮，桑白皮与生梓白皮两者药效不同。麻黄连轺赤小豆汤的方证中，手臂外侧皮肤粟粒感为麻黄证；喘为杏仁证；上腹寒为生姜证；急迫为甘草证。此方其药物组成共有八味，其中连轺、赤小豆、生梓白皮等三药的药证余并不掌握，因而此处所论方证亦较为笼统，仅供临床参考，有待进一步完善。麻黄连轺赤小豆汤可看作由麻黄汤加减而来，临床应用此方时，当首先判断患者疾病主要矛盾是否集中于表部，其中关键是判定有无麻黄证。

麻黄连轺赤小豆汤的煎服方法中提及"以潦水一斗"，其中"潦水"指雨水。因此依据原文，煎煮此汤时当用雨水，目前无法知晓用雨水的目的，临床应用时可用自来水代之。

81. 桂枝加芍药汤

方药组成：

桂枝三两，去皮　芍药六两　甘草二两，炙　大枣十二枚，擘
生姜三两，切

煎服方法：

上五味，以水七升，煮取三升，去滓，温分三服。本云：
桂枝汤，今加芍药。

方证：

腹动亢进，腹直肌痉挛，上腹寒，急迫等。

常见症状：

发热、汗出，腹痛、下利，身痛、头痛等。

方论：

桂枝加芍药汤由桂枝汤加倍芍药用量而成，多用于腹痛、
身痛、头痛等的治疗。此方见于《伤寒论》原文第 279 条：
"本太阳病，医反下之，因尔腹满时痛者，属太阴也，桂枝加
芍药汤主之；大实痛者，桂枝加大黄汤主之。"条文中"太阳
病"指太阳时发热或发热加重；"医反下之"指因当解表而误
用下法；"腹满时痛"指腹部膨满伴有阵发性疼痛；"属太阴"
指腹痛出现于太阴时或于太阴时加重，因而归属于太阴病；
"大实痛"指腹内病邪积聚，腹痛剧烈。条文大意为，患者原
本为太阳病，医者误用下法治疗，出现腹部膨满而痛，转为太
阴病，治以桂枝加芍药汤；如果患者腹痛剧烈，大便秘结，则
治以桂枝加大黄汤。

桂枝加芍药汤其药味与桂枝汤完全相同，仅芍药用量较
大，因此其方证与桂枝汤相似。桂枝加芍药汤证可见腹动亢进
和腹直肌痉挛，因芍药用量较大，芍药证更为明显，腹直肌痉

挛程度较桂枝汤证更甚。桂枝加芍药汤证之腹痛多见于太阴时或于太阴时加重,但其他时段之腹痛,只要符合其方证亦可用桂枝加芍药汤。此方的方证中,腹动亢进为桂枝证;腹直肌痉挛为芍药证;上腹寒为生姜证;急迫为甘草证。

桂枝加芍药汤、桂枝新加汤和小建中汤,此三者方药组成相似,均在桂枝汤基础上加量芍药演化而来,临床上有必要对三者方证进行鉴别。桂枝加芍药汤证和桂枝新加汤证,患者体态中等或略瘦,两者腹证相似,后者有人参证即心下痞硬,凭此可以鉴别。至于小建中汤证,除无心下痞硬外,患者身体较为消瘦,甚至呈现营养不良状态,表现为舟状腹即胶饴证。当然临床较为复杂,三者方证的鉴别不能仅仅依靠腹诊,需全面分析。

桂枝加芍药汤,芍药用量较大,临床应用时需要注意。如《伤寒论》原文第 280 条:"太阴为病,脉弱,其人续自便利,设当行大黄、芍药者,宜减之。"此条指出了大黄和芍药的应用禁忌。条文大意为,如果患者脉弱,且有下利,即使应当用大黄和芍药,应用时当减量。因此临床应用桂枝加芍药汤时,如遇患者下利,则宜减少芍药用量。此外,当患者心率较快,大于每分钟 90 次时,芍药用量亦当减少。

82. 桂枝加大黄汤

方药组成:

桂枝三两,去皮 大黄二两 芍药六两 生姜三两,切 甘草二两,炙 大枣十二枚,擘

煎服方法:

上六味,以水七升,煮取三升,去滓,温服一升,日三服。

方证：

腹动亢进，腹直肌痉挛，心下硬，急迫等。

常见症状：

发热，腹痛，便秘、大便黏，周身疼痛等。

方论：

桂枝加大黄汤由桂枝加芍药汤加大黄而成，其方证可以看作桂枝加芍药汤证合大黄证。此方临床多用于腹痛和便秘的治疗，见于《伤寒论》原文第 279 条："本太阳病，医反下之，因尔腹满时痛者，属太阴也，桂枝加芍药汤主之；大实痛者，桂枝加大黄汤主之。"此条的条文大意在桂枝加芍药汤中已有论及，此处不再赘述。

桂枝加大黄汤与桂枝加芍药汤仅差一味大黄，因此两者方证既有类似的部分，也有不同之处，其区别主要在大黄证。桂枝加大黄汤的方证中，腹动亢进为桂枝证；腹直肌痉挛为芍药证；心下硬为大黄证；急迫为甘草证。另外需要强调，部分桂枝加大黄汤证的患者，腹直肌痉挛较甚，心下硬不易诊得，临床腹诊时务必仔细。

桂枝加大黄汤的应用禁忌与桂枝加芍药汤基本相同，此方为攻下之剂，因此年老体虚的患者以及孕妇当慎用。服用此汤后，有的患者会出现腹泻的情况，如泻后腹痛减轻，身体轻松，则为瞑眩；如泻后腹痛无缓解甚至加重，身体软弱无力，则考虑药不对症。

83. 麻黄细辛附子汤

方药组成：

麻黄二两, 去节　　细辛二两　　附子一枚, 炮, 去皮, 破八片

煎服方法：

上三味，以水一斗，先煮麻黄，减二升，去上沫，内诸药，煮取三升，去滓，温服一升，日三服。

方证：

手臂外侧皮肤粟粒感，下腹寒等。

常见症状：

恶寒、发热，鼻塞、喷嚏、流涕，头痛等。

方论：

麻黄细辛附子汤方药简单，仅由麻黄、细辛、附子等三味药组成，但临床应用较广，常用于急性上呼吸道感染、气管支气管炎以及一些皮肤病的治疗。此方见于《伤寒论》原文第301条："少阴病，始得之，反发热脉沉者，麻黄细辛附子汤主之。"条文中"少阴病"指少阴时发热或发热加重；"始得之"指初始发病；"反发热脉沉"指与常规不同，一般外感热病初起多为浮脉，而此处为沉脉。

麻黄细辛附子汤的方证中，手臂外侧皮肤粟粒感为麻黄证；下腹寒为附子证。由于细辛的药证余并未掌握，因此麻黄细辛附子汤的方证描述较为笼统，有待进一步研究和验证。依余之经验，此方多用于年老、体弱之人，年轻人偶尔也有适用此方的情况。应用此方时，患者的脉象仅仅作为参考，不必拘泥于沉脉。

麻黄细辛附子汤中有细辛，原方用量为二两，剂量较大。细辛有毒，常有细辛不过钱之说。余临床细辛常用剂量为3g。

84. 麻黄附子甘草汤

方药组成：

麻黄二两，去节　　甘草二两，炙　　附子一枚，炮，去皮，破八片

煎服方法：

上三味，以水七升，先煮麻黄一两沸，去上沫，内诸药，煮取三升，去滓，温服一升，日三服。

方证：

手臂外侧皮肤粟粒感，下腹寒，急迫等。

常见症状：

发热、恶寒，鼻塞、喷嚏、流涕，头痛、身痛，浮肿等。

方论：

麻黄附子甘草汤由麻黄细辛附子汤去细辛加甘草而成，临床应用除与麻黄细辛附子汤类似外，还可用于遗尿、水肿等的治疗。此方见于《伤寒论》原文第302条："少阴病，得之二三日，麻黄附子甘草汤微发汗，以二三日无证，故微发汗也。"条文中"少阴病"指少阴时发热或发热加重的疾病；"以二三日无证，故微发汗也"，此处文字在康平本《伤寒论》中为注文，可以理解为二三日无里证。此条虽论及少阴病，但无具体症状，依余之经验，可以有恶寒、发热、身痛、浮肿、鼻塞等。麻黄附子甘草汤与麻黄细辛附子汤两者药物的组成仅一味之差，两者所主病状有相似亦有区别，临床当仔细辨证。

麻黄附子甘草汤在《金匮要略》中亦有记载。《金匮要略·水气病脉证并治》："水之为病，其脉沉小，属少阴；浮者为风，无水虚胀者为气。水，发其汗即已；脉沉者，宜麻黄附子汤；浮者宜杏子汤。"条文中"水之为病"指"水病"中的一种，这里主要指身体浮肿，文中的"之"字取消句子的独立性。此条文意艰涩，不易理解，大意为患者周身浮肿，可用汗法治疗，如脉沉可用麻黄附子汤；如脉浮则可用杏子汤治疗。由条文记载可知麻黄附子汤可用于周身浮肿的治疗。文中所述之麻黄附子汤，其药物组成与麻黄附子甘草汤相同，由此可知麻黄附子甘草汤亦可用于身体浮肿的治疗。

以上条文中所述的"水之为病"与甘草麻黄汤所主之"里水"，病状相似。《金匮要略·水气病脉证并治》："里水，越婢加术汤主之；甘草麻黄汤亦主之。"条文中"里水"从字面理解当为里部之水，但从所用方药推论，并结合临床实际，可知此处的"里水"表现为周身浮肿。麻黄附子甘草汤可用于身体浮肿的治疗，甘草麻黄汤亦可。因此有的医家认为麻黄附子甘草汤证可看作是甘草麻黄汤证合附子证。麻黄附子甘草汤的方证中，手臂外侧皮肤粟粒感为麻黄证；下腹寒为附子证；急迫为甘草证。

85. 黄连阿胶汤

方药组成：

黄连四两　黄芩二两　芍药二两　鸡子黄二枚　阿胶三两，一云三挺

煎服方法：

上五味，以水六升，先煮三物，取二升，去滓，内胶烊尽，小冷，内鸡子黄，搅令相得，温服七合，日三服。

方证：

心下痞或口苦或心烦，膻中动，腹直肌痉挛，少腹颗粒等。

常见症状：

发热，口苦、心烦，下利、腹痛，失眠等。

方论：

黄连阿胶汤临床较为常用，除用于治疗失眠外，尚可用于治疗焦虑症、抑郁症、更年期综合征、急性细菌性痢疾、上消

化道出血等。此方见于《伤寒论》原文第303条："少阴病，得之二三日以上，心中烦，不得卧，黄连阿胶汤主之。"条文中"少阴病"指少阴时发热或发热加重的疾病；"心中烦"指心烦意乱，辗转反侧。此条大意为患者少阴病，持续二三日以上，心烦，无法入睡，治以黄连阿胶汤。临床上黄连阿胶汤不仅可以治疗入睡困难，也可治疗睡后易醒，总之睡眠障碍只要符合黄连阿胶汤证即可用之。

　　黄连阿胶汤的方证中，心下痞或口苦或心烦为黄芩证；膻中动为黄连证；腹直肌痉挛为芍药证；少腹颗粒为阿胶证。其方药组成中有鸡子黄，此物为鸡蛋的蛋黄，因余不能确定此药的应用指征，故所论之黄连阿胶汤的方证有待进一步完善。黄连阿胶汤的煎服方法中提及"小冷，内鸡子黄，搅令相得"，其大意为需等药液稍冷却后，再加入鸡子黄，而后将其搅拌均匀。余认为此种方法是考虑到药液沸腾时放入鸡子黄，会使其整体凝固，无法充分与药液融合，故等药液少冷却时再放入，且进行搅拌。鸡子黄虽为寻常食品，然在方中的作用不可轻忽，故临床应用黄连阿胶汤时，当加入鸡子黄。《伤寒论》的方剂中还有一些寻常之物，如大枣、生姜、胶饴等，看似平淡，实则神奇。

　　黄连阿胶汤应用时需要同栀子豉汤鉴别，两者均可用于失眠的治疗。黄连阿胶汤证可见心下痞、口苦、心烦等，腹诊时可有膻中动，腹直肌痉挛，少腹颗粒等；而栀子豉汤证无心下痞，口苦亦不明显，突出表现为心中懊恼，腹诊时无腹直肌痉挛，腹力较弱。以上即为两者方证的区别，当然临床上也有两方证同时存在的情况，此时可合方而用。

86. 附子汤

方药组成：

附子二枚，炮，去皮，破八片　　茯苓三两　　人参二两　　白术四两

芍药三两

煎服方法：

上五味，以水八升，煮取三升，去滓，温服一升，日三服。

方证：

下腹寒，心下悸或脐下悸，水泛波或振水音，心下痞硬，腹直肌痉挛等。

常见症状：

发热，背恶寒，身体疼痛、腹痛，手足冷、关节痛，小便不利等。

方论：

附子汤以附子命名，可知附子在方中起主要作用，临床主要用于治疗外感热病、风湿性关节炎、类风湿性关节炎等。此方见于《伤寒论》原文第 304 条："少阴病，得之一二日，口中和，其背恶寒者，当灸之，附子汤主之。"条文中"少阴病"指少阴时发热或发热加重的疾病；"口中和"指口中不苦、不渴，无明显不适；"当灸之"指可以用灸法治疗，此处文字在康平本《伤寒论》中为注文。条文大意为患者少阴病一二日，口中无异常感觉，背恶寒，可以用灸法治疗，也可治以附子汤。条文中"口中和"在临床具有重要的鉴别意义。附子汤证可有背恶寒，白虎加人参汤证亦可见到，如《伤寒论》原文第 169 条："伤寒，无大热，口燥渴，心烦，背微恶寒者，白虎加人参汤主之。"因此患者口腔的感觉可作为两者

的鉴别要点之一。

《伤寒论》原文第 305 条："少阴病，身体痛，手足寒，骨节痛，脉沉者，附子汤主之。"此条中所述症状"身体痛，手足寒，骨节痛"与表证类似。临床如遇此类症状，当首先判断是否为表证。例如，《伤寒论》原文第 35 条："太阳病，头痛，发热，身疼腰痛，骨节疼痛，恶风无汗而喘者，麻黄汤主之。"此条论及麻黄汤及其所主病状，其中"头痛，发热，身疼腰痛，骨节疼痛"即为表证，判断时不能仅仅依据脉诊和腹诊，当四诊合参，全面分析。

附子汤的方证中，下腹寒为附子证；心下悸或脐下悸为茯苓证；水泛波或振水音为白术证；心下痞硬为人参证；腹直肌痉挛为芍药证。附子汤由真武汤去生姜加人参而来，两者药物组成相近，故其方证有相似之处，临床上需对两者进行鉴别。附子汤证的症状主要表现为口中和，背恶寒、手足寒，身体痛、骨节痛等。真武汤证则表现为头眩，身瞤动，腹痛，自下利，四肢沉重疼痛等。两者症状虽有差别，但不能作为主要依据。附子汤证也可见到腹痛、下利，而真武汤证也有手足寒的情况。因此两者的鉴别，症状只是作为参考，主要还需依据腹诊。附子汤证和真武汤证两者的主要差别在于人参证和生姜证的有无。附子汤证腹诊时上腹寒不明显，而有心下痞硬；真武汤证上腹寒明显，而无心下痞硬。

87. 桃花汤

方药组成：

赤石脂一斤，一半全用，一半筛末　干姜一两　粳米一升

煎服方法：

上三味，以水七升，煮米令熟，去滓，温服七合，内赤石

脂末方寸匕，日三服，若一服愈，余勿服。

方证：

下利，便脓血，中腹寒等。

常见症状：

腹痛、下利、脓血便、里急后重，小便不利等。

方论：

桃花汤因所煎药液呈淡红色，色如桃花，故名桃花汤，多用于治疗慢性细菌性痢疾、溃疡性结肠炎、功能性子宫出血等。此方见于《伤寒论》原文第 306 条："少阴病，下利便脓血者，桃花汤主之。"此条中"少阴病"可以指少阴时发热或发热加重，也可以是少阴时出现下利便脓血。

《伤寒论》原文第 307 条："少阴病，二三日至四五日，腹痛，小便不利，下利不止，便脓血者，桃花汤主之。"条文中"腹痛"，依余经验程度并不剧烈，多为隐痛；"小便不利"指由于"下利不止"，体液丢失所致。

桃花汤在《金匮要略》中亦有记载。《金匮要略·呕吐哕下利病脉证治》："下利便脓血者，桃花汤主之。"此条文字简练，关于桃花汤所主病状，仅以"下利便脓血"概括。

桃花汤的方药组成中，赤石脂和粳米两味药的药证余并不明确，故此处所论方证有待进一步研究和验证。

88. 甘草汤

方药组成：

甘草二两

煎服方法：

上一味，以水三升，煮取一升，去滓，温服七合，日二服。

方证:

咽痛,急迫等。

常见症状:

咽痛等。

方论:

甘草汤仅由一味甘草组成,多用于口腔、咽喉等部位疾病的治疗,如急性咽炎、急性扁桃体炎等。此方见于《伤寒论》第311条:"少阴病,二三日,咽痛者,可与甘草汤;不差,与桔梗汤。"条文中"少阴病"指咽痛于少阴时出现或加重。条文大意为,患者少阴时咽痛或咽痛加重,可治以甘草汤;如不能缓解,则可用桔梗汤治疗。

甘草汤的方药组成仅甘草一味,因此甘草的药证即为甘草汤之方证。甘草汤的应用指征为咽痛、急迫等,其所主咽痛多无明显红肿。临床可遇到一些患者,半夜时咽痛,常可痛醒,白天则无明显疼痛,观察其咽喉部位,亦无明显红肿,此为甘草汤证。当然甘草汤证所主咽痛,并不局限于少阴时,其他时段亦可。有些咽痛并无明显时间规律,只要符合甘草汤证,即可用甘草汤治疗。

甘草汤在《伤寒论》中用于治疗咽痛,临床亦可将其用于治疗腹痛、便秘等。甘草汤中的甘草为生甘草,临床应用时需注意。

89. 桔梗汤

方药组成:

桔梗一两　甘草二两

煎服方法:

上二味,以水三升,煮取一升,去滓,温分再服。

方证：

咽痛，黏痰，痈脓，急迫等。

常见症状：

咽痛、脓血痰、咳痰不爽等。

方论：

桔梗汤由甘草汤加桔梗而成，多用于治疗口腔、咽喉以及呼吸系统的疾病，其方证可看作甘草汤证合桔梗证。此方见于《伤寒论》第 311 条："少阴病，二三日，咽痛者，可与甘草汤；不差，与桔梗汤。"从条文可知，桔梗汤用于甘草治疗无效的咽痛。临床上桔梗汤所主之咽痛，多有红肿，甚至化脓。

桔梗汤在《金匮要略》中亦有记载。《金匮要略·肺痿肺痈咳嗽上气病脉证治》中："咳而胸满，振寒脉数，咽干不渴，时出浊唾腥臭，久久吐脓如米粥者，为肺痈，桔梗汤主之。"条文中"肺痈"是对一类疾病的概称，临床多有咳吐腥臭浊痰，甚至脓血痰，类似于现代医学的肺脓肿、肺坏疽等疾病。从此处条文可知，桔梗汤亦可用于肺部疾病的治疗。依余经验，桔梗汤除适用于脓痰或脓血痰外，也可用于黏痰即咳痰不爽的治疗。

前文论及桔梗药证时提及《金匮要略·疮痈肠痈浸淫病脉证并治》中记载排脓汤。排脓汤由甘草、桔梗、生姜、大枣等四味药组成，此方可看作桔梗汤加生姜、大枣。原文并未论及此方所主病状，从方名推测，当于痈脓有关，因此桔梗汤的方证中当有痈脓。

桔梗汤临床可单独应用，但更多情况是桔梗汤与其他方剂合方而用，例如与小青龙汤、大柴胡汤、葛根汤等方剂联合应用。另外需要注意，桔梗对消化道有一定刺激作用，用量较大时常可引起恶心、呕吐等不适症状，因此临床应用桔梗汤时需谨慎。

90. 半夏苦酒汤

方药组成：

半夏洗，破如枣核，十四枚　　鸡子一枚，去黄，内上苦酒，着鸡子壳中

煎服方法：

上二味，内半夏，著苦酒中，以鸡子壳置刀环中，安火上，令三沸，去滓，少少含咽之，不差，更作三剂。

方证：

咽喉部疼痛，声音嘶哑等。

常见症状：

咽痛、声音嘶哑、吞咽疼痛等。

方论：

半夏苦酒汤临床多用于急、慢性喉炎、扁桃体炎、声带水肿等疾病。此方见于《伤寒论》原文第 312 条："少阴病，咽中伤，生疮，不能语言，声不出者，苦酒汤主之。"条文中"咽中伤，生疮"指咽喉部位形成溃疡；"不能语言，声不出"指声音嘶哑或者无法发声。条文大意为患者咽喉部位有溃疡形成，声音嘶哑，无法发声，治以苦酒汤。苦酒即为醋。余临床应用此方较少，经验不多。曾治一年轻女性患者，咽痛数日，咽痛仅吞咽时出现。其扁桃体肿大，其色不红，上有地图状创面。余嘱其做苦酒汤，翌日患者告知，上午服用，下午咽痛即消失。苦酒汤的方证余并不确定，有待临床进一步研究。

苦酒汤的服用方法较为特殊，《伤寒论》原文记载为"少少含咽之"，此种方法兼具内服和外用。少量含服，徐徐下咽，使药液直接作用于咽喉部位，增强药效。

91. 半夏散及汤

方药组成：

半夏_洗　桂枝_{去皮}　甘草_炙

服用方法：

上三味，等分，各别捣筛已，合治之，白饮和，服方寸匕，日三服。若不能服散者，以水一升，煎七沸，内散两方寸匕，更煮三沸，下火令小冷，少少咽之。半夏有毒，不当散服。

方证：

咽痛，腹动亢进，急迫等。

常见症状：

咽痛、咳吐痰涎、咽部异物感等。

方论：

半夏散及汤由桂枝甘草汤加半夏而成，临床常用于急、慢性咽炎、扁桃体炎、喉炎等疾病的治疗。此方见于《伤寒论》原文第313条："少阴病，咽中痛，半夏散及汤主之。"条文内容简练，仅提及"咽中痛"，其余病状并未论及。

半夏散及汤的方证中，腹动亢进为桂枝证；急迫为甘草证。《伤寒论》中治疗咽痛的方剂有甘草汤、桔梗汤、苦酒汤以及半夏散及汤。四者在临床需要鉴别。依余经验，甘草汤所治咽痛多无红肿；桔梗汤所治则红肿明显，甚至化脓；苦酒汤所治咽痛多有溃疡，影响发音；半夏散及汤所治咽痛，除腹动亢进这一腹证外，多伴有痰涎。

以上四方所主咽痛，均归属于少阴病，即咽痛于少阴时出现或加重。临床确实可见到部分患者，半夜咽痛发作而痛醒。当然临床治疗咽痛，不可拘泥于少阴时，只要符合其方证便可用之。

92. 白通汤

方药组成：

葱白四茎　干姜一两　附子一枚，生，去皮，破八片

煎服方法：

上三味，以水三升，煮取一升，去滓，分温再服。

方证：

面赤如妆，中腹寒，下腹寒等。

常见症状：

面赤如妆，发热，手足逆冷，下利，脉微等。

方论：

白通汤由四逆汤去甘草，减干姜用量，加葱白而成，也可看作由干姜附子汤加葱白而成，临床可用于外感热病、霍乱、雷诺病、过敏性休克等疾病的治疗。此方见于《伤寒论》原文第314条："少阴病，下利，白通汤主之。"此条文字简练，其所述白通汤所主病状，仅有发热和下利。依据有关条文可知，此处存在省略，除发热、下利外，当有脉微，面赤等。

《伤寒论》原文第315条："少阴病，下利，脉微者，与白通汤；利不止，厥逆无脉，干呕烦者，白通加猪胆汁汤主之。服汤脉暴出者死，微续者生。"此条亦论及白通汤，其所主病状中除发热、下利外，还有脉微。条文中"服汤脉暴出者死，微续者生"在康平本《伤寒论》为注文。此处文字论及服用白通汤后，依据脉象判断患者预后，对临床有一定指导意义。

白通汤中干姜、附子的药证较为明确，葱白的药证并不确定。《伤寒论》原文第317条中，通脉四逆汤的加减中记载

"面色赤者，加葱九茎"，因此可认为葱白的药证中当有面色赤。当然此种面色赤是身体机能衰竭到一定程度的表现，与运动后和普通发热所出现的面赤不同，可用面红如妆形容，中医学称其为"戴阳证"。白通汤证所主疾病的主要矛盾为寒，"面赤"仅为其表象。临床应用白通汤时不必拘泥于患者是否有面赤如妆，其他热像亦可，如口舌干燥、目赤等。临床只要辨证为干姜附子汤证，同时有以上"假热"征象即可用之。

白通汤中有葱白，四逆汤中无葱白而有甘草，两者药物组成仅相差一味，临床上需要对白通汤证和四逆汤证进行鉴别。两者症状均可见到发热，下利，手足逆冷等，腹诊时均有中腹寒和下腹寒。前者还可见面赤如妆，口舌干燥，目赤等，但急迫症状不明显；而后者无面赤如妆，但急迫明显可有四肢拘急疼痛等。

白通汤余临床应用较少，经验有限，以上论述有待进一步验证。

93. 白通加猪胆汁汤

方药组成：

葱白四茎　干姜一两　附子一枚，生，去皮，破八片　人尿五合
猪胆汁一合

煎服方法：

上五味，以水三升，煮取一升，去滓，内胆汁、人尿，和令相得，分温再服。若无胆亦可用。

方证：

中腹寒，下腹寒，面赤如妆等。

常见症状：

发热，下利、手足逆冷，干呕心烦，无脉等。

方论：

白通加猪胆汁汤由白通汤加人尿、猪胆汁而成，临床应用与白通汤类似。此方见于《伤寒论》第 315 条："少阴病，下利，脉微者，与白通汤；利不止，厥逆无脉，干呕烦者，白通加猪胆汁汤主之。服汤脉暴出者死，微续者生。"从此条文可以看出，白通加猪胆汁汤证与白通汤证相较，前者下利更甚，出现下利不止，脉象也更加虚弱，由脉微变为无脉，并且有干呕心烦等症状。白通加猪胆汁汤余临床未曾应用，其中人尿、猪胆汁两味药的药证亦不明确，故此方的方证仅笼统概括为中腹寒，下腹寒，面赤如妆等。

94. 通脉四逆汤

方药组成：

甘草二两，炙　附子大者一枚，生用，去皮，破八片　干姜三两，强人可四两

煎服方法：

上三味，以水三升，煮取一升二合，去滓，分温再服，其脉即出者愈。面色赤者，加葱九茎；腹中痛者，去葱加芍药二两；呕者，加生姜二两；咽痛者，去芍药加桔梗一两；利止脉不出者，去桔梗加人参二两。病皆与方相应者，乃服之。

方证：

中腹寒，下腹寒，急迫，脉微欲绝等。

常见症状：

发热，下利，完谷不化，手足厥冷，面赤如妆，腹痛，咽痛，脉微欲绝等。

方论：

通脉四逆汤由四逆汤倍干姜，增加附子用量而成。此方的

方名中有"通脉"，与其所主病状中有脉微欲绝有关，意指服用此方后，可使患者脉微欲绝的情况改善。"四逆"指手足逆冷。从方名可以看出此方所主病状的主要特征为手足逆冷和脉微欲绝。此方见于《伤寒论》原文第 317 条："少阴病，下利清谷，里寒外热，手足厥逆，脉微欲绝，身反不恶寒。其人面色赤，或腹痛，或干呕，或咽痛，或利止脉不出者，通脉四逆汤主之。"条文中"少阴病"指少阴时出现或加重的疾病，此处可以是下利，也可以是发热；"下利清谷"指粪便中夹杂未消化的食物，甚者完谷不化；"里寒外热"指体表温度升高，而腹诊时患者中腹部和下腹部寒凉；"手足厥逆"指四肢逆冷；"脉微欲绝"指脉搏极其微弱，几乎不能触及；"面色赤"指面赤如妆。条文后半部分"或腹痛，或干呕，或咽痛，或利止脉不出者"主要描述通脉四逆汤证的或有症状。通脉四逆汤的方药组成中没有葱白，其煎服方法中记载"面色赤者，加葱九茎"，因此"面色赤"亦为或有症状。这里论述一下通脉四逆汤的加减。"面色赤者，加葱九茎"指面赤如妆，可加葱白；"腹中痛者，去葱加芍药二两"指腹痛伴有腹直肌痉挛时可加芍药，此时如无葱白证，则可去葱白；"呕者，加生姜二两"指呕吐伴上腹寒可加生姜；"咽痛者，去芍药加桔梗一两"指咽部红肿疼痛可加桔梗，若无芍药证则可去芍药；"利止脉不出者，去桔梗加人参二两"指下利停止，脉象无起色，如无桔梗证而有心下痞硬，则去桔梗加人参。通脉四逆汤的方证中，下腹寒为附子证；中腹寒为干姜证；急迫为甘草证。

《伤寒论》原文第 370 条："下利清谷，里寒外热，汗出而厥者，通脉四逆汤主之。"此条亦论及通脉四逆汤，其所述病状与第 317 条内容相似，只汗出这一症状不同。此处的汗出当是病情危重，机体功能衰竭时的一种反应，可称为脱汗。

通脉四逆汤的方药组成中提及"干姜三两，强人可四两"，此处的"强人"并非单指体质强壮之人，也可是超重或者肥胖的人。

95. 四逆散

方药组成：

甘草炙　　枳实破，水渍，炙干　　柴胡　　芍药

服用方法：

上四味，各十分，捣筛，白饮和服方寸匕，日三服。咳者，加五味子、干姜各五分，并主下利；悸者，加桂枝五分；小便不利者，加茯苓五分；腹中痛者，加附子一枚，炮令坼；泄利下重者，先以水五升，煮薤白三升，煮取三升，去滓，以散三方寸匕，内汤中，煮取一升半，分温再服。

方证：

胸胁苦满，上腹部鼓音，腹直肌痉挛，急迫等。

常见症状：

发热，手足逆冷，腹痛，下利，咳嗽等。

方论：

四逆散方药简单，仅有柴胡、枳实、芍药、甘草等四味药组成，临床常用于呼吸、消化等系统疾病的治疗。此方见于《伤寒论》原文第 318 条："少阴病，四逆，其人或咳，或悸，或小便不利，或腹中痛，或泄利下重者，四逆散主之。"条文中"少阴病"指少阴时出现或加重的疾病；"四逆"指四肢逆冷；"或咳，或悸，或小便不利，或腹中痛，或泄利下重"为或有症状；"泄利下重"指腹泻伴有里急后重。

这里论述一下四逆散的加减，"咳者，加五味子、干姜各

五分，并主下利"指在四逆散证的基础上如果有咳嗽，可以加五味子、干姜；"悸者，加桂枝五分"指有腹动亢进，则加桂枝；"小便不利者，加茯苓五分"指小便不利，伴有心下悸或脐下悸，可加茯苓；"腹中痛者，加附子一枚，炮令坼"指腹痛且腹诊有下腹寒时，可加附子；"泄利下重者，先以水五升，煮薤白三升，煮取三升，去滓，以散三方寸匕，内汤中，煮取一升半，分温再服"，指里急后重可加薤白。以上药物加减，余论述较为笼统，临床当以各自药的药证为准。

四逆散的方证中，胸胁苦满为柴胡证；上腹部鼓音为枳实证；腹直肌痉挛为芍药证；急迫为甘草证。临床上四逆散证需要与大柴胡汤证相鉴别。症状方面，前者多有四肢逆冷，而无明显口苦、呕吐、心烦，舌苔多薄白；后者常见往来寒热、口苦、心烦、呕吐、腹胀，舌苔厚。腹证方面，两者均有胸胁苦满、腹直肌痉挛，前者上腹部略有膨隆，鼓音明显，但无心下硬，但腹直肌痉挛较后者明显，整个腹部形态呈纵向；后者上腹部多明显膨隆，按压坚实，有心下硬，叩诊时鼓音不明显，整个腹部形态呈横向。四逆散证可以看作是柴胡桂枝汤证和大柴胡汤证的中间形态。

四逆散的服用方法中提及"捣筛，白饮和服方寸匕，日三服"，意为将诸药捣碎，然后过筛，取其细末，米汤送服，每服方寸匕，日三服。现临床应用四逆散时多将其改为汤剂。

96. 乌梅丸

方药组成：

乌梅三百枚　细辛六两　干姜十两　黄连十六两　当归四两
附子六两，炮，去皮　蜀椒四两，出汗　桂枝六两，去皮　人参六两
黄柏六两

服用方法：

上十味，异捣筛，合治之，以苦酒渍乌梅一宿，去核，蒸之五斗米下，饭熟，捣成泥，和药令相得。内臼中，与蜜杵二千下，丸如梧桐子大。先食饮服十丸，日三服，稍加至二十丸。禁生冷、滑物、臭食等。

方证：

膻中动或烧心，心下痞硬，中腹寒，腹动亢进，下腹寒，舌苔黄腻，小便不利，少腹旁芯等。

常见症状：

发热，烧心，下利，口渴，吐蛔，腹痛，手足逆冷等。

方论：

乌梅丸是《伤寒论》中著名方剂之一，为历代医家推崇，临床常用，多用于消化系统疾病的治疗，如胆道蛔虫、胆囊炎、溃疡性结肠炎等。此方由黄连汤、当归四逆汤、大建中汤、四逆汤等四方合方加减而成，见于《伤寒论》原文第338条："伤寒，脉微而厥，至七八日肤冷，其人躁无暂安时者，此为脏厥，非蛔厥也。蛔厥者，其人当吐蛔。今病者静，而复时烦者，此为脏寒。蛔上入其膈，故烦，须臾复止，得食而呕，又烦者，蛔闻食臭出，其人常自吐蛔。蛔厥者，乌梅丸主之。又主久利。"条文中"伤寒"指外感热病的统称，这里指患者发热；"脉微而厥"指脉象微弱伴四肢逆冷；"肤冷"指体表温度下降；"此为脏厥"指因内脏功能衰竭而四肢逆冷，此处文字在康平本《伤寒论》中为注文；"蛔厥"指因蛔虫而致手足逆冷；"蛔厥者，其人当吐蛔"在康平本《伤寒论》中亦为注文；"此为脏寒"其意与"脏厥"大致相同，此处文字与"蛔上入其膈，故烦""烦者，蛔闻食臭出""又主久利"

等在康平本《伤寒论》中均为注文。条文大意为，患者伤寒，脉微而手足逆冷，七八日后，体表温度降低，其人躁扰不宁，此为脏厥，而非蛔厥；如果是蛔厥，其人当有吐蛔的现象；假如病者安静，时而烦乱，此为脏寒。蛔虫上扰胸膈，故烦，片刻后停止。进食后呕吐，烦乱再发，这是蛔虫所致，病者会经常吐蛔。蛔厥可治以乌梅丸。久利也可用乌梅丸治疗。此条主要论及蛔虫病的病状和治疗。乌梅丸的方药组成中并无明确的驱虫药，所治蛔虫病之患者，需符合乌梅丸证，否则不能取得理想效果。

《伤寒论》原文第 326 条："厥阴之为病，消渴，气上撞心，心中疼热，饥而不欲食，食则吐蛔，下之利不止。"此条为厥阴病提纲，所述为典型的厥阴病。历代医家多认为此条所述病状当治以乌梅丸，余亦认可此种观点，故录于此处。"消渴"指渴而饮水，饮不解渴；"气上撞心"指患者自觉有气从中腹部或下腹部，上冲于胃脘部位或胸部，类似于奔豚；"心中疼热"指胃脘部位疼痛同时伴有烧灼感，类似于烧心。条文大意为，患者厥阴病，消渴，自觉有气上冲心胸，胃脘部位疼痛伴有烧灼感，饥而不欲食，进食后吐蛔，用下法治疗则下利不止。此条虽提及吐蛔，但更多为消化系统症状，因此临床上如遇烧心、腹痛、下利等病症的患者，只要辨为乌梅丸证即可用乌梅丸治疗。

乌梅丸的方证中，膻中动或烧心为黄连证；心下痞硬为人参证；中腹寒为干姜证；下腹寒为附子证；腹动亢进为桂枝证；舌苔黄腻，小便不利，为黄柏证；少腹旁芯为当归证。方中乌梅、蜀椒等药的药证余并不掌握，故此处所论方证有待进一步研究。临床应用此方时多改为汤剂。乌梅丸方药组成中有

"蜀椒四两，出汗"，此处的"出汗"指用微火炒蜀椒时有水分和油质渗出。服用方法中"异捣筛"指将药物分别捣碎，过筛，取其细末。

97. 当归四逆汤

方药组成：

当归三两　桂枝三两，去皮　芍药三两　细辛三两　甘草二两，炙　通草二两　大枣二十五枚，擘，一法十二枚

煎服方法：

上七味，以水八升，煮取三升，去滓，温服一升，日三服。

方证：

少腹旁芯，腹动亢进，腹直肌痉挛，急迫等。

常见症状：

手足逆冷，腹痛，痛经，身痛、关节痛等。

方论：

当归四逆汤由桂枝汤去生姜加当归、细辛、通草而成，临床常用于类风湿性关节、雷诺病、冻疮、痛经等疾病的治疗。此方见于《伤寒论》原文第351条："手足厥寒，脉细欲绝者，当归四逆汤主之。"此条言语简练，其病状描述仅提及"手足厥寒，脉细欲绝"，这些症状在临床并无特异性，四逆汤证、通脉四逆汤证等也可见到，因此推测此处条文对一些病状特别是腹证进行了省略。这里对当归四逆汤证和四逆汤证进行鉴别，两者均可见到手足逆冷和脉细欲绝，但其本质不同。前者"手足厥寒，脉细欲绝"多由血管痉挛引起，腹诊可触及腹动亢进，腹直肌痉挛，少腹旁芯等，腹力较强；而后者则多由循环衰竭所致，甚者可见手足湿冷，腹诊可触及中腹寒，

下腹寒等，腹力较弱。当然临床也可见到两者同时存在的情况，此时在辨证的基础上可以合方应用。

当归四逆汤的方证中，少腹旁芯为当归证；腹动亢进为桂枝证；腹直肌痉挛为白芍证；急迫为甘草证。当归四逆汤由桂枝汤加减而来，其方证与桂枝汤有相似之处，例如腹动亢进，腹直肌痉挛等。但也存在不同，当归四逆汤证上腹寒不明显，同时有少腹旁芯。虽然两者方证均有腹直肌痉挛，但当归四逆汤证的腹直肌痉挛通常以左侧为甚，而桂枝汤证则以右侧为甚。由于细辛和通草的药证余并未掌握，因此当归四逆汤的方证只是大概论述，有待进一步研究和验证。

98. 当归四逆加吴茱萸生姜汤

方药组成：

当归三两　　芍药三两　　甘草二两，炙　　通草二两　　桂枝三两，去皮　　细辛三两　　生姜半斤，切　　吴茱萸二升　　大枣二十五枚，擘

煎服方法：

上九味，以水六升，清酒六升和，煮取五升，去滓，温分五服。一方，水酒各四升。

方证：

少腹旁芯，腹动亢进，腹直肌痉挛，心下满或吐酸，上腹寒，急迫等。

常见症状：

手足逆冷，腹痛、吐酸，头痛，痛经，关节痛等。

方论：

当归四逆加吴茱萸生姜汤由当归四逆汤加吴茱萸、生姜而成，其方证可看做当归四逆汤证合吴茱萸证、生姜证。此方较当归四逆汤临床应用更为广泛，除用于雷诺病、类风湿性关节

炎、冻疮、痛经等疾病外，也可用于偏头痛、胃炎等疾病的治疗。此方见于《伤寒论》原文第 352 条："若其人内有久寒者，宜当归四逆加吴茱萸生姜汤。"此条文字简练，病状描述仅言"内有久寒"，推测当是承第 351 条而言。关于"内有久寒"历代医家有不同的理解，余认为应当是患者有宿疾即久病，病性为寒，结合临床其病位当在腹部，腹诊时上腹寒明显。

当归四逆加吴茱萸生姜汤证与当归四逆汤证的主要区别在于吴茱萸证和生姜证。临床上此方证除可见到手足逆冷，脉细欲绝，腹痛等症状外，也可见到吐酸，头痛、头晕等症状，其中吐酸为吴茱萸证。另外此方证腹诊时除有当归四逆汤的腹证外，还可触及心下满和上腹寒，其中心下满为吴茱萸证，上腹寒为生姜证。心下满和吐酸均为吴茱萸的药证，然并非一一对应关系，有心下满并不一定有吐酸，反之亦然，因此临床上应用当归四逆加吴茱萸生姜汤时，问诊非常重要，当询问患者是否有吐酸。

当归四逆加吴茱萸生姜汤中吴茱萸有小毒，用量较大时易致中毒，进而出现剧烈腹痛、腹泻、眩晕、视力障碍、胸闷、头痛等，因此临床应用需谨慎。

99. 干姜黄芩黄连人参汤

方药组成：

干姜　黄芩　黄连　人参各三两

煎服方法：

上四味，以水六升，煮取二升，去滓，分温再服。

方证：

心下痞或口苦或心烦，中腹寒，膻中动或烧心，心下痞硬等。

常见症状：

心下痞，心烦、口苦，呕吐，下利，烧心等。

方论：

干姜黄芩黄连人参汤有半夏泻心汤加减而成，多用于消化系统疾病的治疗。此方见于《伤寒论》原文第 359 条："伤寒本自寒下，医复吐下之，寒格更逆吐下，若食入口即吐，干姜黄芩黄连人参汤主之。"条文中"伤寒"指发热；"本自寒下"指原本因寒而出现下利；"医复吐下之"指医生误用吐法和下法；"寒格"指寒热格拒。条文大意为患者伤寒，本身存在寒性下利的情况，医者进一步用吐法或下法，以致出现寒热格拒，表现为食物入口即吐，治以干姜黄芩黄连人参汤。

干姜黄芩黄连人参汤与半夏泻心汤药物组成相近，两者方证有类似之处，临床需对两者进行鉴别。两方证均可见到心下痞、呕吐、下利的情况，但前者之呕吐多出现在进食后，而后者不进食的时候也存在呕吐。临床可见到有些患者，不进食时胃脘部仅轻微不适，一旦进食则恶心、呕吐，只能少量进食，此种情况多见于干姜黄芩黄连人参汤证。

干姜黄芩黄连人参汤的方证中，心下痞或口苦或心烦为黄芩证；膻中动或烧心为黄连证；中腹寒为干姜证；心下痞硬为人参证。因急迫之状不明显，无甘草证，故不用甘草，且呕吐多发生于进食后，半夏证亦不明显，故不用半夏。

100. 白头翁汤

方药组成：

白头翁二两　黄柏三两　黄连三两　秦皮三两

煎服方法：

上四味，以水七升，煮取二升，去滓，温服一升，不愈，更服一升。

方证：

膻中动或烧心，舌苔黄腻，小便不利等。

常见症状：

发热，腹痛、腹泻、下利脓血、里急后重等。

方论：

白头翁汤临床常用，多用于治疗急性肠炎、急性细菌性痢疾、阿米巴痢疾、泌尿道感染等，也可用此方灌肠治疗直肠炎。此方见于《伤寒论》原文第 371 条："热利下重者，白头翁汤主之。"条文中"热利"指因里热而致下利；"下重"指里急后重。关于此汤，原文第 373 条亦有记载，"下利欲饮水者，以有热故也，白头翁汤主之"。条文中"欲饮水"指口渴，此处口渴的原因，一则为下利致使体内水液丢失，另则为体内有热即"以有热故也"。以上两条原文均提及"热"，可知白头翁汤主要用于热性下利的治疗。

白头翁汤的方证中，膻中动或烧心为黄连证；舌苔黄腻，小便不利为黄柏证。此方中白头翁与秦皮的药证余并不确定，因此余所论白头翁汤之方证较为笼统，有待进一步研究。白头翁汤与葛根芩连汤均可用于协热而利，临床有必要对两者方证进行鉴别。前者症状较剧，多有里急后重，甚至脓血便，舌苔黄腻，小便不利；而后者可有头痛、颈项强、腰强、身痛，里急后重较轻，可有心下痞或口苦或心烦，而脓血便少见，舌苔薄白或微黄，腹诊有膻中动。当然临床也可见到两者合用的情况。

白头翁汤与桃花汤均可用于下利便脓血的治疗，然两者方证迥异，临床需明辨。前者多有口渴，里急后重，肛门灼热，大便臭秽，舌苔黄腻，小便不利，腹证有膻中动；而后者一般无口渴，里急后重亦不明显，大便多腥冷，舌淡红，腹证中腹寒明显。

101. 四逆加人参汤

方药组成：

甘草二两，炙　　附子一枚，生，去皮，破八片　　干姜一两半　　人参一两

煎服方法：

上四味，以水三升，煮取一升二合，去滓，分温再服。

方证：

中腹寒，下腹寒，心下痞硬，急迫等。

常见症状：

手足逆冷，下利，恶寒，脉微欲绝等。

方论：

四逆加人参汤由四逆汤加人参而成，其方证可看做四逆汤证合人参证，临床应用与四逆汤类似。此方见于《伤寒论》原文第385条："恶寒脉微而复利，利止亡血也，四逆加人参汤主之。"康平本《伤寒论》中"恶寒脉微"前有"吐利"二字，且"利止亡血也"为注文。条文中"亡血"指因下利而致体液丢失过多。条文大意为，患者恶寒，脉微，同时有下利，甚至下利致体液丢失过多，无物可下，治以四逆加人参汤。

四逆加人参汤的方证中，中腹寒为干姜证；下腹寒为附子证；心下痞硬为人参证；急迫为甘草证。此方临床多用于休

克、大出血、心力衰竭等急危重症，也可用于咳嗽、腰痛、痛经等疾病的治疗。方中人参不可用党参代替。煎服时，干姜应捣碎以增强药效，附子应先煎以降低毒性。

102. 理中丸（汤）

方药组成：

人参　干姜　甘草炙　白术各三两

服用方法：

上四味，捣筛，蜜和为丸，如鸡子黄许大，以沸汤数合，和一丸，研碎，温服之，日三服，夜二服。腹中未热益至三四丸，然不及汤。汤法：以四物依两数切，用水八升，煮取三升，去滓，温服一升，日三服。若脐上筑者，肾气动也，去术加桂四两；吐多者，去术加生姜三两；下多者，还用术；悸者，加茯苓二两；渴欲得水者，加术，足前成四两半；腹中痛者，加人参，足前成四两半；寒者，加干姜，足前成四两半；腹满者，去术，加附子一枚。服汤后如食顷，饮热粥一升许，微自温，勿发揭衣被。

方证：

中腹寒，水泛波或振水音，心下痞硬，急迫等。

常见症状：

发热，下利，身疼痛，多痰，喜唾等。

方论：

理中丸临床常用，多用于消化、呼吸等系统疾病的治疗，例如气管支气管炎、慢性胃炎等。此方见于《伤寒论》原文第159条："伤寒服汤药，下利不止，心下痞硬。服泻心汤已，复以他药下之，利不止，医以理中与之，利益甚。理中者，理中焦，此利在下焦，赤石脂禹余粮汤主之。复不止者，当利其小便。"条文中"理中者"指理中丸或理中汤。条文大意为，患者发热，服用汤药后下利不止，心下痞硬，服用泻心汤后，再用攻下之药，下利不止，医者用理中丸治之，下利更甚。理中丸主要用于治疗中焦病变，此种下利病位在下焦，治以赤石脂禹余粮汤。如服用此汤后，下利仍不止，可用利小便的方法治疗。此条原文并未论及理中丸所主病状，然提及"理中焦"，指出其作用部位，对临床有指导意义。

《伤寒论》原文第 386 条："霍乱，头痛发热，身疼痛，热多欲饮水者，五苓散主之；寒多不用水者，理中丸主之。"条文中"霍乱"在康平本《伤寒论》中为吐利；"热多欲饮水"指口渴欲饮。条文大意为患者吐利、头痛、发热、身疼痛，如有口渴欲饮，治以五苓散；如无口渴欲饮，则治以理中丸。此条原文主要论及五苓散证和理中丸证的鉴别。两者均可见到吐利、头痛、发热、身疼痛等症状，但前者有口渴欲饮，腹诊可见腹动亢进；后者无明显口渴，腹诊无腹动亢进，但有中腹寒，心下痞硬等。

《伤寒论》原文第 396 条："大病差后，喜唾，久不了了，胸上有寒，当以丸药温之，宜理中丸。"条文中"大病差后"指原有疾病基本痊愈；"喜唾"指唾液较多，常不自主吐出；"久不了了"指迁延不愈；"胸上有寒，当以丸药温之"在康平本《伤寒论》中为注文。条文大意为大病好转后，患者唾液较多，迁延不愈，可治以理中丸。据此条文可知理中丸也可用于治疗唾液增多。关于"喜唾"《金匮要略·肺痿肺痈咳嗽上气病脉证治》中亦有类似记载："肺痿，吐涎沫而不咳者，其人不渴必遗尿，小便数，所以然者，以上虚不能制下故也；此为肺中冷，必眩，多涎唾，甘草干姜汤以温之。若服汤已渴者，属消渴。"此条文主要论及甘草干姜汤及其所主病状，条文中"多涎唾"与"喜唾"其意相近。理中丸的方药组成中包含甘草干姜汤，因此两处条文可以相互参照。

理中丸在临床可单独应用，也可与其他方剂合用。理中丸的方证中，中腹寒为干姜证；振水音或水泛波为白术证；心下痞硬为人参证；急迫为甘草证。此处论述理中丸的加减，"若脐上筑者，肾气动也，去术加桂四两"指无振水音或水泛波，而有腹动亢进，可去白术加桂枝；"吐多者，去术加生姜三两"指呕吐较剧，无白术证，而上腹寒明显，可去白术加生姜；"下多者，还用术"指下利较多，有白术证，还用白术；"悸者，加茯苓二两"指心下悸或脐下悸，加茯苓；"渴欲得水者，加术，足前成四两半"指口渴欲饮，加量白术。余认为此处可以考虑加泽泻，泽泻的药证为口渴，小便不利；"腹中痛者，加人参，足前成四两半"指腹痛者，可加量人参，余认为此处可考虑加蜀椒，仿大建中汤之意；"寒者，加干姜，足前成四两半"指中腹寒非常明显时，可加量干姜；"腹满者，去术，加附子一枚"指腹满而无白术证，下腹寒者，可去白术，加附子。

103. 通脉四逆加猪胆汁汤

方药组成：

甘草二两，炙　　干姜三两，强人可四两　　附子大者一枚，生，去皮，破八片　　猪胆汁半合

煎服方法：

上四味，以水三升，煮取一升二合，去滓，内猪胆汁，分温再服，其脉即来。无猪胆，以羊胆代之。

方证：

中腹寒，下腹寒，急迫，脉微欲绝等。

常见症状：

发热、汗出，下利，手足厥冷、四肢拘急，脉微欲绝等。

方论：

通脉四逆加猪胆汁汤由通脉四逆汤加猪胆汁而成，其方证可看做通脉四逆汤证合猪胆汁证。此方见于《伤寒论》原文第390条："吐已下断，汗出而厥，四肢拘急不解，脉微欲绝者，通脉四逆加猪胆汤主之。"条文中"吐已下断"指吐利停止，是身体机能衰竭的表现；"汗出而厥"指汗出而手足逆冷；"四肢拘急不解"指四肢肌肉紧张，屈伸不利。条文大意为，患者吐利停止，汗出而手足逆冷，四肢屈伸不利，脉微欲绝，治以通脉四逆加猪胆汁汤。从上述条文可以看出，通脉四逆加猪胆汁汤所主病状较通脉四逆汤重。余临床未曾应用此汤，且猪胆汁的药证并不掌握，故此处所论方证仅作为参考，有待进一步研究。

104. 枳实栀子汤

方药组成：

枳实三枚，炙　栀子十四个，擘　豉一升，绵裹

煎服方法：

上三味，以清浆水七升，空煮取四升，内枳实、栀子，煮取二升，下豉，更煮五六沸，去滓，温分再服，覆令微似汗。若有宿食者，内大黄如博棋子五六枚，服之愈。

方证：

心中懊恼，上腹部鼓音等。

常见症状：

心中懊恼，腹胀等。

方论：

枳实栀子汤由栀子豉汤加枳实而成，其方证可以看做栀子豉汤证合枳实证，此方临床较为常用，多用于消化、呼吸等系统疾病的治疗。枳实栀子汤见于《伤寒论》原文第 393 条："大病瘥后，劳复者，枳实栀子汤主之。"条文中"大病瘥后"指原有疾病已大为好转，但尚未完全康复；"劳复"指因劳累而复发，余认为此处也可以是饮食不当而致疾病复发。条文大意为，患者疾病好转后，因劳累致使疾病复发，治以枳实栀子汤。

枳实栀子汤的方证中，心中懊恼为栀子证；上腹部鼓音为枳实证。临床上患者符合此方证即可用此方治疗，其应用禁忌同栀子豉汤。余临床曾遇到部分患者，上腹部不适，问诊无心中懊恼，而有胃脘部懊恼即胃脘部位有烦躁、愤怒感，腹诊上腹部鼓音，处枳实栀子汤多可取效。

枳实栀子汤的煎服方法中"清浆水"，清代吴仪洛认为："清浆水，一名酸浆水。炊栗米熟，投冷水中浸五六日，味酢生白花，色类浆，故名。"同为清代名医的徐灵胎则认为"浆水即淘米泔水，久贮味酸为佳"。目前临床应用枳实栀子汤，煎煮时多用自来水。

"若有宿食者，内大黄如博棋子五六枚，服之愈"，此处文字在康平本《伤寒论》中为注文。大意为，如果患者有宿食，则在枳实栀子汤的基础上加大黄。此处文字对临床有一定指导意义。余认为只要在枳实栀子汤证的基础上有大黄证，即可加用大黄，不必拘泥于宿食。另外，即使患者有宿食，但无大黄证，则不宜加用大黄。枳实栀子汤加大黄在《金匮要略》中称为栀子大黄汤。此方见于《金匮要略·黄疸病脉证并治》："酒黄疸，心中懊憹或热痛，栀子大黄汤主之。"条文中"酒黄疸"指长期大量饮酒所致黄疸，类似于酒精性肝炎、酒精性肝硬化等疾病。当然栀子大黄汤并不局限于治疗酒黄疸，临床上只要患者符合栀子大黄汤证，即可酌情应用。

105. 竹叶石膏汤

方药组成：

竹叶二把　石膏一斤　半夏半升，洗　麦门冬一升，去心　人参二两　甘草二两，炙　粳米半升

煎服方法：

上七味，以水一斗，煮取六升，去滓，内粳米，煮米熟汤成，去米，温服一升，日三服。

方证：

上鱼际脉或口渴、小便黄，呕或咳，舌红少苔，心下痞硬，急迫等。

常见症状：

发热、口渴、呕吐，咳嗽，乏力等。

方论：

竹叶石膏汤由白虎汤合麦门冬汤加减而成，临床常用于流感、糖尿病、肺炎等疾病的治疗，也可用于一些疾病恢复期的治疗，如肿瘤放、化疗后。此方见于《伤寒论》原文第397条："伤寒解后，虚羸少气，气逆欲吐，竹叶石膏汤主之。"条文中"伤寒解后"指患者热退；"虚羸少气"指患者身体消瘦，少气无力，动则气喘；"气逆欲吐"指呕吐。条文大意为，患者热退后，身体消瘦，呼吸短促，呕吐，治以竹叶石膏

汤。从条文可以看出，竹叶石膏汤证的患者，大多身体消瘦，少气无力。竹叶石膏汤的方药组成中包含麦门冬汤的成分。麦门冬汤由麦门冬、人参、半夏、甘草、粳米、大枣等六味药组成。《金匮要略·肺痿肺痈咳嗽上气病脉证治》："火逆上气，咽喉不利，止逆下气者，麦门冬汤主之。"此条主要论及麦门冬汤及其所主病状。从条文可以看出，麦门冬汤主要用于咳嗽的治疗，因此可以推测竹叶石膏汤亦可用于治疗咳嗽，临床验之确实如此。

竹叶石膏汤以竹叶石膏命名方剂，可知两者在方中起重要作用，其中竹叶的药证余并未掌握，因此关于其方证的论述较为笼统，有待进一步研究验证。竹叶石膏汤的方证中，上鱼际脉或口渴、小便黄为石膏证；呕或咳为半夏证；舌红少苔为麦门冬证；心下痞硬为人参证；急迫为甘草证。另外，竹叶石膏汤证的患者，其脉多虚数，临床可作参考。

第三节 《金匮要略》部分方证

1. 栝蒌桂枝汤

方药组成：

栝蒌根二两　桂枝三两　芍药三两　甘草二两　生姜三两　大枣十二枚

煎服方法：

上六味，以水九升，煮取三升，分温三服，取微汗。汗不出，食顷，啜热粥发之。

方证：

腹动亢进，腹直肌痉挛，上腹寒，口黏，急迫等。

常见症状：

发热，汗出，恶风，身体强，几几然，脉沉迟等。

方论：

栝蒌桂枝汤由桂枝汤加栝蒌而成，其方证可看作桂枝汤证合栝蒌根证，主治病症与桂枝汤相似。此方见于《金匮要略·痉湿喝病脉证治》："太阳病，其证备，身体强，几几然，脉反沉迟，此为痉，栝蒌桂枝汤主之。"条文中"太阳病"指太阳时出现或加重的疾病；"其证备"指患者有发热、汗出、恶风等桂枝汤证的症状；"身体强，几几然"指身体僵硬不舒展，尤其是颈背部肌肉拘急明显；"脉反沉迟"指桂枝汤证的脉象多为浮数，此处脉象有别于常规，故称"反"；"此为痉"指柔痉，《金匮要略》对于痉病，以有汗和无汗将之分为柔痉和刚痉，柔痉有汗，刚痉无汗。条文大意为，患者太阳病，有发热、汗出、恶风等症状，同时身体拘急，脉沉迟，此为痉病，治以栝蒌桂枝汤。

栝蒌桂枝汤的方证中，腹动亢进为桂枝证；腹直肌痉挛为芍药证；口黏或咽干或上颚干为栝蒌根证；上腹寒为生姜证；急迫为甘草证。栝蒌桂枝汤证与桂枝汤证的主要区别在于栝蒌根证的有无。虽然《金匮要略》中提及"身体强，几几然"，但这一症状不具有特异性，与桂枝汤证区别不明显。栝蒌根的药证为口黏，咽干，上颚干，临床上患者有上述症状中的一种即可在辨证基础上加用栝蒌根。

临床应用栝蒌桂枝汤时，一定要注重问诊，因为患者有时自述口渴或口干，并非真正意义上的口渴或口干，而是自觉口中黏腻，此时需要与石膏证相鉴别。石膏证表现为口渴，欲饮水，且小便黄，与栝蒌根证不同。另外依余经验，有些患者自述舌面干涩，此种情况亦可用栝蒌根。临床上，患者在桂枝汤证的的基础上，如伴有舌面干涩，可酌情加用栝蒌根，即用栝蒌桂枝汤治疗。

余临床应用含栝蒌根的方药时，曾遇到个别患者服用后，出现腹痛、腹泻的情况，去掉栝蒌根后，上述症状缓解或消失。临床上患者服用含有栝蒌根的汤药后，如出现腹痛，腹泻的情况，当考虑栝蒌根的因素。

2. 麻黄加术汤

方药组成：

麻黄三两，去节　桂枝二两，去皮　甘草一两，炙　杏仁七十个
白术四两

煎服方法：

上五味，以水九升，先煮麻黄减二升，去上沫，内诸药，煮取二升半，去滓，温服八合。覆取微似汗。

方证：

手臂外侧皮肤粟粒感，腹动亢进，喘，水泛波或振水音，急迫等。

常见症状：

发热，恶寒，身痛，关节痛，舌苔白腻等。

方论：

麻黄加术汤由麻黄汤加白术而成，临床多用于急性上呼吸道感染、类风湿性关节炎、神经性头痛等疾病的治疗。此方见于《金匮要略·痉湿喝病脉证治》："湿家身烦疼，可与麻黄加术汤，发其汗为宜，慎不可以火攻之。"条文中"湿家"指病湿之人；"身烦疼"指身体疼痛较剧；"以火攻之"指用烧针等方法强迫出汗。条文大意为患者身体烦疼，治以麻黄加术

汤，发其汗即可，不可用烧针等强迫发汗的方法治疗。

麻黄加术汤的方证可看做麻黄汤证合白术证，手臂外侧皮肤粟粒感为麻黄证；腹动亢进为桂枝证；喘为杏仁证；水泛波或振水音为白术证；急迫为甘草证。此方证临床少见，常与其他方证相合，如葛根汤证、大青龙汤证等。麻黄加术汤中的白术，有的医家认为当是苍术，因临床确有用此方取效的案例，故此处争议有待临床进一步验证。

3. 麻黄杏仁薏苡甘草汤

方药组成：

麻黄去节，半两，汤泡　甘草一两，炙　薏苡仁半两　杏仁十个，去皮尖，炒

煎服方法：

上锉麻豆大，每服四钱匕，水盏半，煮八分，去滓，温服，有微汗，避风。

方证：

手臂外侧皮肤粟粒感，喘或，肌肤甲错或疣，急迫等。

常见症状：

发热，恶寒，身痛，关节痛，寻常疣，扁平疣等。

方论：

麻黄杏仁薏苡甘草汤由麻黄汤去桂枝加薏苡仁而成，简称麻杏薏甘汤，常用于急性上呼吸道感染、类风湿性关节炎、寻常疣、扁平疣、荨麻疹、手癣等疾病的治疗。此方见于《金匮要略·痉湿暍病脉证治》："病者一身尽疼，发热，日晡所剧者，此名风湿。此病伤于汗出当风，或久伤取冷所致也，可与麻黄杏仁薏苡甘草汤。"条文中"病者一身尽疼"指患者周身疼痛；"日晡所"指傍晚或日暮时；"久伤取冷"至长期处

于寒冷潮湿的环境。条文大意为，患者周身疼痛伴有发热，日暮时症状加剧，此种情况称为风湿。多由于汗出后不避风寒，或长期处于寒冷潮湿的环境中所致，治以麻黄杏仁薏苡甘草汤。

麻杏薏甘汤的方证中，手臂外侧粟粒感为麻黄证；喘为杏仁证；肌肤甲错或疣为薏苡仁证；急迫为甘草证。此方与麻黄汤两者药物组成仅相差一味，因此临床有必要将两者方证进行鉴别。两者方证均可见到手臂外侧粟粒感，喘，急迫等，也均有发热、身痛等症状。但前者无明显腹动亢进，而有肌肤甲错或疣。后者则有腹动亢进，而无明显肌肤甲错和疣。

余临床单独应用此方较少，常与其他方剂合用。应用时薏苡仁剂量可适当大一些，余常用 20～30g。

4. 白虎加桂枝汤

方药组成：

知母六两　　甘草二两，炙　　石膏一斤　　粳米二合　　桂枝三两，去皮

煎服方法：

上剉，每五钱，水一盏半，煎至八分，去滓，温服，汗出愈。

方证：

上鱼际脉或口渴、小便黄，腹动亢进，急迫等。

常见症状：

发热，汗出，口渴，关节疼痛等。

方论：

白虎加桂枝汤由白虎汤加桂枝而成，多用于风湿性关节炎、类风湿性关节炎、肺炎、脑炎等。此方见于《金匮要

略·疟病脉证并治》："温疟者，其脉如平，身无寒，但热，骨节疼痛，时呕，白虎加桂枝汤主之。"条文中"温疟"是疟病的一种，《金匮要略》中还有瘅疟、牝疟等；"其脉如平"依据《金匮要略》原文："师曰：疟脉自弦，弦数者多热；弦迟者多寒。"可知其并非指脉象和缓、平稳，而是指脉弦。条文大意为，温疟，其脉弦，身体不恶寒，发热，骨节疼痛，时有恶心，治以白虎加桂枝汤。

白虎加桂枝汤的方证中，上鱼际脉或口渴、小便黄为石膏证；腹动亢进为桂枝证；急迫为甘草证。方中知母、粳米的药证，余并未掌握，因此白虎加桂枝汤的方证描述并不完善，有待临床进一步探究。此方临床单独应用的情况并不多见，常与其他方剂合用

5. 桂枝芍药知母汤

方药组成：

桂枝四两　芍药三两　甘草二两　麻黄二两　生姜五两　白术五两　知母四两　防风四两　附子二枚, 炮

煎服方法：

上九味，以水七升，煮取二升，温服七合，日三服。

方证：

腹动亢进，腹直肌痉挛，上腹寒，振水音或水泛波，手臂外侧皮肤粟粒感，下腹寒，急迫等。

常见症状：

关节肿痛，身体消瘦，恶心，发热等。

方论：

桂枝芍药知母汤由桂枝汤、麻黄附子甘草汤合甘草附子汤加减而成，临床应用较为广泛，常用于风湿性关节炎、类风湿

性关节炎、腰椎间盘突出症、坐骨神经痛、膝关节积液、肩周炎等。此方见于《金匮要略·中风历节病脉证并治》："诸肢节疼痛，身体尪羸，脚肿如脱，头眩短气，温温欲吐，桂枝芍药知母汤主之。"条文中"身体尪羸"指身体瘦弱，也可指关节肿胀变形；"脚肿如脱"指足部肿胀，疼痛剧烈，活动受限。条文大意为，患者周身关节疼痛，身体瘦弱，脚肿，疼痛剧烈，活动受限，头晕，呼吸短促，恶心欲吐，治以桂枝芍药知母汤。

桂枝芍药知母汤的方证中，腹动亢进为桂枝证；腹直肌痉挛为芍药证；上腹寒为生姜证；振水音或水泛波为白术证；手臂外侧皮肤粟粒感为麻黄证；下腹寒为附子证；急迫为甘草证。方中知母、防风的药证余并未掌握，故此处所论方证有待进一步完善。余临床治疗膝关节积液时常用桂枝芍药知母汤。膝关节积液时，患者膝关节部位温度略有升高，余曾考虑将关节部位温度升高定为知母证，当然这只是推测，有待进一步临床验证。临床上桂枝芍药知母汤的方证需要与葛根汤的方证相鉴别。两者有身体疼痛或关节疼痛，前者方证有下腹寒，水泛波或振水音，症状常见关节肿痛；后者有颈强等葛根证，无明显下腹寒，亦无明显关节肿胀。

桂枝芍药知母汤方药组成中，附子原方用量为两枚，用量较大，临床应用时可适当减量，依余经验 10 ~ 15g 即可。另外需注意知母用量，知母为苦寒之药，用量过大会引起腹痛，腹泻，食欲下降等不适症状，余常用剂量为10g。

6. 黄芪桂枝五物汤

方药组成：

黄芪三两　芍药三两　桂枝三两　生姜六两　大枣十二枚

煎服方法：

上五味，以水六升，煮取二升，温服七合，日三服。

方证：

肌肉松弛或皮肤晦暗、缺乏光泽，腹动亢进，腹直肌痉挛，上腹寒等。

常见症状：

发热，汗出，恶风，肢体麻木，肌肉萎缩等。

方论：

黄芪桂枝五物汤由桂枝汤去甘草加黄芪而成，临床常用于肌肉萎缩、脑梗死后遗症、糖尿病周围神经病变、桡神经麻痹等疾病的治疗。此方见于《金匮要略·血痹虚劳病脉证并治》："血痹，阴阳俱微，寸口关上微，尺中小紧，外证身不仁，如风痹状，黄芪桂枝五物汤主之。"条文中"阴阳俱微，寸口关上微，尺中小紧"，此处存在争议，有的医家认为此并非原文，而是后世所加；其中"阴阳俱微"有的医家认为诊脉时，浮取和沉取，脉象均为微，可以参考；"身不仁"指身体麻木，不觉痛痒。条文大意为，血痹，身体麻木，不觉痛痒，状如风痹，治以黄芪桂枝五物汤。

"血痹"在《金匮要略·血痹虚劳病脉证并治》中记载："问曰：血痹病从何得之？师曰：夫尊荣人，骨弱肌肤盛，重困疲劳汗出，卧不时动摇，加被微风，遂得之。"条文中"尊荣人"指养尊处优，不事劳作之人；"骨弱肌肤盛"指外表看起来肥胖，但身体虚弱，抵抗力差。条文大意为，"问曰：血痹病是怎么得的？师曰：养尊处优之人，虽身体肥胖，但抵抗力差，劳累后容易出汗，睡觉时不安稳，加之感受外邪，遂发病"。结合黄芪桂枝五物汤条文内容，可知血痹主要指肢体麻木不知痛痒或肢体无力。

黄芪桂枝五物汤的方证中，肌肉松弛或皮肤晦暗、缺乏光泽，或肤色恍白，为黄芪证；腹动亢进为桂枝证；腹直肌痉挛为芍药证；上腹寒为生姜证。因无明显急迫，故方证中无甘草证。此方临床应用时，需注意黄芪用量，依余经验，黄芪用量据患者情况，可用 30~60g。

7. 黄芪建中汤

方药组成：

黄芪一两半　桂枝三两，去皮　甘草三两，炙　大枣十二枚　芍药六两　生姜三两　胶饴一升

煎服方法：

于小建中汤内，加黄芪一两半，余依上法。气短胸满者加生姜；腹满者去枣加茯苓一两半；及疗肺虚损不足，补气加半夏三两。

方证：

腹动亢进，腹直肌痉挛，上腹寒，舟状腹，肌肉松弛或肌表乏正气，急迫等。

常见症状：

形体消瘦，腹痛，心悸，鼻衄，遗精，手足热等。

方论：

黄芪建中汤由小建中汤加黄芪而成，同小建中汤类似，多用于营养不良或恶病质而致身体消瘦的患者，也可用于治疗慢性胃炎、消化性溃疡、肠易激综合征、下肢溃疡等疾病。黄芪建中汤见于《金匮要略·血痹虚劳病脉证并治》："虚劳里急，诸不足，黄芪建中汤主之。"条文中"虚劳"指营养不良或恶病质而致身体消瘦；"里急"指腹直肌痉挛；"诸不足"指各

种虚弱证候，如自汗、乏力、气短等。条文大意为，患者身体消瘦，腹直肌痉挛，表现为多种虚弱证候，治以黄芪建中汤。

黄芪建中汤的方证中，腹动亢进为桂枝证；腹直肌痉挛为芍药证；上腹寒为生姜证；舟状腹为胶饴证；肌肉松弛或肌表乏正气为黄芪证；急迫为甘草证。黄芪建中汤在《金匮要略》中用以治疗"虚劳"，此处的"虚劳"非后世肺结核，故临床如遇肺结核患者，如无黄芪建中汤证，则不可应用此方，否则易致病情加重。

黄芪建中汤与小建中汤两者仅差一味黄芪，但前者应用更为广泛，身体素虚，久病虚弱之人，或疾病恢复期的患者，只要符合黄芪建中汤证皆可用之。另外煎服方法中提及此方加减"气短胸满者加生姜；腹满者去枣加茯苓一两半；及疗肺虚损不足，补气加半夏三两"。余认为此处文字为后世所加。临床如遇患者生姜证明显可增加生姜用量；如有茯苓证则加用茯苓；如有半夏证则加用半夏。此外，黄芪建中汤的方药组成中，胶饴用量较大。胶饴的主要成分为麦芽糖，故此方用于糖尿病患者时当谨慎。

8. 肾气丸

方药组成：

干地黄八两　山药　山茱萸各四两　泽泻　牡丹皮　茯苓各三两　桂枝　附子炮，各一两

服用方法：

上八味末之，炼蜜和丸梧子大，酒下十五丸，加至二十五丸，日再服。

方证：

少腹不仁或少腹拘急，下腹寒，腹动亢进，心下悸或脐下

悸，口渴、小便不利等。

常见症状：

口渴、小便不利，腰困，气短，遗尿，乏力，水肿，阳痿，月经不调等。

方论：

肾气丸又名八味肾气丸，此方见于《金匮要略·血痹虚劳病脉证并治》："虚劳腰痛，少腹拘急，小便不利者，八味肾气丸主之。"条文中"虚劳"指身体瘦弱；"少腹拘急"指下腹部腹直肌痉挛，此处痉挛是相对而言，分两种情况，一种是上腹部与中腹部腹直肌无明显痉挛，而下腹部腹直肌痉挛；另一种为上、中、下腹部腹直肌均呈痉挛状态，而下腹部痉挛更甚。"小便不利"指，其一，排尿困难，小便时不通畅，需用力方可排出；其二，小便次数减少或增多；其三，尿量可较平时增加或减少；其四，指小便淋漓不尽；其五，尿线变细，或尿分叉；其六，小便时伴有烧灼感或者疼痛。具体到肾气丸所主，当以前五种情况多见。条文大意为患者身体消瘦，腰痛，下腹部腹直肌痉挛，小便不利，治以肾气丸。

《金匮要略·痰饮咳嗽病脉证并治》："夫短气有微饮，当从小便去之，苓桂术甘汤主之；肾气丸亦主之。"条文中"短气"指呼吸促；"微饮"指轻微振水音或水泛波。条文大意为患者呼吸短促，当用利小便的方法，治以苓桂术甘汤；亦可用肾气丸。余认为此条应分两部分，"短气有微饮"治以苓桂术甘汤；仅有"短气"而无"微饮"则治以肾气丸。

《金匮要略·消渴小便不利淋病脉证并治》："男子消渴，小便反多，以饮一斗，小便一斗，肾气丸主之。"条文中"消渴"指渴欲饮水，饮不解渴；"小便反多"指通常"消渴"饮水较多，小便减少，而此处与寻常情况不同，小便增多。条文大意为，男子消渴，小便反而增多，饮水一斗，则排出小便一斗，治以肾气丸。有的医家认为此处提及消渴，故认为肾气丸可用于治疗糖尿病、尿崩等疾病。余认为这些疾病中，肾气丸证较为少见，而白虎汤及其加减方应用机会较多。

《金匮要略·妇人杂病脉证并治》："问曰：妇人饮食如故，烦热不得卧，而反倚息者，何也？师曰：此名转胞，不得溺也。以胞系了戾，故致此病。但利小便则愈，宜肾气丸主之。"此条为问答形式，疑非原文，然临床可作参考。条文中"倚息"指背靠物体而呼吸，不能平卧；"转胞"中的"胞"指膀胱；"不得溺也"指小便排出困难；"胞系了戾"其中"戾"有扭转、折断之意，可简单理解为膀胱功能障碍。条文大意为，妇人饮食正常，烦热不能平卧，倚物喘息，是何原因？师曰：此名转胞，小便排出困难，只需利小便即可治愈，治以肾气丸。

肾气丸的方证中，少腹不仁或少腹拘急为地黄证；下腹寒为附子证；腹动亢进为桂枝证；心下悸或脐下悸为茯苓证；口渴、小便不利为泽泻证等。山药、山茱萸、丹皮等三味药的药证余并不掌握，故肾气丸方证有待进一步探究。肾气丸为余临床常用方剂，多用于支气管哮喘、腰椎间盘突出症、荨麻疹、冠状动脉粥样硬化性心脏病、慢性肾炎、肾病综合征、不孕不育、月经不调、白内障等疾病的治疗。依余经验，一些久治不愈的疾病，常可用到肾气丸。

临床上肾气丸证需要同猪苓汤证进行鉴别，两者均可见到口渴、小便不利，前者有少腹不仁或少腹拘急，腹动亢进，少腹寒等腹证，后者上述腹证不明显，而有少腹颗粒。另外两者虽均有口渴、小便不利，但猪苓汤证可有小便灼热或小便刺痛等症状，有时可伴有发热，而肾气丸证则无此类症状，当然也可见到需肾气丸与猪苓汤合用的情况，临床需仔细辨证。

肾气丸虽称之为丸，但临床多用做汤剂，原方中桂枝、附子用量相对较小，临床应用时可依据患者具体情况调整药物剂量。有些患者服用肾气丸后，出现食欲减退，胃脘部不适等症状，多与方中地黄有关。

9. 射干麻黄汤

方药组成：

射干三两　麻黄　生姜各四两　细辛　紫菀　款冬花各三两
大枣七枚　半夏半升　五味子半升

煎服方法：

上九味，以水一斗二升，先煮麻黄两沸，去上沫，内诸药，煮取三升，分温三服。

方证：

手臂外侧皮肤粟粒感，上腹寒，咳，痰鸣等。

常见症状：

发热，恶寒，咳嗽等。

方论：

射干麻黄汤常用于气管支气管炎、支气管哮喘、肺炎等疾病的治疗。此方见于《金匮要略·肺痿肺痈咳嗽上气病脉证治》："咳而上气，喉中水鸡声，射干麻黄汤主之。"条文中"咳而上气"指咳嗽；"水鸡声"并非指蛙叫时的"呱呱"声，而是类似于打呼噜的声音，由呼吸时气道中的痰液与气体相互作用而产生，称为痰鸣。条文大意为，咳嗽，喉中有痰鸣，治以射干麻黄汤。

射干麻黄汤的方证中，手臂外侧皮肤粟粒感为麻黄证；咳为半夏证；上腹寒为生姜证；痰多为五味子证。方中射干、细辛、紫苑、款冬花等药的药证，余并未掌握，故此处所论之方证有待进一步探究。临床应用此方，需抓住痰鸣这一辨证要点，方中紫苑、款冬花对痰鸣有很好的针对性。余临床治疗咳喘，有时遇到非射干麻黄汤证而有痰鸣的情况，在辨证基础上加入紫苑、款冬花常可获效。

临床上需要对射干麻黄汤证与小青龙汤证进行鉴别，两者症状均可见到咳喘，前者表证较为明显，常有发热，恶寒，鼻塞等症状，同时腹诊可见中腹寒，腹动亢进，腹直肌痉挛等；后者表证常不如前者明显，而以痰鸣为特点，腹诊时中腹寒，腹动亢进，腹直肌痉挛均不明显，而上腹寒明显。

10. 厚朴麻黄汤

方药组成：

厚朴五两　麻黄四两　石膏如鸡子大　杏仁半升　半夏半升
干姜　细辛各二两　小麦一升　五味子半升

煎服方法：

上九味，以水一斗二升，先煮小麦熟，去滓，内诸药，煮取三升，温服一升，日三服。

方证：

中腹部鼓音，手臂外侧皮肤粟粒感，上鱼际脉或口渴、小便黄，中腹寒，咳，喘，痰多等。

常见症状：

发热，恶寒，口渴，咳嗽，咳痰，胸闷，腹胀等。

方论：

厚朴麻黄汤常用于气管支气管炎、支气管哮喘、肺炎等呼吸系统疾病。此方见于《金匮要略·肺痿肺痈咳嗽上气病脉证治》："咳而脉浮者，厚朴麻黄汤主之。"条文中"脉浮"提示可能有表证，如发热、恶寒等。有"咳而脉浮"这一表现的方证还有很多，如小青龙汤证，射干麻黄汤证等，故临床不可仅凭脉象作为辨证依据，当四诊合参，全面分析。

厚朴麻黄汤的方证中，中腹部鼓音为厚朴证；手臂外侧皮肤粟粒感为麻黄证；上鱼际脉或口渴、小便黄为石膏证；中腹寒为干姜证；咳嗽痰多为五味子证。其中细辛和小麦的药证余并不掌握，故此处所论方证有待进一步探讨。厚朴麻黄汤可以看做有麻杏甘石汤加减而成，方中未用甘草，因其急迫不明显。此方除用于咳嗽、哮喘的治疗外，也可用于咽炎。

临床上需要将厚朴麻黄汤证与麻杏甘石汤证相鉴别，两者均可见到咳喘，前者以咳为主，痰多，腹诊可见中腹寒；后者以喘为主，咳嗽少见，无痰或少痰，腹诊中腹寒不明显。

11. 麦门冬汤

方药组成：

麦门冬七升　半夏一升　人参二两　甘草二两　粳米三合　大枣十二枚

煎服方法：

上六味，以水一斗二升，煮取六升，温服一升。日三夜一服。

方证：

咳或咽中异物感，心下痞硬，舌红少苔，急迫等。

常见症状：

咳嗽，咳痰不利，咽中异物感，咽痛，声音嘶哑，胃脘痛等。

方论：

麦门冬汤临床常用，多用于治疗气管支气管炎、肺炎、肺结核、咽炎、胃炎等疾病。此方见于《金匮要略·肺痿肺痈咳嗽上气病脉证治》："火逆上气，咽喉不利，止逆下气，麦门冬汤主之。"条文中"火逆上气"可理解为咳嗽，有的医家认为此处为"大逆上气"指咳嗽剧烈，此种提法可以参考；"咽喉不利"指咽中异物感或咳痰不利，咽喉干燥。条文大意为，咳嗽，咳痰不利，治以麦门冬汤。

麦门冬汤的方证中，舌红少苔为麦门冬证；咳嗽或咽中异物感为半夏证；心下痞硬为人参证；急迫为甘草证。方中粳米的药证余并不掌握，故此处所论方证，有待进一步探讨。临床应用麦门冬汤时，抓住主证即可，患者有舌红少苔，咳嗽或咽中异物感，心下痞硬，即可用麦门冬汤。当然临床上也有一些特殊情况，有部分咳嗽的患者无舌红少苔，舌苔表现为薄白或微黄，服用麦门冬汤也可获效，此种情况有待进一步研究。

12. 越婢加半夏汤

方药组成：

麻黄六两　　石膏半斤　　生姜三两　　大枣十五枚　　甘草二两　　半夏半升

煎服方法：

上六味，以水六升，先煮麻黄，去上沫，内诸药，煮取三升，分温三服。

方证：

手臂外侧皮肤粟粒感，上鱼际脉或口渴、小便黄，上腹寒，咳，急迫等。

常见症状：

发热，汗出，恶风，咳嗽，喘息，胸闷等。

方论：

越婢加半夏汤由越婢汤加半夏而成，多用于气管支气管炎、支气管哮喘、慢性阻塞性肺病、肺炎等疾病的治疗。此方见于《金匮要略·肺痿肺痈咳嗽上气病脉证治》："咳而上气，此为肺胀。其人喘，目如脱状，脉浮大者，越婢加半夏汤主之。"条文中"目如脱状"指由于呼吸苦难，患者鼻翼扇动，张口抬肩，双目圆睁；也有医家认为当是眼睑肿胀，因越婢汤可治疗周身浮肿，且临床确实可遇到此种情况，故这一观点也可作为参考。此处条文采用倒装文法，"此为肺胀"当置于"脉浮大者"之后。条文大意为，咳嗽，喘息，目如脱状，脉象浮大，此为肺胀，治以越婢加半夏汤。

越婢加半夏汤的方证中，手臂外侧皮肤粟粒感为麻黄证；上鱼际脉为石膏证；上腹寒为生姜证；咳为半夏证；急迫为甘草证。肺胀一词值得玩味，越婢加半夏汤证其常见症状中当有胸部憋闷，故称之为肺胀。临床上越婢加半夏汤证需要同麻杏甘石汤证相鉴别，两者症状都可见到咳、喘，也可见到汗出恶风等表证，前者喘，咳都明显，伴有胸满；后者以喘为主，咳嗽较轻微，胸满症状较轻；腹诊时前者上腹寒明显，后者无明显上腹寒。

13. 小青龙加石膏汤

方药组成：

麻黄　芍药　桂枝　细辛　干姜　甘草 各三两　五味子半夏 各半升　石膏二两

煎服方法：

上九味，以水一斗，先煮麻黄，去上沫，内诸药，煮取三升。强人服一升，羸者减之，日三服。小儿服四合。

方证：

手臂外侧皮肤粟粒感，腹动亢进，腹直肌痉挛，中腹寒，咳嗽，痰多，上鱼际脉或口渴、小便黄，急迫。

常见症状：

发热，恶寒，咳嗽，咳痰，鼻塞，流涕，烦躁而喘等。

方论：

小青龙加石膏汤由小青龙汤加石膏而成，常用于治疗气管支气管炎、支气管哮喘、支气管扩张、肺炎等呼吸系统疾病。此方见于《金匮要略·肺痿肺痈咳嗽上气病脉证治》："肺胀，咳而上气，烦躁而喘，脉浮者，心下有水，小青龙加石膏汤主之。"条文中"肺胀"指咳喘时胸部憋闷；"脉浮"在此处有两层含义，一则指脉象，一则概指表证；"心下有水"指痰液较多，甚者咳吐涎沫。条文大意为，患者肺胀，咳嗽，烦躁而喘，脉浮，治以小青龙加石膏汤。条文所述症状中有"烦躁"，此处"烦躁"非黄芩、栀子等证，而与大青龙汤证相似。《伤寒论》原文第 38 条："太阳中风，脉浮紧，发热恶寒，身疼痛，不汗出而烦躁者，大青龙汤主之。若脉微弱，汗出恶风者，不可服之，服之则筋惕肉瞤，此为逆也。"此条所述大青龙汤所主病状即有"烦躁"，多由于体温较高而不得汗出所致。

小青龙加石膏汤的方证中，手臂外侧皮肤粟粒感为麻黄证；腹动亢进为桂枝证；腹直肌痉挛为芍药证；中腹寒为干姜证；咳嗽为半夏证；咳而痰多为五味子证；上鱼际脉或口渴、小便黄为石膏证；急迫为甘草证。方中细辛药证余并未掌握，故此处所论方证有待进一步探讨。小青龙加石膏汤较小青龙汤多一味石膏，临床较小青龙汤更为常用。小青龙加石膏汤证需要同小青龙汤证鉴别，两者均可见到表证，均有咳嗽、咳痰，喘息等症状，前者可有烦躁，而后者则无，两者鉴别要点不在于有无烦躁。临床上小青龙加石膏汤证并非都有烦躁。有的医家认为小青龙加石膏汤证可见黄痰，而小青龙汤证多为白痰，主张以痰的颜色进行区分。临床上小青龙加石膏汤证也可见到白痰，因此以痰的颜色对两者进行区分的观点存在不足。余认为两者鉴别的关键在于石膏证的有无，石膏的药证为上鱼际脉或口渴、小便黄。临床上患者如在小青龙汤证的基础上合并有石膏证，则可用小青龙加石膏汤。以上所述之烦躁、黄痰，仅可作为参考，不可作为辨证依据。

14. 瓜蒌薤白白酒汤

方药组成：

瓜蒌实一枚，捣　薤白半斤　白酒七升

煎服方法：

上三味，同煮，取二升，分温再服。

方证：

膻中轻压痛或上腹轻压痛，背部放射痛等。

常见症状：

胸痛，胸痛彻背，咳嗽，喘息等。

方论：

瓜蒌薤白白酒汤临床常用于胸膜炎、慢性支气管炎、冠心病心绞痛、肋软骨炎、肋间神经疼等疾病的治疗。此方见于《金匮要略·胸痹心痛短气病脉证治》："胸痹之病，喘息咳唾，胸背痛，短气，寸口脉沉而迟，关上小紧数，瓜蒌薤白白酒汤主之。"条文中"胸痹"指以胸部疼痛，甚至胸痛彻背为主要症状的疾病的统称；"喘息咳唾"指呼吸困难，气喘伴有咳嗽，咳吐痰涎；"胸背痛"指胸痛彻背；"短气"指呼吸短促，气短不足以息；"寸口脉沉而迟，关上小紧数"此处文字存在争议，有的医家认为当是"关上小紧弦"，余认为此处可能为后世医家所加，或存在错简。此条条文大意为胸痹患者，呼吸困难，喘息伴咳嗽，胸痛彻背，短气，治以瓜蒌薤白白酒汤。

瓜蒌薤白白酒汤的方证中，膻中轻压痛或上腹轻压痛为瓜蒌证；背部放射痛为薤白证。瓜蒌薤白白酒汤的方药组成中有白酒七升，煎服方法中提及"上三味，同煮，取二升"，未有用水的记载，可知此汤是用白酒煎煮。此处的白酒与现代白酒不同，是古代的米酒。方中用白酒是为了促进药物有效成分的溶解，临床上可以用低度白酒或啤酒代替。余曾用水煎瓜蒌、薤白，成汤前药中加入少量高度白酒，续煎 10 分钟左右，所取药液服用后也可获效，可供参考。

瓜蒌薤白白酒汤、瓜蒌薤白半夏汤、枳实薤白桂枝汤等含有瓜蒌、薤白的方剂，称为瓜蒌薤白剂。依余经验患者服用此类方剂，起效时常会出现矢气增多，这是疾病好转的表现。部分患者服用含瓜蒌、薤白的汤药后会出现恶心、呕吐的症状，此为瓜蒌薤白剂的副作用。

15. 瓜蒌薤白半夏汤

方药组成：

瓜蒌实一枚，捣　　薤白三两　　半夏半升　　白酒一斗

煎服方法：

上四味，同煮，取四升，温服一升，日三服。

方证：

膻中轻压痛或上腹轻压痛，背部放射痛，咳或呕等。

常见症状：

胸痛，胸痛彻背，咳嗽，喘息等。

方论：

瓜蒌薤白半夏汤由瓜蒌薤白白酒汤加半夏而成，应用范围与瓜蒌薤白白酒汤相似，常用于胸膜炎、慢性支气管炎、冠心病心绞痛、病毒性心肌炎、肋软骨炎、肋间神经疼等疾病的治疗。此方见于《金匮要略·胸痹心痛短气病脉证治》："胸痹不得卧，心痛彻背者，瓜蒌薤白半夏汤主之。"条文中"胸痹不得卧"指胸部疼痛难以平卧，因平卧可致症状加剧；"胸痛彻背"指胸痛放射背部疼痛。条文大意为，患者胸痛彻背，难以平卧，治以瓜蒌薤白半夏汤。

瓜蒌薤白半夏汤的方证可以看做瓜蒌薤白白酒汤证合半夏证，膻中轻压痛或上腹轻压痛为瓜蒌证；背部放射痛为薤白证；咳或呕为半夏证。瓜蒌薤白半夏汤证的患者常自觉胸部疼痛，胸痛彻背，按压胸部时是疼痛加剧，甚者拒按，但也有部分患者，无明显胸痛及胸痛彻背，仅在按压胸部时出现疼痛，此种情况在辨证基础上也可应用瓜蒌薤白半夏汤。例如有些气管支气管炎的患者，仅表现为咳嗽，无胸痛，检查时按压胸部，患者会有较为明显的胸痛，甚者出现胸痛彻背，此时在辨证基础上加用瓜蒌薤白半夏汤，常可取效。

另外临床可见一些特殊情况，有的患者本身并无胸痛及胸痛彻背，检查按压时也无明显疼痛，仅表现为左侧胸部或右侧胸部在按压时有明显不适感，此种情况也可酌情加用瓜蒌薤白半夏汤。

依余经验，临床应用瓜蒌薤白半夏汤，需抓住其方证的辨证要点，膻中轻压痛或上腹轻压痛，背部放射痛即为此方证的要点。余将其推广，带状疱疹还有一些乳腺疾病如乳腺增生，检查时只要符合以上要点均可用瓜蒌薤白半夏汤治疗。膻中轻压痛或上腹轻压痛，背部放射痛为瓜蒌薤白剂的核心应用指征。

16. 枳实薤白桂枝汤

方药组成：

枳实四枚　薤白半升　桂枝一两　厚朴四两　瓜蒌实一枚，捣

煎服方法：

上五味，以水五升，先煮枳实、厚朴，取二升，去滓，内诸药，煮数沸，分温三服。

方证：

胸部轻压痛或上腹轻压痛，背部放射痛，上腹部鼓音，中腹部鼓音，腹动亢进等。

常见症状：

胸痛，胸痛彻背，腹胀等。

方论：

枳实薤白桂枝汤由瓜蒌薤白白酒汤去白酒加桂枝、枳实、厚朴而成，临床应用范围同瓜蒌薤白白酒汤以及瓜蒌薤白半夏汤相似，此方见于《金匮要略·胸痹心痛短气病脉证治》："胸痹心中痞，留气结在胸，胸满，胁下逆抢心，枳实薤白桂枝汤主之；人参汤亦主之。"条文中"心中痞"指胸部憋闷堵塞感；"留气结在胸"指胸部窒塞；"胸满"指胸部憋闷；"胁下逆抢心"指自觉有气从心下或肋弓下向心胸部位冲逆。条文大意为，胸痹，胸中窒塞感，胸部憋闷，气上冲胸，治以枳

实薤白桂枝汤；亦可用人参汤治疗。

枳实薤白桂枝汤的方证中，胸部或上腹部轻压痛为瓜蒌证；背部放射痛为薤白证；上腹部鼓音为枳实证；中腹部鼓音为厚朴证；腹动亢进为桂枝证。枳实薤白桂枝汤证的常见症状当有胸痛，胸痛彻背等，这是瓜蒌薤白剂的典型表现。当然也可见到无明显胸痛的情况，仅于检查时可诊得胸部轻压痛或上腹部轻压痛，背部放射痛。同样有此方证的患者有些并无"胁下逆抢心"，但腹诊时可见到腹动亢进。总之临床应用枳实薤白桂枝汤时，需四诊合参，全面分析，仔细辨证。

《金匮要略》原文中提及枳实薤白桂枝汤与人参汤均可治疗胸痹，临床需要对两者进行鉴别。人参汤由人参、白术、干姜、甘草等四味药组成，与前文所述理中丸之方药组成相同。枳实薤白桂枝汤证与人参汤证，两者均可见到胸部或上腹部的疼痛，前者腹部多有膨隆感，鼓音明显，腹动亢进，且有上腹部和胸部的轻压痛以及背部放射痛；而后者腹部较软，有心下痞硬，振水音，以及中腹寒，无上腹部或胸部轻压痛。当然人参汤证也可见到腹部紧张膨隆的情况，振水音以及中腹寒是其辨证要点，必要时以方测证。

17. 茯苓杏仁甘草汤

方药组成：

茯苓三两　杏仁五十个　甘草一两

煎服方法：

上三味，以水一斗，煮取五升，温服一升，日三服。不差，更服。

方证：

喘，心下悸或脐下悸，急迫等。

常见症状：

喘，短气，剑突或心下窒塞感，急迫等。

方论：

茯苓杏仁甘草汤临床常用，多用于冠状动脉粥样硬化性心脏病、心律失常、慢性阻塞性肺病、胸腔积液、肺气肿等疾病的治疗。此方见于《金匮要略·胸痹心痛短气病脉证治》："胸痹，胸中气塞，短气，茯苓杏仁甘草汤主之；橘枳姜汤亦主之。"此处条文所言"胸痹"并非指胸痛或胸痛彻背，而是指胸中窒塞感即"胸中气塞"；"短气"指呼吸浅表或患者自觉气不够用。条文大意为，患者胸中窒塞，短气，治以茯苓杏仁甘草汤；亦可用橘枳姜汤。

茯苓杏仁甘草汤的方证中，喘为杏仁证；心下悸或脐下悸为茯苓证；急迫为甘草证。余临床应用茯苓杏仁甘草汤有以下几点体会：其一，茯苓杏仁甘草汤证的症状主要表现为喘息，患者常感气不够用，需要深吸气；其二，患者自觉吸气时，气不下行，滞于剑突处，引起此部位窒塞感；其三，应用茯苓杏仁甘草汤时需要排除表证，如有表证则考虑其他方证。

茯苓杏仁甘草汤虽然方药组成简单，仅有三味药，但临床常可用到。辨证时需注重四诊合参，必要时可以方测证。茯苓杏仁甘草汤原文虽提及"胸痹"，但此方证的患者无胸部疼痛或胸痛彻背，而是表现为喘息伴胸部窒塞感。由此可知《金匮要略》中所论之"胸痹"并不局限于胸部疼痛，阅读原文时需注意此种情况。

18. 橘枳姜汤

方药组成：

橘皮一斤　枳实三两　生姜半斤

煎服方法：

上三味，以水五升，煮取二升，分温再服。

方证：

上腹部鼓音，呃逆或干呕，上腹寒等。

常见症状：

呃逆，干呕，腹胀等。

方论：

橘枳姜汤方药简单，由橘皮、枳实、生姜等三味药组成，常用于治疗气管支气管炎、慢性胃炎等。此方见于《金匮要略·胸痹心痛短气病脉证治》："胸痹，胸中气塞，短气，茯苓杏仁甘草汤主之；橘枳姜汤亦主之。"仅从条文内容看，橘枳姜汤所主病状与茯苓杏仁甘草汤类似，但两者存在差别。

橘枳姜汤的方证中，上腹部鼓音为枳实证；呃逆或干呕为橘皮证；上腹寒为生姜证。余临床单独应用此方较少，多与其他方剂合用。单独应用时常用于治疗呃逆，干呕，上腹胀等病状。余未曾用此方治疗上述原文中所述病状，检索各家医案，单独用此方治疗原文所述病状者甚少，故橘枳姜汤的方证有待进一步研究。

19. 桂枝生姜枳实汤

方药组成：

桂枝　　生姜各三两　　枳实五枚

煎服方法：

上三味，以水六升，煮取三升，分温三服。

方证：

腹动亢进，上腹寒，上腹部鼓音等。

常见症状：

腹胀，腹痛，恶心，呕吐等。

方论：

桂枝生姜枳实汤多用于慢性胃炎、反流性食管炎、胃下垂、妊娠呕吐等疾病的治疗。此方见于《金匮要略·胸痹心痛短气病脉证治》："心中痞，诸逆心悬痛，桂枝生姜枳实汤主之。"条文中"心中痞"指上腹部或胸部憋胀窒塞；"诸逆心悬痛"指气上冲引起上腹部或胸部疼痛。条文大意为，患者上腹部或胸部憋胀窒塞，同时自觉气上冲而引起疼痛，治以桂枝生姜枳实汤。

桂枝生姜枳实汤的方证中，腹动亢进为桂枝证；上腹部鼓音为枳实证；上腹寒为生姜证。桂枝生姜枳实汤与橘枳姜汤两者药物组成仅差一味药，桂枝生姜枳实汤可以看作由橘枳姜汤去橘皮加桂枝而成，因两者药物组成相似，故临床上需对两者方证进行鉴别。两者症状均可见到上腹部或胸部憋胀窒塞感，前者可有上冲感以及呕吐，而后者则无上冲感，以干呕或呃逆为主；腹诊时，前者有腹动亢进，而后者则无。

20. 厚朴七物汤

方药组成：

厚朴半斤　甘草三两　大黄三两　大枣十枚　枳实五枚　桂枝二两　生姜五两

煎服方法：

上七味，以水一斗，煮取四升，温服八合，日三服。呕者加半夏五合，下利去大黄，寒多者加生姜至半斤。

方证：

腹部鼓音，心下硬，腹动亢进，上腹寒，急迫等。

常见症状：

发热，恶寒，汗出，头痛，身痛，腹胀，恶心，大便干，甚者便秘，脉浮数，苔黄等。

方论：

厚朴七物汤由厚朴三物汤合桂枝去芍药汤而成，常用于急性上呼吸道感染、慢性胃炎、习惯性便秘、慢性结肠炎等疾病的治疗。此方见于《金匮要略·腹满寒疝宿食病脉证治》："病腹满，发热十日，脉浮而数，饮食如故，厚朴七物汤主之。"此条文意较为简单，易于理解。"病腹满"指患者腹部胀满；"饮食如故"指患者饮食未受影响，当然临床上也可遇到食欲减退的患者。

厚朴七物汤的方证中，上腹部鼓音、下腹部鼓音为枳实证；中腹部鼓音为厚朴证；心下硬为大黄证；腹动亢进为桂枝证；上腹寒为生姜证；急迫为甘草证。此方临床应用时需注意以下两点。首先是方中大黄的应用，大黄在此方中起关键作用，因此首先当确定大黄证的有无。大黄的药证为心下硬，患者常有大便干，大便粘，舌苔黄厚。临床上也可借鉴《金匮要略·腹满寒疝宿食病脉证治》中的论述，"病者腹满，按之不痛为虚，痛为实，可下之。舌黄未下之，下之黄自去"。从条文可知，腹胀满时如有压痛或舌苔黄，当考虑是否有大黄证。其次，应用此方时需要注意脉象，患者有大黄证时，脉象多实而有力。如患者脉象虚弱，即使有上述心下硬、大便干或腹胀满伴有压痛等情况，此方也需慎用。

21. 附子粳米汤

方药组成：

附子一枚,炮　半夏半升　甘草一两　大枣十枚　粳米半升

煎服方法：

上五味，以水八升，煮米熟，汤成去滓，温服一升，日三服。

方证：

下腹寒，呕，牵引疼痛，急迫等。

常见症状：

腹痛，腹中肠鸣，呕吐等。

方论：

附子粳米汤临床常用于肠痉挛、慢性肠炎、肠易激综合征等疾病的治疗。此方见于《金匮要略·腹满寒疝宿食病脉证治》："腹中寒气，雷鸣切痛，胸胁逆痛，呕吐，附子粳米汤主之。"条文中"腹中寒气"指腹诊时下腹寒明显；"雷鸣切痛"指腹中频发鸣响，疼痛剧烈；"胸胁逆痛"指疼痛由腹中向胸胁部位放射。条文大意为，患者腹部鸣响，疼痛剧烈，疼痛延及胸胁部位，同时伴有呕吐，治以附子粳米汤。

附子粳米汤的方证中，下腹寒为附子证；牵引疼痛为大枣证；呕为半夏证；急迫为甘草证。方中粳米余不知其确切药证，故此处所论附子粳米汤的方证有待进一步研究。临床应用附子粳米汤时还需注意，附子、半夏互为反药，中药"十八反"中有此论述。关于"十八反"的科学性有待确定。临床半夏、附子同用时，需对患者说明，并于处方上签字。

22. 大建中汤

方药组成：

蜀椒二合，去汗　干姜四两　人参二两　胶饴一升

煎服方法：

上三味，以水四升，煮取二升，去滓，内胶饴一升，微火

煎取一升半，分温再服。如一炊顷，可饮粥二升，后更服，当一日食糜，温覆之。

方证：

中腹寒，心下痞硬，舟状腹等。

常见症状：

腹痛，呕吐，大便稀，手足冷等。

方论：

大建中汤临床单独应用的机会较少，多与其他方剂合用，常用于治疗慢性胃炎、消化性溃疡、不完全性肠梗阻、肠痉挛等疾病。此方见于《金匮要略·腹满寒疝宿食病脉证治》："心胸中，大寒痛，呕不能饮食，腹中寒，上冲皮起，出见有头足，上下痛而不可触近，大建中汤主之。"条文中"心胸中大寒痛"指疼痛剧烈，且部位较为广泛，从腹部到心胸；"腹中寒"指腹诊时可诊得中腹寒；"上冲皮起，出见有头足"指望诊可见到肠道蠕动引起的腹壁起伏。条文大意为，患者腹痛剧烈，波及心胸部位，呕吐而致无法进饮食，腹诊有中腹寒，腹壁起伏不安，按之疼痛，治以大建中汤。

大建中汤的方证中，中腹寒为干姜证；心下痞硬为人参证；舟状腹为胶饴证。方中蜀椒的药证并不明确，故此处所论之方证有待进一步探究。大建中汤证其患者腹部多软弱无力，呈舟状腹，腹直肌松弛，且腹壁较薄，部分患者可看到肠道蠕动引起的腹壁起伏。少数患者无腹壁起伏，而是有腹部包块，触之可以移动。这里需要强调肠道蠕动引起的腹壁起伏或者腹部可移动之包块，并非大建中汤证所特有，故临床如遇此类情况，仍需仔细辨证。

大建中汤和小建中汤两者均可用于腹痛的治疗，临床需对两者方证进行鉴别。两者方证均有舟状腹，症状均有腹痛。但前者有中腹寒，心下痞硬等腹证；后者无中腹寒、心下痞硬等，而有上腹寒，腹动亢进，腹直肌痉挛等腹证；另外大建中汤证患者腹部可见腹壁起伏而小建中汤证则无。

23. 大黄附子汤

方药组成：

大黄三两　附子三枚，炮　细辛二两

煎服方法：

上三味，以水五升，煮取三升，分温三服。若强人煮取二升半，分温三服。服后如人行四五里，进一服。

方证：

下腹寒，心下硬，脉弦或紧等。

常见症状：

腹痛，发热，手足冷，便秘大便粘等。

方论：

大黄附子汤由大黄、附子、细辛等三味药组成，临床可用于慢性胃炎、胆囊炎、胆石症、急性胰腺炎、泌尿系结石、便秘等疾病的治疗。此方见于《金匮要略·腹满寒疝宿食病脉证治》："胁下偏痛，发热，其脉紧弦，此寒也，以温药下之，宜大黄附子汤。"条文中"胁下偏痛"指左侧或右侧肋弓下之腹部疼痛；"发热"指体温升高。条文大意为患者胸胁下之腹部疼痛伴有发热，脉紧弦，这是因寒所致，当用温药攻下，治以大黄附子汤。

大黄附子汤的方证中，下腹寒为附子证；心下硬为大黄证。方中细辛的药证余并未掌握，故此处所论之方证有待进一步研究。大黄附子汤的煎服方法中记载"服后如人行四五里，进一服"，指服药时间，人行四五里用时约半小时，即服药后半小时左右再服一次，言服药时间间隔较短。大黄附子汤临床多用于疼痛的治疗，尤其是腹部的疼痛，也有医家用其治疗肩周炎、坐骨神经痛等。由此可看出《伤寒论》和《金匮要略》中方剂的特点，即不拘泥于具体的疾病名称，诊治疾病仅需方证相应。

大黄附子汤与附子泻心汤的方药组成中均含有大黄和附子，临床上需要对两者方证进行鉴别。余认为两者腹证相似，其差异主要体现在症状上，前者多以腹痛为突出表现，而后者则以心下痞为主要症状，同时可有心烦、口苦等。

另外大黄附子汤的方药组成中有附子三枚，用量较大，依余经验此方中附子 10g 左右即可。《伤寒论》和《金匮要略》的方剂中，方药组成越简单即药味越少，其药物剂量相对较大，相反药味越多，药物剂量则相对较小。

24. 泽泻汤

方药组成：

泽泻五两　白术二两

煎服方法：

上二味，以水二升，煮取一升，分温再服。

方证：

口渴、小便不利，水泛波或振水音等。

常见症状：

头晕，头痛，口渴，小便不利，呕吐清水，耳鸣等。

方论：

泽泻汤方药简单，仅泽泻、白术两味药，常用于治疗美尼尔氏综合征、高血压病、高脂血症、椎基底动脉供血不足等疾病。此方见于《金匮要略·痰饮咳嗽病脉证并治》："心下有支饮，其人苦冒眩，泽泻汤主之。"条文中"心下有支饮"指水饮停滞心下；"冒眩"指头目眩晕。条文大意为，水饮停于心下，患者头目眩晕，治以泽泻汤。

泽泻汤的方证中，口渴、小便不利为泽泻证；水泛波或振水音为白术证。泽泻汤虽方药简单，但在临床非常重要，五苓散、茵陈五苓散、当归芍药散、茯苓泽泻汤等方剂，均在其基础上衍化而来。这里需要强调一点，少数患者服用泽泻汤后会有汗出，而后感觉周身轻松。因方中无发汗之药，服药后出现汗出，而且症状缓解，故考虑此种情况为瞑眩。

25. 小半夏汤

方药组成：

半夏一升　生姜半斤

煎服方法：

上二味，以水七升，煮取一升半，分温再服。

方证：

上腹寒，呕等。

常见症状：

恶心，呕吐等。

方论：

小半夏汤由半夏、生姜两味药组成，方药简单，常用于治疗胃炎、消化不良等。此方见于《金匮要略·痰饮咳嗽病脉证并治》："呕家本渴，渴者为欲解；今反不渴，心下有支饮故也，小半夏汤主之。"此条原文如将"渴者为欲解"置于"心下有支饮故也"之后，则易于理解，也较为符合临床实际。条文大意为，呕吐的患者，应当有口渴，但现在无口渴，当是心下部位水饮停滞所致，治以小半夏汤，如服药后出现口渴，则考虑呕吐将愈。

《金匮要略·黄疸病脉证并治》："黄疸病，小便色不变，欲自利，腹满而喘，不可除热，除热必哕，哕者，小半夏汤主之。"条文中"小便色不变"指小便色清不黄，一般黄疸小便多色黄，此处小便颜色正常，提示此处所论黄疸与常见之黄疸不同；"欲自利"指腹部不适，将要下利的感觉；"腹满而喘"指腹部胀满伴有喘息；"不可除热"不可用苦寒之药攻下，例如茵陈蒿汤、大黄硝石汤等；"哕"在此处指呕吐。条文大意为，患者有黄疸，但小便颜色正常，且有将要腹泻的感觉，虽有腹部胀满伴喘息，不可用苦寒攻下的治疗方法，否则会出现呕吐，如误用攻下而致呕吐，可用小半夏汤治疗。

《金匮要略·呕吐哕下利病脉证并治》："诸呕吐，谷不得下，小半夏汤主之。"条文中"诸呕吐"指各种原因所致的呕吐，当然临床上并非所有呕吐都适合用小半夏汤，例如吴茱萸汤证、猪苓汤证等的呕吐即不适用小半夏汤，原文中提及"诸"只是强调小半夏汤应用范围较广；"谷不得下"指呕吐剧烈不能进食。条文大意为，多种原因所致呕吐，进食困难，均可治以小半夏汤。

综合以上三条原文，可以看出小半夏汤主要用于呕吐的治疗。此方虽然方药简单，但临床常用，而且此方还是《伤寒论》和《金匮要略》中一些著名方剂的组成部分，例如小柴胡汤、大柴胡汤、葛根加半夏汤、黄芩加半夏生姜汤等，这些方剂的组成中均可见到小半夏汤。

小半夏汤的方证中，呕吐为半夏证；上腹寒为生姜证。

26. 小半夏加茯苓汤

方药组成：

半夏一升　生姜半斤　茯苓三两

煎服方法：

上三味，以水七升，煮取一升五合，分温再服。

方证：

呕，上腹寒，心下悸或脐下悸等。

常见症状：

呕吐，头晕等，

方论：

小半夏加茯苓汤由小半夏汤加茯苓而成，其应用范围同小半夏汤相似。此方见于《金匮要略·痰饮咳嗽病脉证并治》："卒呕吐，心下痞，膈间有水，眩悸者，小半夏加茯苓汤主之。"条文中，"卒呕吐"指突然发生呕吐。《千金方》记载为"诸呕吐"，余认为《千金方》所载更符合临床实际。"心下痞"指心下部位痞塞感；"膈间有水"指水饮停滞胸膈间；"眩悸"指头晕、心悸，另外此处的"悸"也可是"心下悸或脐下悸"即茯苓证。条文大意为，各种呕吐，心下痞塞，胸膈间水饮停滞，头晕、心悸，治以小半夏加茯苓汤。

《金匮要略·痰饮咳嗽病脉证并治》："先渴后呕，为水停心下，此属饮家，小半夏加茯苓汤主之。"条文中"先渴后呕"指现有口渴而后出现呕吐，提示小半夏加茯苓汤证有口渴的情况，依余经验此种口渴较为轻微；"饮家"指素有水饮停滞体内的患者。条文大意为，患者先口渴后呕吐，为水饮停滞心下部位，此类患者归属于"饮家"，治以小半夏加茯苓汤。

小半夏加茯苓汤的方证中，呕为半夏证；上腹寒为生姜证；心下悸或脐下悸为茯苓证。临床应用此方时需抓住其主证。结合以上两条原文所论，可知呕吐为小半夏加茯苓汤证的必有症状，其次可有心下痞塞感、口渴、心悸、头晕等或有症状。同时需要强调，虽然呕吐作为必有症状，但有时不是主要症状。例如有的患者以心下痞塞感为主要症状，伴有呕吐；还有的患者以头晕为主要症状，时发呕吐。因此临床如遇有呕吐这一症状的患者，需仔细辨证，紧抓方证。

另外小半夏汤和小半夏加茯苓汤的方药组成中均有生姜，有的医生习惯于将生姜和大枣等作为药引，处方时不写，仅叮嘱患者煎药时放三片或五片生姜，如此则失于严谨。依余经验，临床应用小半夏汤或小半夏加茯苓汤时，方中生姜用量以10～15g 为宜，量少则影响药效。

27. 茯苓桂枝五味子甘草汤

方药组成：

茯苓四两　　桂枝三两，去皮　　甘草三两，炙　　五味子半升

煎服方法：

上四味，以水八升，煮取三升，去滓，分温三服。

方证：

痰多而咳，心下悸或脐下悸，腹动亢进，急迫等。

常见症状：

痰多，咳嗽，气从少腹上冲胸咽，手足厥冷，小便不利，头晕等。

方论：

茯苓桂枝五味子甘草汤简称苓桂五味甘草汤，多用于慢性支气管炎、慢性阻塞性肺病、支气管哮喘等疾病的治疗。此方

见于《金匮要略·痰饮咳嗽病脉证并治》："青龙汤下已，多唾口燥，寸脉沉，尺脉微，手足厥逆，气从小腹上冲胸咽，手足痹，其面翕热如醉状，因复下流阴股，小便难，时复冒者，与茯苓桂枝五味子甘草汤，治其气冲。"条文中"青龙汤"指小青龙汤；"多唾口燥"指痰多口中干燥；"手足痹"指手足疼痛或麻木；"其面翕热如醉状"指面色潮红；"因复下流阴股"指患者因自觉"气从小腹上冲胸咽"，用手按压腹部，试图缓解上冲感，减轻按压时会感觉有热流从小腹流向阴部和两侧大腿；"小便难"指小便不利；"时复冒"指不时出现头晕。条文大意为，患者服用小青龙汤后，痰多口中干燥，寸脉沉，尺脉微，手足厥冷，自觉有气从小腹上冲胸咽，手足疼痛，面色潮红；患者为缓解上冲感，按压腹部，减轻力度或停止按压时，自觉有热流从小腹流向阴部和两侧大腿；患者小便不利，不时头晕，可治以茯苓桂枝五味子甘草汤。

苓桂五味甘草汤的方证中，痰多而咳为五味子证；心下悸或脐下悸为茯苓证；腹动亢进为桂枝证；急迫为甘草证，其中痰多而咳和腹动亢进为方证要点。苓桂五味甘草汤与苓桂草枣汤药物组成相近，临床需对两者方证进行鉴别。两者腹证相似均有腹动亢进、心下悸或脐下悸等。两方证的主要鉴别点在于其症状，两者均可见到气从少腹上冲胸咽，小便不利等症状，但前者有痰多而咳，后者则无。

28. 己椒苈黄丸

方药组成：

防己　椒目　葶苈熬　大黄各一两

服用方法：

上四味，末之，蜜丸如梧桐子大，先食饮服一丸，日三服。稍增，口中有津液，渴者加芒硝半两。

方证：

腹部胀满，肠鸣，口舌干燥，腹部皮肤湿黏，心下硬等。

常见症状：

腹胀，口舌干燥，肠鸣，腹痛，便秘等。

方论：

己椒苈黄丸临床常用，多用于治疗肺心病、肝硬化腹水、胸腔积液等疾病。此方见于《金匮要略·痰饮咳嗽病脉证并治》："腹满，口舌干燥，此肠间有水气，己椒苈黄丸主之。"条文中"腹满"指腹部胀满；"口舌干燥"指口腔中缺少津液。条文大意为患者腹部胀满，口舌干燥，这是肠间有水气的缘故，治以己椒苈黄丸。

己椒苈黄丸的方证中，腹部皮肤湿黏为防己证；心下硬为大黄证。方中椒目、葶苈的药证余并不掌握，故此处所论方证有待进一步研究。依余经验，己椒苈黄丸证除有腹部皮肤湿黏，心下硬等应用指证外，肠鸣和口舌干燥也应有之。单纯腹部胀满，口舌干燥，这些症状小承气汤证、大承气汤证等均可见到，而大、小承气汤证，并无"肠间有水气"。因此条文中"此肠间有水气"是对某些特殊症状形成原因的解释。

余临床用己椒苈黄丸治疗多例患者，其症状表现均有肠鸣和口舌干燥，特别是肠鸣为必有症状，因此余认为上述条文中"此肠间有水气"当指肠鸣而言。

己椒苈黄丸的方药组成中有椒目，此药为芸香科植物花椒或青花椒的干燥种子。《唐本草》记载其"主水，腹胀满，利小便"。椒目不易购得，余曾用花椒代之也可取效。

29. 苓甘五味姜辛汤

方药组成：

茯苓_{四两}　甘草　干姜　细辛_{各三两}　五味子_{半升}

煎服方法：

上五味，以水八升，煮取三升，去滓，温服半升，日三服。

方证：

痰多而咳，心下悸或脐下悸，中腹寒，急迫等。

常见症状：

痰多，咳嗽，胸部憋胀等。

方论：

苓甘五味姜辛汤由苓桂五味甘草汤去桂枝加干姜、细辛而成，临床常用于气管支气管炎、支气管肺炎等呼吸系统疾病的治疗。此方见于《金匮要略·痰饮咳嗽病脉证并治》："冲气即低，而反更咳，胸满者，用桂苓五味甘草汤去桂加干姜、细辛，以治其咳满。"此处条文与苓桂五味甘草汤原文相衔接。条文中"冲气即低"指气冲少腹上冲胸咽的感觉消失，腹主动脉搏动基本恢复正常；"胸满"指胸部憋胀。条文大意为，服用苓桂五味甘草汤后，气从少腹上冲胸咽的感觉消失，咳嗽反而加重，胸部憋胀，此时治以苓甘五味姜辛汤。

苓甘五味姜辛汤的方证中，痰多而咳为五味子证；心下悸或脐下悸为茯苓证；中腹寒为干姜证；急迫为甘草证。方中细辛的药证余并未掌握，故此处所论方证有待进一步研究。临床单独应用此方的情况比较少见，多与其他方剂合用。

30. 苓甘五味姜辛夏汤

方药组成：

茯苓四两　甘草　细辛　干姜各二两　五味子　半夏各半升

煎服方法：

上六味，以水八升，煮取三升，去滓，温服半升，日三服。

方证：

咳嗽，痰多，心下悸或脐下悸，中腹寒，急迫等。

常见症状：

咳嗽，咳痰，头晕，呕吐等。

方论：

苓甘五味姜辛夏汤多用于慢性气管支气管炎、慢性阻塞性肺病、胃炎等呼吸以及消化等系统疾病的治疗。此方见于《金匮要略·痰饮咳嗽病脉证并治》："咳满即止，而更复渴，冲气复发者，以细辛、干姜为热药也。服之当遂渴，而渴反止者，为支饮也。支饮者，法当冒，冒者必呕，呕者复内半夏，以去其水。"此处条文与苓甘五味姜辛汤原文相衔接。条文大意为，服用苓甘五味姜辛汤后，咳嗽、胸闷好转，但又出现口渴，上冲之气复；因为细辛、干姜为热药，服用之后会口渴，如口渴停止，则是有支饮的缘故；支饮会出现头晕、呕吐的症状，如有呕吐则加入半夏，以去支饮。

苓甘五味姜辛夏汤由苓甘五味姜辛汤加半夏而成，其方证可看做苓甘五味姜辛汤证合半夏证。此方的方证中，咳嗽或呕吐为半夏证；痰多而咳为五味子证；心下悸或脐下悸为茯苓证；中腹寒为干姜证；急迫为甘草证。此方证较苓甘五味姜辛汤证，咳嗽较剧，有时也可见到呕吐。

31. 苓甘五味姜辛夏仁汤

方药组成：

茯苓四两　　甘草三两　　五味子半升　　干姜三两　　细辛三两　　半夏半升　　杏仁半升，去皮、尖

煎服方法：

上七味，以水一斗，煮取三升，去滓，温服半升，日三服。

方证：

咳嗽，咳痰，中腹寒，心下悸或脐下悸，喘，急迫等。

常见症状：

咳嗽，咳痰，浮肿，喘息等。

方论：

苓甘五味姜辛夏仁汤其应用范围与苓甘五味姜辛夏汤类似，此方见于《金匮要略·痰饮咳嗽病脉证并治》："水去呕止，其人形肿者，加杏仁主之。其证应内麻黄，以其人遂痹，故不内之。若逆而内之，必厥，所以然者，以其人血虚，麻黄发其阳故也。"条文中"水去呕止"指服用苓甘五味姜辛夏汤之后，水饮得以祛除，呕吐停止；"其人形肿"指身体浮肿；"以其人遂痹"指患者身体麻木或疼痛。条文大意为，患者服用苓甘五味姜辛夏汤之后，水饮祛除，呕吐停止，但出现身体浮肿，此时方中可加入杏仁治之；此种情况似乎当加入麻黄，因其人身体疼痛或麻木，故不用麻黄；若用之，则会出现四肢厥冷，之所以会如此，因其人血虚，麻黄发汗加重血虚。

以上原文中"其人形肿"之所以论述"其证应内麻黄"，与《金匮要略·水气病脉证并治》中所论麻黄类方剂有关。例如，甘草麻黄汤证原文为"里水，越婢加术汤主之；甘草

麻黄汤亦主之"。越婢加术汤与甘草麻黄汤其方药组成均有麻黄，由此可知，麻黄亦可治疗浮肿，所以"其人形肿"治疗时"因内麻黄"。但是"形肿"只是一症状，只有符合麻黄证的"形肿"才适合用含有麻黄的方剂治疗。如患者虽有"形肿"但无麻黄证或存在麻黄的应用禁忌例如原文所论之"血虚"，则治疗时不用麻黄。

苓甘五味姜辛夏仁汤的方证中，咳嗽为半夏证；咳嗽痰多为五味子证；中腹寒为干姜证；心下悸或脐下悸为茯苓证；喘为杏仁证；急迫为甘草证。

32. 苓甘五味姜辛夏仁黄汤

方药组成：

茯苓四两　甘草三两　五味子半升　干姜三两　细辛三两　半夏半升　杏仁三两　大黄三两

煎服方法：

上八味，以水一斗，煮取三升，去滓，温服半升，日三服。

方证：

心下悸或脐下悸，痰多，咳嗽，中腹寒，喘，心下硬或大便干、大便粘，急迫等。

常见症状：

咳嗽，咳痰，喘息，便秘等。

方论：

苓甘五味姜辛夏仁黄汤在《金匮要略》中紧接苓甘五味姜辛夏仁汤，其应用范围与后者类似。此方见于《金匮要略·痰饮咳嗽病脉证并治》："若面热如醉，此为胃热上冲，熏其面，加大黄以利之。"条文中"面热如醉"指颜面部位发红，触之可感觉其温度升高，如同饮酒过度后出现的状况；"胃热上冲"指腹部有热上冲，尤其是上腹部。条文大意为，患者颜面红赤，若醉酒状，此为腹部有热上冲面部所致，治疗时加入大黄。

此条原文同苓甘五味姜辛夏仁汤原文相衔接，患者在苓甘五味姜辛夏仁汤证的基础上出现"面热如醉"，可在原方的基础上加用大黄。余认为"面热如醉"只是表象，确有大黄证，方可加用大黄，否则容易误治。同样苓甘五味姜辛夏仁汤证的患者如无"面热如醉"，但有心下硬等情况，亦可加用大黄。总之，有是证用是药，不可拘泥于某一症状。

苓甘五味姜辛夏仁黄汤的方证中，心下悸或脐下悸为茯苓证；痰多而咳为五味子证；咳嗽为半夏证；中腹寒为干姜证；喘为杏仁证；心下硬为大黄证；急迫为甘草证。此方为苓桂五味甘草汤系列方剂的最后一首，《金匮要略》将此系列方剂展开论述，每一味药的加减变化，都做到用药有据。从去桂枝加干姜、细辛到加大黄，此系列方剂展示了古代先人辨证之准确，用药之精当，非后世医家可企及。

33. 甘草麻黄汤

方药组成：

甘草二两　麻黄四两

煎服方法：

上二味，以水五升，先煮麻黄，去上沫，内甘草，煮取三升，温服一升，重覆汗出，不汗，再服。

方证：

手臂外侧皮肤粟粒感，急迫等。

常见症状：

一身面目黄肿，无汗等。

方论：

甘草麻黄汤临床很少单独应用，可用于水肿、气管支气管炎、支气管哮喘等疾病的治疗。此方见于《金匮要略·水气病脉证并治》："里水，越婢加术汤主之；甘草麻黄汤亦主之。"条文中"里水"，有的医家认为当是"皮水"，此处"里水"为后世传写错误，因"里水"不可用麻黄。"里水"在《金匮要略》中描述为"里水者，一身面目黄肿，其脉沉，小便不利，故令病水。假如小便自利，此亡津液，故令渴也，越婢加术汤主之"。余认为无论"里水"或者"皮水"只要符合甘草麻黄汤证即可用之，不必拘泥于具体病名。

甘草麻黄汤的方证中，手臂外侧皮肤粟粒感为麻黄证；急迫为甘草证。甘草麻黄汤虽临床少用，但其作为《伤寒论》和《金匮要略》中的一些方剂的重要组成部分，意义不可轻忽。例如葛根汤、麻黄汤、越婢汤等一些著名方剂中均包含甘草麻黄汤。临床应用甘草麻黄汤时需注意，麻黄有加速心率的作用，遇到心率偏快或心动过速的患者，应当慎重。其次，对身体较为虚弱不能耐受发汗的患者宜当慎用。

34. 黄芪芍药桂枝苦酒汤

方药组成：

黄芪五两　桂枝三两　芍药三两

煎服方法：

上三味，以苦酒一升，水七升，相和，煮取三升，温服一升，当心烦，服至六七日乃解。若心烦不止者，以苦酒阻故也。

方证：

肌肉松弛或肌表乏正气，身体浮肿，腹动亢进，腹直肌痉挛等。

常见症状：

周身浮肿，汗多，汗液色黄，发热，口渴等。

方论：

黄芪芍药桂枝苦酒汤简称芪芍桂酒汤，此方见于《金匮要略·水气病脉证并治》："问曰：黄汗之为病，身体肿，发热汗出而渴，状如风水，汗沾衣，色正黄如柏汁，脉自沉，何从得之？师曰：以汗出入水中浴，水从汗孔入得之，宜黄芪芍药桂枝苦酒汤主之。"条文大意为，问：患者黄汗病，身体肿，发热，口渴，如同风水，汗液沾湿衣服，色黄如同柏汁，脉沉，这种病是怎么得的？师曰：汗出时进入水中，水液从汗孔侵入身体所致，治以芪芍桂酒汤。

芪芍桂酒汤的方药组成中，苦酒当为米醋。此方的方证中，肌肉松弛或肌表乏正气为黄芪证；腹直肌痉挛为芍药证；腹动亢进为桂枝证。余临床并未用过此方，亦未曾见过上文所述之"黄汗"，且方中苦酒药证余并不掌握，故此处所论之方证有待进一步研究。

35. 桂枝加黄芪汤

方药组成：

桂枝三两　芍药三两　甘草二两　生姜三两　大枣十二枚　黄芪二两

煎服方法：

上六味，以水八升，煮取三升，温服一升，须臾饮热稀粥一升余，以助药力，温覆取微汗，若不汗，更服。

方证：

腹动亢进，腹直肌痉挛，上腹寒，肌肉松弛或肌表乏正气，急迫等。

常见症状：

汗出，恶风，身体疼痛，小便不利等。

方论：

桂枝加黄芪汤由桂枝汤加黄芪而成，临床常用于急性上呼吸道感染、气管支气管炎、过敏性鼻炎、多汗症以及荨麻疹等疾病的治疗。此方见于《金匮要略·水气病脉证并治》："黄汗之病，两胫自冷，假令发热，此属历节。食已汗出，又身常暮卧盗汗出者，此劳气也。若汗出已，反发热者，久久其身必甲错。发热不止者，必生恶疮。若身重，汗出已辄轻者，久久必身瞤，瞤即胸中痛。又从腰以上必汗出，下无汗，腰髋弛痛，如有物在皮中状，剧者不能食，身疼重烦躁，小便不利，此为黄汗，桂枝加黄芪汤主之。"条文大意为，黄汗病，两侧小腿发冷，如果伴有发热，则属历节；进食后汗出，且经常入睡时盗汗出者，此为劳气；若汗出后，反而发热，日久身体肌肤必然出现甲错。如果发热不止，必然会导致恶疮；如果自觉身重，汗出后感觉轻松，日久必然会出现身体不自主抽动或肌肉颤动，继而出现胸痛。如果只是从腰以上汗出，而下半身无汗，且腰胯部位困倦疼痛，局部皮肤感觉麻木迟钝，如有物体在皮肤中，发作剧烈时，不能进食，身体疼痛沉重，心情烦躁，小便不利，此种病为黄汗，治以桂枝加黄芪汤。

桂枝加黄芪汤在《金匮要略·黄疸病脉证并治》中亦有记载："诸病黄家，但利其小便，假令脉浮，当以汗解，宜桂枝加黄芪汤主之。"条文大意为，一般黄疸病的治疗，只需利其小便即可；如果伴有浮脉，当用汗法，治以桂枝加黄芪汤。条文中"脉浮"只是列举一特征性指证，并非所有脉浮的黄疸病都适合用桂枝加黄芪汤治疗，例如麻黄连翘赤小豆汤证，亦可见到黄疸伴有脉浮，而治疗所用方药与桂枝加黄芪汤完全不同。

桂枝加黄芪汤的方证中，腹动亢进为桂枝证；腹直肌痉挛为芍药证；上腹寒为生姜证；肌肉松弛或肌表乏正气为黄芪证；急迫为甘草证。另外此方煎服方法中提及"须臾饮热稀粥一升余，以助药力，温覆取微汗，若不汗，更服"。指服药后，喝热稀粥，以增强药力，同时盖衣被，使其微微汗出，若不汗出，则再次服用，这一记载同桂枝汤原文所载相似。

36. 桂枝去芍药汤加麻黄细辛附子汤

方药组成：

桂枝三两　生姜三两　甘草二两　大枣十二枚　麻黄　细辛各二两　附子一枚，炮

煎服方法：

上七味，以水七升，先煮麻黄，去上沫，内诸药，煮取二升，分温三服，当汗出，如虫行皮中，即愈。

方证：

心下旋盘，腹动亢进，上腹寒，手臂外侧皮肤粟粒感，下腹寒，急迫等。

常见症状：

发热，恶寒，身痛，浮肿等。

方论：

桂枝去芍药加麻黄细辛附子汤临床常用于急性上呼吸道感染、鼻窦炎、类风湿性关节炎、肝硬化腹水等疾病的治疗。此

方见于《金匮要略·水气病脉证并治》："气分，心下坚，大如盘，边如旋杯，水饮所作，桂枝去芍药加麻黄细辛附子汤主之。"条文中，"气分"是为了与瘀血的情况区分；"心下坚，大如盘，边如旋杯"指心下部位可触及盘状物，边缘清晰；"水饮所作"指由于水饮所引起。此条原文看似容易理解，但历来存在争议。有的医家认为此处原文存在错误，因与其后枳术汤原文"心下坚，大如盘，边如旋盘，水饮所作，枳术汤主之"，内容基本相同，有可能是错简。也有的医家依据临床实践，认为此处原文不存在错误，确实部分有"心下坚，大如盘"的患者，服用桂枝去芍药家麻黄细辛附子汤后病情缓解。余曾用此方治疗心脏神经官能症、慢性萎缩性胃炎患者多例，这些患者均有心下旋盘这一腹证，符合桂枝去芍药加麻黄细辛附子汤方证，大都取得良好疗效。

桂枝去芍药加麻黄细辛附子汤由桂枝去芍药汤合麻黄细辛附子汤而成，其方证亦可看作两方证相合。此方的方证中，腹动亢进为桂枝证；上腹寒为生姜证；手臂外侧皮肤粟粒感为麻黄证；下腹寒为附子证；急迫为甘草证。此方的应用指征之一为心下部位腹诊时可触及直径约10厘米左右的盘状物，即心下旋盘。依余经验，心下旋盘并非桂枝去芍药加麻黄细辛附子汤证的必有腹证，有些情况适合用此方，但无心下旋盘。

临床应用此方时，需仔细腹诊，有此方证的患者，上、中腹部腹底较硬，此时应当与心下硬相鉴别。

37. 枳术汤

方药组成：

枳实七枚　白术二两

煎服方法：

上二味，以水五升，煮取三升，分温三服，腹中软，即当散也。

方证：

心下旋盘，上腹部鼓音，水泛波或振水音等。

常见症状：

腹胀，小便不利，嗳气等。

方论：

枳术汤由枳实、白术等两味药组成，多用于治疗消化、呼吸等系统疾病的治疗。此方见于《金匮要略·水气病脉证并治》："心下坚，大如盘，边如旋盘，水饮所作，枳术汤主之。"此条原文与桂枝去芍药加黄细辛附子汤条文内容基本相同。此方煎服方法中提及"腹中软，即当散也"，指服药后腹部由原来的"心下坚"变软，此为疾病好转的征象。

枳术汤的方证中，上腹部鼓音为枳实证；水泛波或振水音为白术证。与桂枝去芍药加麻黄细辛附子汤证相似，心下旋盘并非枳术汤证所必有，临床不可拘泥。依余经验，临床上单独应用枳术汤的情况并不多，常与其他方剂合用，如小柴胡汤、大柴胡汤等。

枳术汤证与桂枝去芍药加麻黄细辛附子汤证，均可见到心下旋盘，两者临床需进行鉴别。前者腹部鼓音明显，且有水泛波或振水音；后者有腹动亢进，下腹寒，手臂外侧皮肤粟粒感等，可资鉴别。当然临床也可见到两方证同时存在的情况。

38. 茵陈五苓散

方药组成：

茵陈蒿末十分　　五苓散末五分

服用方法：

上二物和，先食，饮方寸匕，日三服。

方证：

腹动亢进，水泛波或振水音，心下悸或脐下悸，口渴、小便不利等。

常见症状：

口渴，发热，小便不利，头晕，身黄，目黄，小便黄等。

方论：

茵陈五苓散多用于各种类型黄疸型肝炎、高脂血症、糖尿病、痛风性关节炎等疾病的治疗。此方见于《金匮要略·黄疸病脉证并治》："黄疸病，茵陈五苓散主之。"此条原文内容简练，并未论及茵陈五苓散所主病状，但从其药物组成推测，当有口渴，小便不利，头晕，身黄，目黄，小便黄等症状。

茵陈五苓散的方证中，腹动亢进为桂枝证；水泛波或振水音为白术证；心下悸或脐下悸为茯苓证；口渴、小便不利为泽泻证。方中茵陈、猪苓等药的药证余并未掌握，故此处所论方证有待进一步研究。此方并非局限于治疗黄疸，临床上只要符合茵陈五苓散证，即可用此方治疗。

39. 大黄硝石汤

方药组成：

大黄　黄柏　硝石各四两　栀子十五枚

煎服方法：

上四味，以水六升，煮取二升，去滓，内硝，更煮取一升，顿服。

方证：

心下坚块，心中懊侬，舌苔黄腻、小便不利等。

常见症状：

黄疸，腹胀满，汗出，小便不利，口干，口苦，便秘等。

方论：

大黄硝石汤由大黄、黄柏、栀子、硝石等四味药组成，其中硝石为芒硝。此方可看做由调胃承气汤去甘草加黄柏、栀子而成，常用于治疗急性黄疸型肝炎、肝硬化、胆石症、荨麻疹、神经性皮炎、龈炎、口腔溃疡等疾病。此方见于《金匮要略·黄疸病脉证并治》："黄疸腹满，小便不利而赤，自汗出，此为表和里实，当下之，宜大黄硝石汤。"条文中"小便不利而赤"并非指小便为红色，而是指小便颜色深黄，色如浓茶。条文大意为，患者黄疸，腹部胀满，小便不利，色如浓茶，自汗出，此为表部和，里部实，当用下法，治以大黄硝石汤。

大黄硝石汤的方证中，心下坚块或中腹部坚块为大黄、芒硝证；心中懊侬为栀子证；舌苔黄腻、小便不利为黄柏证。大黄硝石汤临床应用时，可见到患者大便稀或者腹泻的情况，此时虽符合大黄硝石汤证，方中大黄、芒硝宜减量。

40. 黄土汤

方药组成：

甘草　干地黄　白术　附子炮　阿胶　黄芩各三两　灶中黄土半斤

煎服方法：

上七味，以水八升，煮取三升，分温二服。

方证：

少腹不仁或少腹拘急，下腹寒，水泛波或振水音，口苦，心烦，少腹颗粒，急迫等。

常见症状：

吐血，衄血，便血，崩漏等。

方论：

黄土汤临床常用于溃疡性结肠炎、上消化道出血、功能失调性子宫出血等疾病的治疗。此方见于《金匮要略·惊悸吐衄下血胸满瘀血病脉证治》："下血，先便后血，此远血也，黄土汤主之。"条文中，"远血"指出血部位距离肛门较远。条文大意为，患者便血，先大便而后有血，此为远血，治以黄土汤。

黄土汤以灶中黄土命名，可知其在整个方剂中有重要作用。灶中黄土即灶心土又称伏龙肝，为柴火灶中烧结的土块，呈黄色或红褐色，质地酥脆，并有蜂窝状小孔。由于社会进步，现柴火灶很难见到，灶心土不易获得，临床有的医家用赤石脂代替灶心土，可供参考。

黄土汤的方证中，少腹不仁或少腹拘急为地黄证；下腹寒为附子证；水泛波或振水音为白术证；口苦，心烦为黄芩证；少腹颗粒为阿胶证；急迫甘草证。方中灶心土之药证余并未掌握，故此处所论方证有待进一步研究。

41. 大半夏汤

方药组成：

半夏二升，洗完用　人参三两　白蜜一升

煎服方法：

上三味，以水一斗二升，和蜜扬之二百四十遍，煮取二升半，温服一升，余分再服。

方证：

呕吐，心下痞硬等。

常见症状：

呕吐，胃部隐痛等。

方论：

大半夏汤方药简单，临床常用于治疗急性胃炎、慢性浅表性胃炎、神经性呕吐等疾病。此方见于《金匮要略·呕吐哕下利病脉证治》："胃反呕吐者，大半夏汤主之。"条文中，"胃反"在《金匮要略》中描述为"朝食暮吐，暮食朝吐，宿谷不化"，其大意为，早上进食后傍晚吐出，傍晚进食后，第二天早上吐出。

大半夏汤的方证中，呕吐为半夏证；心下痞硬为人参证。方中白蜜的药证余并不掌握，故此处所论之方证，有待进一步研究。大半夏汤的煎服方法中提及"和蜜扬之二百四十遍"，此种方法是为了让白蜜和水充分融合。

大半夏汤与小半夏汤，两者均用于呕吐的治疗，因此临床上需对两者的方证及应用进行鉴别。大半夏汤证多见于身体虚弱或久病之人，腹力较弱，有心下痞硬这一腹证；小半夏汤证则无心下痞硬，而有上腹寒。有的医家将两者呕吐的特点作为两方证的鉴别依据，大半夏汤证为进食后呕吐，不进食则不吐；小半夏汤证为食入即吐，甚至不进食时也存在呕吐，此种提法较为片面，临床也可见到大半夏汤证食入即吐的情况。

42. 大黄甘草汤

方药组成：

大黄四两　甘草一两

煎服方法：

上二味，以水三升，煮取一升，分温再服。

方证：

心下硬，急迫等。

常见症状：

呕吐，饮食入口则吐，口干，口苦，便秘等。

方论：

大黄甘草汤方药简单，由大黄、甘草两味药组成，临床常用于治疗急性胃炎、神经性呕吐、妊娠呕吐、口腔溃疡、龈炎、习惯性便秘等疾病。此方见于《金匮要略·呕吐哕下利病脉证治》："食已即吐者，大黄甘草汤主之。"条文大意为，进食后旋即吐出，治以大黄甘草汤。

大黄甘草汤的方证中，心下硬为大黄证；急迫为甘草证。此方临床可单独应用，亦可与其他方剂合用。在《金匮要略》原文中，大黄甘草汤主要用于呕吐的治疗。临床上此方应用范围交较广，龈炎、口腔溃疡、习惯性便秘等，只要辨证符合大黄甘草汤证即可用之。另外，临床如遇呕吐患者，腹诊时触及心下硬，一定要仔细辨别是否有坚块，如有坚块则考虑为调胃承气汤证。调胃承气汤可看做由大黄甘草汤加芒硝而成。

大黄甘草汤和大半夏汤两者均可用于呕吐的治疗，前者用于实证，而后者则用于虚证。在其原文描述中，前者用于"食已即吐"；后者用于"朝食暮吐，暮食朝吐"，但不可仅凭呕吐的特点确定方药，只能将其作为参考。

43. 茯苓泽泻汤

方药组成：

茯苓半斤　泽泻四两　甘草二两　桂枝二两　白术三两　生姜四两

煎服方法:

上六味,以水一斗,煮取三升,内泽泻,再煮取二升半,温服八合,日三服。

方证:

口渴、小便不利,心下悸或脐下悸,水泛波或振水音,腹动亢进,上腹寒,急迫等。

常见症状:

口渴、小便不利,头晕,呕吐,耳鸣,腹胀,发热等。

方论:

茯苓泽泻汤临床常用于治疗胃炎、妊娠呕吐、美尼尔氏综合征等疾病。此方见于《金匮要略·呕吐哕下利病脉证治》:"胃反,吐而渴欲饮水者,茯苓泽泻汤主之。"依据此条原文所述,可知茯苓泽泻汤所主病状,以呕吐为主,同时伴有渴欲饮水。

茯苓泽泻汤由茯苓甘草汤加倍茯苓,再加泽泻、白术而成,亦可看作由五苓散去猪苓加生姜、甘草而成。此方的方证中,口渴、小便不利为泽泻证;心下悸或脐下悸为茯苓证;水泛波或振水音为白术证;腹动亢进为桂枝证;上腹寒生姜证;急迫为甘草证。茯苓泽泻汤与五苓散两者的药物组成相近,临床上两者方证需要进行鉴别。两方证的常见症状均有口渴、小便不利,头晕,呕吐,发热等。依据两者在《金匮要略》和《伤寒论》原文中的记载,结合临床实际,余认为前者在症状方面,呕吐较为常见,而后者主要以口渴、小便不利为主。虽然,《伤寒论》原文第74条:"中风发热,六七日不解而烦,有表里证,渴欲饮水,水入则吐,名曰水逆,五苓散主之。"此条原文记载了"水入则吐",指出五苓散证也有呕吐的症状，但此种情况并不多见。另外在腹证方面，前者有上腹寒，而后者上腹寒不明显。因为余并未掌握猪苓的药证，故有关两者方证的鉴别较为笼统，有待进一步研究。

44. 橘皮汤

方药组成：

橘皮四两　生姜半斤

煎服方法：

上二味，以水七升，煮取三升，温服一升，下咽即愈。

方证：

干呕，上腹寒等。

常见症状：

干呕，手足逆冷，食欲减退等。

方论：

橘皮汤见于《金匮要略·呕吐哕下利病脉证治》："干呕，哕，若手足厥者，橘皮汤主之。"条文中"哕"指干呕或呕吐时嘴里发出的声音；"手足厥"指手足逆冷，由剧烈呕吐引起。条文大意为，干呕，若伴有手足逆冷，治以橘皮汤。

橘皮汤的方证中，干呕为橘皮证；上腹寒为生姜证。方中橘皮，余临床多用陈皮代之，橘皮陈久者为陈皮。此方余临床常用，凡遇干呕或刷牙时干呕的患者，在辨证基础上加用此方，常可获效。

45. 橘皮竹茹汤

方药组成：

橘皮二升　竹茹二升　大枣三十枚　人参一两　生姜半斤　甘草五两

煎服方法：

上六味，以水一升，煮取三升，温服一升，日三服。

方证：

干呕，呃逆，心下痞硬，上腹寒，急迫等。

常见症状：

干呕，呃逆等。

方论：

橘皮竹茹汤多用于咽炎、慢性胃炎、神经性呕吐等疾病的治疗。此方见于《金匮要略·呕吐哕下利病脉证治》："哕逆者，橘皮竹茹汤主之。"此条文字简单，并未论及橘皮竹茹汤所主的其他病状，只提及"哕逆"。对于此处的"哕逆"，有的医家认为当是呃逆，即打嗝，指膈肌痉挛致使空气被快速吸入肺内，而引起的声响，声短而频；也有的医家认为当是干呕。余认为两种观点皆可取，临床橘皮竹茹汤既可用于干呕也可用于呃逆的治疗。

橘皮竹茹汤的方证中，干呕为陈皮证；心下痞硬为人参证；上腹寒为生姜证；急迫为甘草证。方中人参用量较小，可推测心下痞硬这一腹证较为轻微。方中竹茹的药证，余并不掌握，故此处所论方证有待进一步研究。

46. 薏苡附子败酱散

方药组成：

薏苡仁十二分　　附子二分　　败酱草五分

服用方法：

上三味，杵为末，取方寸匕，以水二升，煎减半，顿服，小便当下。

方证：

肌肤甲错或疣，下腹寒等。

常见症状：

腹痛，肌肤甲错，皮肤瘙痒，白带量多等。

方论：

薏苡附子败酱散常用于治疗慢性阑尾炎、慢性盆腔炎、湿疹、神经性皮炎、手癣、足癣等疾病。此方见于《金匮要略·疮痈肠痈浸淫病脉证治》："肠痈之为病，其身甲错，腹皮急，按之濡，如肿状，腹无集聚，身无热，脉数，此为肠内有痈脓，薏苡附子败酱散主之。"条文中，"肠痈之为病"其中的"之"取消句子独立性，是《伤寒论》和《金匮要略》中的写作文法，此处简单而言就是肠痈病中的一种；"其身甲错"指身体皮肤甲错。条文大意为，患者肠痈，皮肤甲错，腹部隆起如肿，按之松软，无明显抵抗，体温不高，脉数，此为肠痈已化脓，治以薏苡附子败酱散。

薏苡附子败酱散的方证中，肌肤甲错或疣为薏苡仁证；下腹寒为附子证。方中败酱草的药证余并不掌握，故此处所论方证有待进一步研究。薏苡附子败酱散证的患者，腹力较弱，腹部皮肤尤其是下腹部皮肤干燥、甲错，也有的患者表现为手、足皮肤甲错，可伴有腹痛。此方的服用方法中记载"顿服，小便当下"，这里需要说明，并非薏苡附子败酱散证必有小便不利，而是方中薏苡仁有利小便的作用，服用后小便增多。

47. 大黄牡丹汤

方药组成：

大黄四两　牡丹一两　桃仁五十个　瓜子半升　芒硝三合

煎服方法:

上五味,以水六升,煮取一升,去滓,内芒硝,再煎沸,顿服之,有脓当下;如无脓,当下血。

方证:

心下或中腹部坚块,少腹急结等。

常见症状:

腹痛,痛经,月经不调,关节疼痛等。

方论:

大黄牡丹临床常用,多用于治疗急性阑尾炎、盆腔炎、急性胆囊炎、肠梗阻等疾病。此方见于《金匮要略·疮痈肠痈浸淫病脉证治》:"肠痈者,少腹肿痞,按之即痛如淋,小便自调,时时发热,自汗出,复恶寒。其脉沉紧者,脓未成,可下之,当有血;脉洪数者,脓已成,不可下也。大黄牡丹汤主之。"条文中,"少腹肿痞"指下腹部肿且有发胀的感觉;"按之即痛如淋"指按压时疼痛明显,且向尿道部位放射。条文中"大黄牡丹汤"应置于"当有血"之后。条文大意为,患者肠痈病,下腹部肿胀,按压疼痛,小便正常,时发热,自汗出,恶寒,如果脉象沉紧,则未化脓,可用下法,治以大黄牡丹汤,服药后可能会便血;如脉洪数,则已化脓,不可用下法。

大黄牡丹汤的腹证在临床较为常见,有心下或中腹部坚块,同时伴有少腹急结。方中丹皮的药证余并不确定,故此处所论方证有待进一步研究。此方的方证需要同桃仁承气汤证相鉴别。两者最主要的区别在于腹动亢进的有无,前者方中无桂枝,故无腹主动脉搏动亢进;而后者有桂枝,故有腹动亢进。

48. 桂枝茯苓丸

方药组成：

桂枝　茯苓　牡丹去心　芍药　桃仁去皮尖，熬，各等分

服用方法；

上五味，末之，炼蜜和丸，如兔屎大，每日食前服一丸。不知，加至三丸。

方证：

腹动亢进，心下悸或脐下悸，少腹癥块，腹直肌痉挛等。

常见症状：

月经不调，痛经，崩漏，子宫肌瘤，卵巢囊肿，身痛，关节痛，头痛，不孕等。

方论：

桂枝茯苓丸是《金匮要略》中较为有名的方剂，千载而下应用者甚多，所治疾病也非常广泛。此方见于《金匮要略·妇人妊娠病脉证治》："妇人宿有癥病，经断未及三月，而得漏下不止，胎动在脐上者，为癥痼害。妊娠六月动者，前三月经水利时，胎也；下血者，后断三月衃。所以血不止者，其癥不去故也，当下其癥，桂枝茯苓丸主之。"条文中，"癥病"指腹部有肿块的疾病；"胎动在脐上"指患者自觉脐上有胎动，实则为癥病所致，因自觉胎动一般出现于妊娠五月左右，且胎动位于下腹部或脐部；"癥痼"腹内肿块积久未消；"衃"指瘀血。此条原文主要论及癥病和妊娠的鉴别及治疗。条文大意为，妇人素有癥病，停经未及三月，而又漏下不止，觉脐上有胎动，此为癥病所致，而非真正妊娠。停经六个月自觉胎动者，如果受孕前三个月，月经正常，则是妊娠；如果前三月经水不调，后三个月才停经，此瘀血所致。之所以漏下不

止，因癥不去，治以桂枝茯苓丸。

桂枝茯苓丸的方证要点为少腹癥块，其中腹动亢进为桂枝证；心下悸或脐下悸为茯苓证；腹直肌痉挛为芍药证。少腹癥块左右均可见到，以左侧居多，也有两侧均有癥块的情况。同样此方证中的腹直肌痉挛可同时见于左右两侧，也可见于单侧，以左侧较为多见。桂枝茯苓丸临床应用广泛，常用于月经不调、痛经、关节炎、支气管哮喘等疾病的治疗。此处余主要讨论桂枝茯苓丸在子宫肌瘤、卵巢囊肿等疾病中的应用。此类疾病有一共同特点，即在下腹部往往可触及肿块，但并非所有此类疾病均适合用此方治疗。据余观察，部分子宫肌瘤和卵巢囊肿的患者即使符合桂枝茯苓丸证，服用此方亦不能获效。余思考其原因，认为有两种可能，其一，患者可能合并其他方证，辨证时未能获知；其二，患者病症已非桂枝茯苓丸药力所及。

49. 芎归胶艾汤

方药组成：

川芎　阿胶　甘草各二两　艾叶　当归各三两　芍药四两
干地黄四两

煎服方法：

上七味，以水五升，清酒三升，合煮取三升，去滓，内胶，令消尽，温服一升，日三服。不差，更作。

方证：

少腹不仁或少腹拘急，少腹旁芯，少腹条纹，少腹颗粒，腹直肌痉挛，急迫等。

常见症状：

腹痛，崩漏，月经量少，先兆流产，腰痛等。

方论：

芎归胶艾汤见于《金匮要略·妇人妊娠病脉证治》："师曰：妇人有漏下者，有半产后因续下血，都不绝者，有妊娠下血者。假令妊娠腹中痛，为胞阻，胶艾汤主之。"条文中，"漏下"指经水淋漓不断；"半产"指流产；"胞阻"指妊娠下血且伴有腹痛。条文大意为，师曰：妇人有经水淋漓不尽，有流产后出血不止，如果妊娠下血伴有腹痛，此为胞阻，这些情况均可用胶艾汤治疗。以上条文论及妇人出血的三种情况，由此可知芎归胶艾汤主要用于出血的治疗。原文记载虽然主要涉及妇人，此方在临床亦可用于男性。

芎归胶艾汤临床较为常用，其方药组成中地黄、芍药、当归、川芎等四药相合称为四物汤。四物汤因其广泛用于妇科疾病治疗，被后世称为"妇科第一方"。芎归胶艾汤包含四物汤，依余经验此方较四物汤更为常用。芎归胶艾汤的方证中，少腹不仁为地黄证；少腹旁芯为当归证；少腹条纹为川芎证；少腹颗粒为阿胶证；腹直肌痉挛为芍药证；急迫为甘草证。这里需要强调，芎归胶艾汤证可见少腹不仁，也可见到少腹拘急。从以上论述可知，芎归胶艾汤的腹证主要集中于下腹部。因方中艾叶的药证，余并不掌握，故此处所论之方证，有待进一步研究。

临床上芎归胶艾汤证需要同猪苓汤证、肾气丸证相鉴别。芎归胶艾汤证同猪苓汤证类似，两者均可见到腹力较弱，腹诊可及少腹颗粒，但猪苓汤证无腹直肌痉挛，虽然腹力较弱，但无少腹不仁；而芎归胶艾汤证则无口渴、小便不利，也无小便灼热、刺痛等症状。芎归胶艾汤证和肾气丸证相比较，两者均可见到少腹不仁，但前者有少腹颗粒、少腹旁芯、腹直肌痉挛等腹证，而后者则无；而肾气丸证可见腹动亢进、下腹寒等腹证，前者则无。

50. 当归芍药散

方药组成：

当归三两　芍药一斤　芎䓖半斤　茯苓四两　白术四两　泽泻半斤

服用方法：

上六味，杵为散，取方寸匕，酒和，日三服。

方证：

腹直肌痉挛，少腹旁芯，少腹条纹，水泛波或振水音，心下悸或脐下悸，口渴、小便不利等。

常见症状：

腹痛，头晕，心悸，口渴，小便不利，浮肿等。

方论：

当归芍药散见于《金匮要略·妇人妊娠病脉证治》："妇人怀妊，腹中㽲痛，当归芍药散主之。"条文中，"怀妊"指怀孕；"㽲痛"指腹中绵绵作痛，也有医家认为是腹痛剧烈。条文大意为，妇人怀孕，腹中绵绵作痛，治以当归芍药散。怀孕后腹中疼痛，常见于先兆流产，因此当归芍药散可用于安胎。

《金匮要略·妇人杂病脉证并治》："妇人腹中诸疾痛，当归芍药散主之。"条文中，"腹中诸疾痛"指腹部多种疾病引起的疼痛，如妊娠腹痛，痛经等。依余之经验，当归芍药散常用于慢性盆腔炎、慢性附件炎、肠易激综合征等疾病的治疗。此方的方证中，腹直肌痉挛为芍药证；少腹旁芯为当归证；少腹条纹为川芎证；水泛波或振水音为白术证；心下悸或脐下悸为茯苓证；口渴、小便不利为泽泻证。此方临床应用广泛，后世著名方剂逍遥丸即由此方合小柴胡汤加减而成。《金匮要略》原文所载此方为散剂，且服用时用酒送服，目前临床应用时多将其转化为汤剂，服用时不必加酒。

51. 枳实芍药散

方药组成：

枳实_{烧令黑，勿太过} 芍药_{等分}

服用方法：

上二味，杵为散，取方寸匕，日三服，并主痈脓，以麦粥下之。

方证：

下腹部或下腹部鼓音，腹直肌痉挛等。

常见症状：

产后腹疠痛，上腹胀痛等。

方论：

枳实芍药散见于《金匮要略·妇人产后病脉证治》："产后腹疠痛，烦满不得卧，枳实芍药散主之。"此条文字简练，其大意为，产后腹部疼痛，胀满不能平卧，治以枳实芍药散。

枳实芍药散的方证中，上腹部或下腹部鼓音为枳实证；腹直肌痉挛为芍药证。此方虽然简单，仅由枳实、芍药两味药组成，且临床单独应用此方的情况并不多，但此方甚为重要，大柴胡汤、四逆散等方剂均在此基础上演化而成。临床上此方方证需要同大柴胡汤证、四逆散证进行鉴别，尤其同四逆散证。两者方证的主要区别在于胸胁苦满的有无。四逆散证有胸胁苦满，而枳实芍药散则无。《金匮要略》记载此方用于产后腹痛，此类腹痛多为下腹部疼痛，但不能据此认为此方只能治疗下腹部的疼痛。余认为腹痛无论是上腹部、中腹部还是下腹部，只要符合枳实芍药散证，即可在辨证基础上应用此方。余治疗急性胃炎、胃溃疡、慢性萎缩性胃炎、肠易激综合征等疾病时常会用到此方。

枳实芍药散条文后记载"并主痈脓"，其意为此方也可用于一些化脓性疾病的治疗，余并未单独应此方治疗此类疾病。此方加桔梗则为排脓散，故其"主痈脓"可能来源于此。

52. 半夏厚朴汤

方药组成：

半夏一升　　厚朴三两　　茯苓四两　　生姜五两　　干苏叶二两

煎服方法：

上五味，以水七升，煮取四升，分温四服，日三夜一服。

方证：

咽部异物感或咳或呕，心下悸或脐下悸，上腹寒，中腹部鼓音等。

常见症状：

咽部异物感，咳嗽，呕吐，腹胀等。

方论：

半夏厚朴汤见于《金匮要略·妇人杂病脉证治》："妇人咽中如有炙脔，半夏厚朴汤主之。"条文中，"炙脔"指烤肉块，此处并非指妇人咽中有烤肉块，而是借此描述异物感。原文所述病状类似于咽炎，并非仅见于女性，男性也可见到。

半夏厚朴汤的方证中，咽部异物感或咳或呕为半夏证；心下悸或脐下悸为茯苓证；上腹寒生姜证；中腹部鼓音为厚朴证。方中干苏叶的药证余并未掌握，故此处所论方证有待进一步研究。"咽中如有炙脔"又称之为梅核气，常觉咽中异物感，咳之不出，咽之不下。余临床治疗此类疾病，自觉单独应用此方的情况并不多，常需同其他方剂相合加减。

半夏厚朴汤之所以有治疗"咽中如有炙脔"的功效，方中半夏起主要作用。咽中异物感即为半夏的药证。余临床治疗咽中异物感的患者，半夏用量一般为15g，且为清半夏。

53. 温经汤

方药组成：

吴茱萸三两　当归二两　芎䓖二两　芍药二两　人参二两　桂枝二两　阿胶二两　生姜二两　牡丹皮去心，二两　甘草二两　半夏半升　麦门冬一升，去心

煎服方法：

上十二味，以水一斗，煮取三升，分温三服。亦主妇人少腹寒，久不受胎；兼取崩中去血，或月水来过多，及至期不来。

方证：

心下满，心下痞硬，上腹寒，腹动亢进，腹直肌痉挛，咳或呕，舌红少苔，少腹旁芯，少腹条纹，少腹颗粒，急迫等。

常见症状：

腹痛，头痛，呕吐，咳嗽，腹泻，痛经，月经不调，月经量少或月经量多不止，口唇干燥开裂，手足皮肤干燥等。

方论：

温经汤为妇科常用之方，也是妇科要方，多用于女性疾病的治疗。此方见于《金匮要略·妇人杂病脉证治》："问曰：妇人年五十所，病下利数十日不止，暮即发热，少腹里急，腹满，手掌烦热，唇口干燥，何也？师曰：此病属带下。何以故？曾经半产，瘀血在少腹不去。何以知之？其证唇口干燥，故知之，当以温经汤主之。"此条原文为问答形式，其大意

为，妇人五十岁左右，下利数十日不止，傍晚出现发热，腹部胀满，手掌烦热，口唇干燥，这是什么缘故？师曰：这是带下病，因为其曾经流产，瘀血留于腹部不去。怎样判断是否有淤血，依据其口唇干燥可知，治以温经汤。条文中的"下利"，有的医家认为当是"下血"，余认为此种观点有一定合理性。条文中提及"此病属带下"，"带下"专指妇科方面的疾病，而"下利"并非妇女所专有。其次条文后半部分提及"瘀血在少腹不去"，一般"下利"多与瘀血无关，而温经汤中有当归、川芎等活血化瘀之药，故认为条文中的"下利"当为"下血。"当然也有医家在临床应用温经汤治疗"下利"而获效，故余认为"下利"和"下血"均可作为参考，临床以辨证为准。

温经汤药味较多，可以看做由吴茱萸汤、麦门冬汤、桂枝汤合芎归胶艾汤加减而成。此方的方证中，心下满为吴茱萸证；心下痞硬为人参证；上腹寒为生姜证；腹动亢进为桂枝证；腹直肌痉挛为芍药证；咳或呕为半夏证；舌红少苔为麦门冬证；少腹旁芯当归证；少腹条纹为川芎证；少腹颗粒为阿胶证；急迫甘草证等。方中丹皮的药证余并不掌握，故此处所论方证有待进一步研究。临床应用此方时，需要注意加减，有的患者无咳、呕等症状时，可以将半夏去掉。余临床应用此方，多用于治疗痛经、闭经、月经先期、月经后期、月经先后无定期、月经量少、月经量多、不孕等。条文中论及温经汤时提及"妇人年五十所"，这一年龄段正是妇女的围绝经期，故余常用此方治疗围绝经期女性面色晦暗、手足皮肤粗糙、毛发脱落、阴道干涩等。

第六章　临床医案

病例 1　桂枝加黄芪汤加减治疗发热

宋某某，女，47 岁，2013 年 3 月 9 日初诊。

主诉：发热、汗出 5 天。

患者于 5 天前出现发热、汗出，呈阵发性，伴有恶风，自服伤风胶囊无明显改善。

刻诊：发热、汗出、恶风、鼻塞，形体偏瘦，面色少华，二便调，舌质淡，苔薄白，脉浮。

腹诊：腹动亢进，腹直肌痉挛，上腹寒，脐部压痛。

处方：桂枝加黄芪汤加减

桂枝 20g　　白芍 15g　　黄芪 20g　　炙甘草 10g

2 剂，水煎服，每剂生姜 7 片，大枣 5 枚。

患者服药 2 剂，症状大为改善。原方继服 2 剂而愈。

按：单纯桂枝汤证的患者一般身体偏瘦，较柴胡汤证临床少见。此例患者面色少华，符合黄芪的应用指征，故用桂枝加黄芪汤。方中所用生姜，约一元硬币大小，以下病例所用生姜皆如此。

病例2　小柴胡汤加减治疗发热

杜某某，女，26岁，2012年7月6日初诊。

主诉：发热3天。

患者于3天前出现发热，无汗出，时测体温38.7℃，自服布洛芬体温可降至正常，然药力过后体温再次升高。

刻诊：往来寒热、口苦，2天未解大便，舌质红，苔薄黄，脉沉弦。

腹诊：胸胁苦满，心下痞硬，上腹寒。

处方：小柴胡汤加减

柴胡15g　　　黄芩10g　　　人参3g　　　　炙甘草10g

2剂，水煎服，每剂生姜7片，大枣5枚。

患者服药1剂，腹中鸣响，一日之内去大便5次，粪质正常，同时周身出汗。2剂服完，体温正常，身体已无不适感。

按：《伤寒论》原文第394条："伤寒，差以后，更发热，小柴胡汤主之。脉浮者，以汗解之；脉沉实者，以下解之。"此条原文"脉浮者，以汗解之；脉沉实者，以下解之"，其中的"汗"和"下"，可以指治法。如患者脉浮则用汗法；如脉沉实则用下法。也可以指服用小柴胡汤后，患者病愈时的表现。如患者脉浮，服药后汗出而愈；如脉沉实，则下利大便而愈。此例患者脉沉紧，服药后出现大便次数增多，且伴有汗出，与后一种情况较为相符。患者无半夏证，故方中不用半夏。

病例3 桂枝加茯苓白术汤加减 治疗腹痛伴发热

赵某某，男，23岁，2013年4月15日初诊。

主诉：阵发性腹痛伴发热2天。

患者于2天前出现腹痛伴发热，无腹泻、呕吐，自服藿香正气水无明显改善，故前来就诊。

刻诊：腹痛，以肚脐部位较为明显，呈阵发性，时发时止，体温略高，小便次数少，大便调，舌质淡，苔薄白，脉沉紧。

腹诊：腹动亢进，腹直肌痉挛，水泛波，脐下悸，上腹寒。

处方：桂枝加茯苓白术汤加减

桂枝20g　　　白芍10g　　　白术10g　　　茯苓10g

炙甘草10g

2剂，水煎服，每剂生姜7片，大枣5枚。

患者服药2剂，腹痛消失，未再发作。

按：《伤寒论》原文第28条"服桂枝汤，或下之，仍头项强痛，翕翕发热，无汗，心下满微痛，小便不利者，桂枝去桂加茯苓白术汤主之。"此例患者有发热、腹痛、小便不利等症状，部分复合桂枝去桂加茯苓白术汤证的临床表现，因有腹动亢进，故用药时未去桂枝。

病例 4 柴胡桂枝汤合疏肌散加减 治疗发热伴周身疼痛

李某某，男，42 岁，2012 年 6 月 20 日初诊。

主诉：发热伴周身疼痛 3 天。

患者于 3 天前出现发热伴周身疼痛，自认为感冒受凉，口服复方氨酚烷胺片，症状无明显改善。

刻诊：寒热往来、周身疼痛、口苦，发热时体温 38℃ 左右，小便黄、大便调，舌质红，苔薄白，脉浮。

腹诊：胸胁苦满，心下痞硬，上腹寒，颈项强，腹动亢进，腹直肌痉挛。

处方：柴胡桂枝汤合疏肌散加减

葛根 50g	柴胡 10g	黄芩 10g	人参 5g
桂枝 15g	白芍 15g	防风 10g	羌活 10g
炙甘草 10g			

2 剂，水煎服，每剂生姜 7 片，大枣 5 枚。

患者服药 1 剂，已无寒热往来，体温降至正常，身痛缓解，2 剂服完诸症悉除。

按：疏肌散由恩师康守义所创，主要由葛根 30g、桂枝 15g、防风 15g、羌活 15g、甘草 10g 等五味药组成，常用于表部疼痛的治疗，如头痛、四肢关节痛、腰痛以及带状疱疹引起的疼痛等。

病例 5 当归四逆加吴茱萸生姜汤合桂枝茯苓丸加减治疗痛经

王某某，女，22 岁，2015 年 9 月 20 日初诊。

主诉：痛经 7 年余。

患者自从 15 岁来月经后，每次月经第一天痛经，常伴有冷汗，需服用去痛片缓解。经量中等，有暗紫色血块，经期 4～7 天，周期准，28～30 天。末次月经为 2015 年 8 月 25 日。

刻诊：手足冷、口苦、小腹恶寒，大便稀，舌质淡，苔薄白，脉紧。

腹诊：轻微胸胁苦满，腹动亢进，腹直肌痉挛，颈项强，心下满，上腹寒，下腹寒，上腹部鼓音，水泛波，心下悸，少腹条纹，少腹癥块，少腹旁芯。

处方：当归四逆加吴茱萸生姜汤合桂枝茯苓丸

柴胡6g	黄芩6g	吴茱萸12g	白术10g
当归10g	桂枝25g	白芍15g	细辛3g
通草6g	川芎10g	桃仁20g	丹皮15g
葛根40g	枳实12g	茯苓12g	附子7g（先煎）
炙甘草12g			

3 剂，水煎服，每剂生姜 7 片，大枣 5 枚。

患者服完 3 剂，正值月经来潮，疼痛较前缓解。此后每次月经前 1 周左右，服用中药调理，连续三月，痛经已很轻微。

按：《伤寒论》原文第 352 条："若其人内有久寒者，宜当归四逆加吴茱萸生姜汤。"此例患者痛经 7 年余，时间较长，且有心下满、上腹寒等腹证，符合上述条文"内有久寒"的记载，故吴茱萸用量较大。患者虽有口苦这一黄芩证，但疾病的主要矛盾为寒，故黄芩用量较少。余治疗痛经，如患者月经周期准，则嘱患者月经来潮前1周，开始服药；如患者就诊时正值经期，可当天服药；如患者周期不准，可于月经干净后，服药1周。

病例 6　小柴胡汤合八味肾气丸加减治疗便秘

武某某，女，76岁，2018年1月3日初诊。

主诉：排便困难1月余。

患者于1月前出现排便困难，3~5天1行，大便偏干，平素无便意，自服麻仁滋脾丸、芦荟胶囊，无明显效果。

刻诊：排便困难，口苦、口渴、烧心，身体消瘦，面色晦暗，走路略有气喘，腹部胀满隐痛、大便干、小便不利，舌质红，苔黄腻，脉细。

腹诊：胸胁苦满，心下痞硬，上腹寒，腹动亢进，中腹寒，少腹不仁，少腹旁芯，少腹条纹，下腹寒，上腹部、中腹部鼓音。

处方：小柴胡汤合八味肾气丸加减

柴胡 12g	黄芩 9g	黄连 5g	黄柏 5g
人参 3g	桂枝 15g	生地 25g	山茱萸 12g
山药 20g	丹皮 10g	白术 12g	茯苓 12g
泽泻 12g	陈皮 12g	当归 10g	附子 5g（先煎）
川芎 10g	黄芪 20g	杏仁 12g	枳实 15g
厚朴 15g	玄参 10g	火麻仁 20g	干姜 3g（捣碎）

炙甘草 10g

3 剂，水煎服，每剂生姜 3 片，大枣 5 枚。

患者服药后，矢气甚多，大便通畅。后在上方基础上略有加减，继服 3 剂，大便基本恢复正常，腹痛消失，面色改善，走路已无气喘。

按： 此例患者属典型上热下寒体质。虽有便秘、腹胀，然无明显大黄证，故不用攻下。以上处方，药味较多，其中玄参、地黄为对药，余常用其治疗不宜攻下的便秘。

病例 7 柴胡桂枝汤合当归芍药散加减治疗美尼尔氏综合症

高某某，女，52 岁，2013 年 5 月 6 日初诊。

主诉： 头晕伴呕吐 3 日。

患者 3 天前出现头晕、呕吐、耳鸣，在某医院行头颅 CT 检查，未见明显异常，诊断为美尼尔氏综合征。患者欲服用中药治疗，故前来就诊。

刻诊： 头晕、呕吐、耳鸣、口渴、口黏、口苦，小便不利，双下肢轻度浮肿，舌淡红，苔白腻，脉弦，上鱼际脉弱。

腹诊： 胸胁苦满，心下痞硬，上腹寒，腹直肌痉挛，腹动亢进，水泛波，心下悸，少腹旁芯，少腹条纹。

处方： 柴胡桂枝汤合当归芍药散加减

柴胡 12g	黄芩 7g	半夏 10g	人参 10g
桂枝 20g	白芍 15g	当归 12g	川芎 12g
白术 10g	茯苓 15g	泽泻 15g	天花粉 20g
炙甘草 10g			

3 剂，水煎服，每剂生姜 7 片，大枣 5 枚。

患者服完 3 剂，诸症基本消除。原方继服 3 剂，以巩固疗效。

按：《金匮要略·痰饮咳嗽病脉证并治》中"心下有支饮，其人苦冒眩，泽泻汤主之。"余临床治疗头晕，常用此方，当归芍药散即包含此方组成。方中加用天花粉，因患者自诉口黏。

病例 8　桂枝去芍药加麻黄细辛附子汤合小柴胡汤加减治疗心悸

王某某，女，59 岁，2019 年 9 月 14 日初诊。

主诉：阵发性心悸 2 月余。

患者于 2 月前出现心悸，呈阵发性，发作时自觉有气从胃脘部上冲。每次发作持续数分钟。夜间发作次数较多，严重影响睡眠。患者自诉数年前也曾出现类似症状，此次发作已在其他医院服药 10 余剂，症状无明显改善。

刻诊：心悸、气上冲胸、夜眠差、心烦、口苦、面色萎黄，舌质淡，苔薄白，脉弦。

腹诊：胸胁苦满，心下痞硬，上腹部鼓音，上腹寒，心下旋盘，水泛波，心下悸，脐上动，脐下动，下腹寒，上、中腹部腹底较硬，手臂外侧皮肤粟粒感。

处方：桂枝去芍药加麻黄细辛附子汤合小柴胡汤加减

黄芪 20g	细辛 3g	柴胡 10g	麻黄 5g（后下）
黄芩 9g	人参 2g	枳壳 10g	桂枝 25g
龙骨 20g	牡蛎 20g	白术 10g	附子 5g（先煎）

茯苓 10g　　炙甘草 10g

3 剂，水煎服，每剂生姜 5 片，大枣 5 枚。

患者服药 1 剂矢气甚多，发作次数明显减少，夜间可安睡。3 剂服完未再发作。

按： 此例患者，腹诊时于中脘至脐下可触及一直径约 10 厘米左右的类圆形盘状物，腹底较硬。这一情况符合《金匮要略·水气病脉证并治》"气分，心下坚，大如盘，边如旋杯，水饮所作，桂枝去芍药加麻黄细辛附子汤主之"。的描述。另外此患者上腹部鼓音明显，可触及水泛波，也符合枳术汤证，故余处方时加入枳壳、白术。"心下坚，大如盘"，临床常可见到此种腹证，需要同心下硬鉴别。此腹证腹底硬，范围较广，常涉及上、中腹部；而心下硬范围较小，仅局限于心下。

病例 9　大柴胡汤合桃仁承气汤
加减治疗不孕

温某某，女，28 岁，2016 年 9 月 25 日初诊。

主诉： 不孕 3 年。

患者 5 年前曾在某医院诊断为多囊卵巢综合征，现结婚三年，一直未孕。

刻诊： 面色少华，口苦，月经不调，大便干，舌质暗，有瘀斑，苔黄，脉弦数。

腹诊： 胸胁苦满，心下急，中腹部坚块，心下悸，脐上动，脐下动，腹动亢进，上、中、下腹寒，水泛波，少腹急结，少腹旁芤，少腹条纹。

处方： 大柴胡汤合桃仁承气汤加减

柴胡 15g	黄芩 7g	枳实 20g	厚朴 15g
桂枝 20g	白芍 20g	桃仁 20g	大黄 6g（后下）
丹皮 15g	干姜 15g	茯苓 15g	附子 15g（先煎）
龙骨 20g	牡蛎 20g	白术 15g	芒硝 15g（冲服）
当归 10g	川芎 10g	黄芪 30g	炙甘草 10g

5 剂，水煎服，每剂生姜 7 片，大枣 5 枚。

患者为外地人，服完 5 剂于 9 月 30 日复诊，上方略有加减又开 5 剂。连续服药 2 月余，中途有段时间患者腰困，上方加入疏肌散继续治疗。期间因汤药味苦，难以下咽，患者欲放弃治疗。其父曾患病，经余治疗好转，力主其坚持服药。患者服药共计 60 余剂，后怀孕，足月产一健康女婴。

按： 此例患者叩诊时腹部鼓音不明显，为实音，因患者腹部膨隆坚实，故方中加入枳实、厚朴。临床此种情况较为常见，大柴胡汤证、大承气汤证等，均可见到，用药时不可忽略枳实、厚朴。另外此例患者的治疗涉及疗程，疾病不同，患者不同，疗程亦不同。有些疾病需要按疗程治疗，当提前告知患者，提高其依从性。

病例 10　小柴胡汤合肾气丸
加减治疗产后乳少

冀某某，女，30 岁，2019 年 1 月 1 日初诊。

主诉： 产后 1 月乳少。

患者 1 月前分娩后，乳汁不足，后因琐事与家人争吵，乳汁进一步减少。曾服用中药调理，效果不显。

刻诊： 乳房胀痛、自汗、神疲乏力、心烦、口苦、口渴、大便干、小腹隐痛、小便不利，舌质淡，苔黄腻，脉弦。

腹诊： 胸胁苦满，心下痞硬，中腹部坚块，腹动亢进，少腹不仁，中、下腹寒，上、中腹部鼓音。

处方： 小柴胡汤合八味地黄丸加减

柴胡6g	黄芩10g	黄柏6g	人参5g
枳实6g	厚朴6g	干姜3g	生地10g
山茱萸10g	山药10g	附子3g	茯苓10g
泽泻10g	丹皮10g	薏苡仁15g	败酱草15g
大黄3g	芒硝1.5g	炙甘草3g	

2剂，水冲服

上方所用为颗粒剂，药物剂量按包装所示换算。患者服药当晚，乳汁即较前增多。后又服两剂自汗、口渴改善，大便通畅，小便正常，小腹疼痛未再发作，乳汁充足。

按： 女性新产后多有少腹不仁这一腹证。余治疗乳少，常以此腹证着眼点，在辨证基础上运用八味肾气丸、芎归胶艾汤等。

病例11　葛根汤合桃核承气汤
加减治疗牛皮癣

牛某某，女，27岁，2018年7月9日就诊。

主诉： 周身散在红色丘疹伴瘙痒5年，再发2月。

患者5年前周身皮肤出现红色丘疹伴瘙痒，在某医院诊断为牛皮癣，服用中药而愈。2017年复发，来余处就诊，予其服用中药约2月，已无瘙痒，皮损消失，嘱其禁食海鲜、辣椒等。2018 年 5 月，患者进食火锅后，再次复发。皮损首先出现于胸部、腹部，后延及背部、四肢、发际，瘙痒较剧，于 7 月 9 日再次就诊。

刻诊：周身遍布红色丘疹伴瘙痒，口黏，大便干、小便黄，舌质红，苔黄，上鱼际脉。

腹诊：颈项强，手臂外侧皮肤粟粒感，胸胁苦满，腹动亢进，腹直肌痉挛，腹部鼓音，心下坚块，中腹寒，水泛波，心下悸，少腹癥块，少腹急结，少腹旁芯。

处方：葛根汤合桃核承气汤加减

葛根 50g	生石膏 25g	柴胡 12g	麻黄 5g（后下）
枳实 15g	厚朴 10g	干姜 7g	大黄 3g（后下）
当归 10g	桂枝 20g	白芍 15g	芒硝 10g（冲服）
茯苓 10g	桃仁 20g	丹皮 10g	浮萍 15g
苍耳子 12g	土茯苓 20g	苦参 15g	生薏苡仁 20g
天花粉 20g	黄芪 30g	白术 10g	炙甘草 10g

5 剂，水煎服

患者多次复诊，均以上方为主加减，服药近两月，仅剩颈后发际处硬币大小一皮损，瘙痒剧烈。上方加减继服半月，皮损仍在，效果不显。后余在上方基础上，加入乌梢蛇 6g，继服 5 剂，很快颈后皮损消失。继续服药半月巩固疗效。

按：此例患者处方用药较多，其中祛风利湿汤为刘绍武先生所创，其组成为"浮萍 20g，苍耳子 20g，土茯苓 20g，苦参 20g"，常用于治疗痤疮、湿疹、荨麻疹等各类皮肤病。恩师康守义在此方基础上加入薏苡仁，进一步增强药效。余治疗皮肤病，注重解表，如患者有麻黄证，则处方时加用麻黄。

病例 12　柴胡桂枝汤合大建中汤加减治疗腹痛

王某某，男，10 岁，2018 年 7 月 5 日初诊。

主诉：腹痛间作 5 月余，加重 3 天。

患者于 5 月前出现腹痛，呈阵发性，疼痛部位主要集中于脐下，曾多方求治，效果不显。

刻诊：阵发性腹痛、口苦，大便干，舌质淡，苔薄黄，长弦脉。

腹诊：颈项强，胸胁苦满，心下痞硬，心下满，上腹寒，腹动亢进，腹直肌痉挛，腹部鼓音，水泛波，心下悸，中腹寒。

处方：柴胡桂枝汤合大建中汤加减

葛根 20g	柴胡 10g	黄芩 9g	黄连 3g
吴茱萸 3g	人参 3g	桂枝 20g	白芍 10g
厚朴 10g	川椒 15g	枳壳 10g	干姜 7g（捣碎）
白术 10g	茯苓 10g	炙甘草 10g	

2 剂，水煎服，每剂生姜 5 片，大枣 5 枚。

患者服药后，矢气较多，大便通畅，腹痛缓解，继服 3 剂，腹痛消失。

按：大建中汤为余治疗腹痛的常用方剂，方中川椒不可或缺。

病例 13　桂枝加葛根汤合肾气丸加减治疗腰椎间盘突出症

刘某某，男，59 岁，2012 年 6 月 15 日初诊。

主诉：腰痛伴右下肢疼痛 2 年，加重 1 月。

患者长期从事体力劳动，2 年前出现腰部疼痛伴右下肢放射痛，在当地医院诊断为腰椎间盘突出症，行针灸治疗缓解。最近 1 月事务繁忙，劳累过度，症状加重。来余处就诊时，弯腰跛行，无法直立。自诉夜间无法平躺入睡，只能侧卧。

刻诊：腰痛伴右下肢疼痛，身形消瘦，舌质淡，苔薄白，脉紧。

腹诊：颈项强，背强，腰强，上腹寒，腹动亢进，腹直肌痉挛，心下悸，少腹不仁，少腹旁芯，下腹寒。

处方：桂枝加葛根汤合肾气丸加减

葛根 60g	桂枝 20g	白芍 20g	附子 10g（先煎）
生地 20g	山茱萸 15g	山药 20g	丹皮 15g
茯苓 15g	泽泻 10g	当归 10g	防风 10g
羌活 10g	独活 10g	炙甘草 10g	

5 剂，水煎服，每剂生姜 7 片，大枣 5 枚。

患者服完 5 剂，疼痛缓解。上方加减继服 3 月，共服药百余剂，患者腰腿疼痛消失，可正常行走，夜间可平卧入睡。

按：此例患者的治疗，用到疏肌散。依笔者经验，腰痛可加入独活，上肢疼痛可加入桑枝。

病例 14　柴胡桂枝汤合桃仁承气汤加减 治疗急性阑尾炎

郭某某，女，16 岁，2019 年 4 月 15 日初诊。

主诉：上腹部疼痛 2 天。

患者于 2 天前出现上腹部疼痛，家人以为是胃痛，予奥美拉唑口服，无明显缓解。余查体时，患者麦氏点压痛明显，行妇科、阑尾彩超，未见明显异常。请外科会诊，考虑急性阑尾炎。此患者为余友人之女，家属要求服用中药治疗。

刻诊：上腹部疼痛、恶心、口苦、心烦，大便干、小便黄，舌质红，苔黄腻，脉弦数。

腹诊：胸胁苦满，膻中动，腹动亢进，水泛波，上腹轻压痛，心下悸，腹部鼓音，中腹部坚块，少腹癥块，少腹急结。

处方：柴胡桂枝汤合桃仁承气汤加减

柴胡 12g	黄芩 9g	黄连 3g	黄柏 5g
半夏 10g	瓜蒌 20g	枳实 10g	厚朴 10g
红参 3g	桂枝 20g	白芍 12g	大黄 5g（后下）
丹皮 10g	白术 10g	茯苓 10g	芒硝 9g（冲服）
桃仁 10g	当归 10g	炙甘草 10g	

1 剂，水煎服

患者服药后，腹痛消失，麦氏点略有压痛，继服 1 剂而愈。

按：此例患者的诊治，用到了西医的查体方法。余认为临床当以患者为中心，中医西医当取长补短，相互借鉴。如不查此患者麦氏点，余处方柴胡桂枝汤合大承气汤加减，不会用到桃仁承气汤，如此则影响疗效。

病例 15　生姜泻心汤加减
治疗急性肠胃炎

秦某某，男，56 岁，2012 年 3 月 19 日初诊。

主诉：腹泻 3 天。

患者余 3 天前出现腹泻伴心下部位痞闷，每日大便 3 - 5 次，质稀，无发热、腹痛，自服氟哌酸，无明显缓解。

刻诊：腹泻、心下痞、口苦、口渴、嗳气，小便不利，舌质红，苔黄腻，脉滑。

腹诊：膻中动，心下痞硬，上腹寒，中腹寒。

处方：生姜泻心汤加减

黄芩9g	黄连6g	黄柏5g	干姜7g（捣碎）
人参5g	白术10g	茯苓10g	炙甘草10g

2 剂，水煎服，每剂生姜 7 片，大枣 5 枚。

患者服药 1 剂，心下痞消失，大便次数减少，矢气甚多，2 剂服完大便基本恢复正常。

按：余治疗急性腹泻时，常于方中加入黄柏，尤其当患者有舌苔黄腻，小便不利时，常可获效。另外此患者腹诊时有腹动亢进，腹直肌痉挛，但这些腹证与患者的腹泻关系不大，处方时未用桂枝、芍药。临床上类似取舍有很多，如新发的咳嗽，患者有少腹急结，亦不用桃仁承气汤。准确掌握和辨别方证，需要熟读甚至背诵《伤寒论》原文，同时多临床，多总结经验。

病例 16 柴胡桂枝汤合调胃承气汤 加减治疗过敏性鼻炎

纪某某，男，56 岁，2019 年 4 月 10 日初诊。

主诉：鼻塞、喷嚏、流涕 1 月余。

患者于 1 月前出现鼻痒、鼻塞、喷嚏、流涕，某医院诊断为过敏性鼻炎，口服药物（用药不详）治疗，效果不显。

刻诊：鼻塞、鼻痒、喷嚏、流涕，大便干，小便黄，舌质红，苔薄黄，脉浮紧，上鱼际。

腹诊：手臂外侧皮肤粟粒感，胸胁苦满，上腹寒，腹动亢进，腹直肌痉挛，心下痞硬，中腹部坚块，下腹寒。

处方：柴胡桂枝汤合调胃承气汤加减

柴胡 10g	黄芩 9g	人参 3g	麻黄 5g (后下)
桂枝 20g	白芍 10g	细辛 3g	附子 5g (先煎)
生石膏 25g	辛荑 10g	苍耳子 10g	大黄 3g (后下)
炙甘草 10g	芒硝 6g (冲服)		

3 剂，水煎服，每剂生姜 5 片，大枣 5 枚。

患者服药后，鼻塞、喷嚏、流涕大为缓解。后上方为主加减，共服药 15 剂，症状消失。

按：过敏性鼻炎中医称之为鼻鼽病，易反复发作，较为难治。余治疗此种疾病，注重攻下药物的运用。如患者有心下硬，上腹部或中腹部坚块，余常在辨证基础上加用承气汤类方剂，多可取效。

病例 17 大柴胡汤合黄连阿胶汤
加减治疗失眠

孙某某，女，43 岁，2019 年 9 月 9 日初诊。

主诉：入睡困难 3 月余。

患者于 3 月前出现入睡困难，易醒，夜间只能睡 2－3 个小时，有时整夜不得入眠。曾服中药治疗（具体用药不详），效果不显。

刻诊：入睡困难，睡后易醒，心烦、倦怠、口渴，大便干、小便黄，舌质红，苔薄黄，脉数。

腹诊：膻中动，胸胁苦满，心下急，腹直肌痉挛，中腹部膨隆有坚块，少腹颗粒。

处方：大柴胡汤合黄连阿胶汤加减

柴胡 12g	黄芩 9g	黄连 6g	阿胶 6g（烊化）
白芍 15g	枳实 15g	厚朴 15g	大黄 6g（后下）
生石膏 30g	炙甘草 10g	芒硝 9g（冲服）	

3 剂，水煎服，每剂生姜 5 片，大枣 5 枚。

患者服药后，睡眠改善，大便通畅。后上方加减，继服 6 剂，夜间可安睡。

按：黄连阿胶汤的方药组成中有鸡子黄，此例患者余处方时未用。曾治疗多例失眠患者，应用黄连阿胶汤均未加入鸡子黄，也可取效。

病例 18　小青龙加石膏汤加减
治疗急性气管支气管炎

李某某，男，49 岁，2012 年 10 月 9 日初诊。

主诉：咳嗽、咳痰 10 余天。

患者于 10 余天前出现咳嗽、咳痰，无发热、胸痛，5 天前于某医院就诊，行胸部正位片，检查结果示：心膈肺未见明显异常。诊断为急性气管支气管炎，予其口服头孢克肟，盐酸氨溴索片，症状无明显缓解。

刻诊：咳嗽、咳痰，夜间加重，痰多、质稀，咳痰不爽，偶有喘息，轻微恶寒，大便略稀，舌质淡，苔薄白，脉浮，上鱼际。

腹诊：手臂外侧皮肤粟粒感，腹动亢进，腹直肌痉挛，中腹寒。

处方：小青龙加石膏汤加减

生石膏 30g　　桂枝 20g　　白芍 15g　　麻黄 6g（后下）

细辛 3g　　　五味子 10g　桔梗 10g　　干姜 7g（捣碎）

半夏 10g　　　杏仁 15g　　炙甘草 10g

2 剂，水煎服

患者服药两剂，咳嗽、咳痰大为缓解。上方略有加减，继服两剂而愈。

按：小青龙加石膏汤为余临床常用，此例患者有喘息，故加杏仁；且咳痰不爽，故加桔梗。

病例 19　半夏厚朴汤合大承气汤
加减治疗咽炎

刘某某，女，37 岁，2018 年 7 月 9 日初诊。

主诉：咽部异物感 2 月余。

患者 2 月前出现咽部异物感，咳之不出，咽之不下，某医院诊断为咽炎，服用药物（用药不详），效果不显。

刻诊：咽部异物感，偶有咳嗽，咽喉干燥，二便调，舌质红，苔薄白，脉沉。

腹诊：上腹寒，腹动亢进，腹直肌痉挛，水泛波，心下悸，腹部膨隆，中腹部坚块。

处方：半夏厚朴汤合大承气汤加减

半夏 15g	桂枝 20g	白芍 15g	大黄 5g（后下）
白术 10g	茯苓 10g	紫苏 10g	芒硝 9g（冲服）
枳壳 10g	厚朴 10g	天花粉 10g	炙甘草 10g

3 剂，水煎服，每剂生姜 7 片，大枣 5 枚。

患者服药后，咽部异物感明显减轻。后上方加减，继服 6 剂而愈。

按：《金匮要略·妇人杂病脉证治》："妇人咽中如有炙脔，半夏厚朴汤主之。"此条文的病状描述，类似于现代医学的咽炎。咽炎不独见于女性，男性亦较为常见。依余经验，治疗咽炎临床单独用此方的机会不多，常需和其他方剂合用，尤其是承气类方剂。

病例20　防己黄芪汤合四逆散
加减治疗胰腺癌

程某某，男，73岁，2019年8月13日初诊。

主诉：上腹部胀痛2月余。

患者2月前出现上腹胀痛，2019年8月3日于某医院住院，行胸部、全腹增强CT，检查结果示：胰腺颈部癌变，约1.8cm，体尾部萎缩胰管扩张，包埋腹腔干及分支，侵犯脾静脉；脾大；右肾动脉起始处肿大淋巴结包埋右肾动脉；肝内结节；双下肺多发转移瘤，大量腹水形成。医生考虑患者年龄及身体状况，认为患者不能耐受化疗。家属遂主张中医治疗。

刻诊：上腹胀痛，只能少量进食，面色萎黄，身体消瘦，行动迟缓，语声低微，口渴，双下肢浮肿，大便干，小便不利，舌光红无苔，脉沉细弱。

腹诊：上、中腹部腹直肌痉挛，水泛波，腹部鼓音，轻微胸胁苦满，心下悸，少腹旁芒，少腹不仁，腹部皮肤湿黏。

处方：防己黄芪汤四逆散加减

黄芪30g	柴胡5g	枳壳5g	厚朴5g
当归10g	川芎10g	生地20g	玄参10g
白术20g	茯苓15g	泽泻10g	白芍10g
防己10g	麦冬10g	薏苡仁15g	炙甘草5g

3剂，水煎服，每剂生姜5片，大枣5枚。

患者服药3剂，胀痛缓解，双下肢浮肿减轻。后上方为主加减，服药月余，患者上腹胀痛减轻，精神状态好转，可做简单家务，大、小便改善。后患者虽继续服药，然病属晚期，约四个月后去世。

按：癌症的治疗，不可拘泥于具体病名，需仔细辨证。防己黄芪汤见于《金匮要略·水气病脉证并治》："风水，脉浮身重，汗出恶风者，防己黄芪汤主之。"余常用此方治疗水肿。此例患者腹部皮肤，尤其是下腹部皮肤，初按松软干涩，稍久即可感到湿黏。此种情况，提示医生诊治患者，整体把握的同时，不可忽视细节。